J. W. Dudenhausen, E. Schwinger

Reproduktionsmedizin: Möglichkeiten und Grenzen

D1672294

Reproduktionsmedizin: Möglichkeiten und Grenzen

**Ein Leitfaden der Stiftung für das behinderte Kind
zur Förderung von Vorsorge und Früherkennung**

Herausgegeben von J. W. Dudenhausen, Berlin
und E. Schwinger, Lübeck

Mit Beiträgen von:

A. van Baalen (Berlin)
D. Birnbacher (Düsseldorf)
H. M. Beier (Aachen)
O. Brüstle (Bonn)
R. Buschwald (Bonn)
C. Dierks (Berlin)
K. Diedrich (Lübeck)
J. W. Dudenhausen (Berlin)
R. Felberbaum (Lübeck)
H. Hepp (München)

W. Ingenhag (Essen)
K. Karram (Bonn)
M. Ludwig (Lübeck)
E. Schwinger (Lübeck)
D. Tomi (Lübeck)
O. Wiestler (Bonn)
H. Versmold (Berlin)
E. Wolf (München)
C. Woopen (Köln)

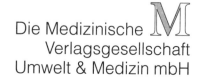

Die Medizinische
Verlagsgesellschaft
Umwelt & Medizin mbH

Diese Dokumentation des Symposion „Reproduktionsmedizin:
Möglichkeiten und Grenzen" wurde ermöglicht durch die großzügige Förderung
der Fazit (Frankfurter Allgemeine Zeitung)-Stiftung.

Die Deutsche Bibliothek – CIP-Einheitsaufnahme

Reproduktionsmedizin: Möglichkeiten und Grenzen: ein Leitfaden
der Stiftung für das behinderte Kind zur Förderung von Vorsorge
und Früherkennung / hrsg. von J. W. Dudenhausen und E. Schwinger.
Mit Beitr. von A. van Baalen ... – Frankfurt/Main: Med. Verl.-
Ges. Umwelt & Medizin, 2000
   ISBN 3-921320-53-4

ISBN 3-921320-53-4   DIM

Die Medizinische Verlagsgesellschaft Umwelt und Medizin mbH –
Frankfurt/Main 2000 – Printed in Germany

© Stiftung für das behinderte Kind zur Förderung von Vorsorge und
Früherkennung, Augustenburger Platz 1, 13353 Berlin

Anschriften der Herausgeber:
Prof. Dr. med. J. W. Dudenhausen, Klinik für Geburtsmedizin, Charité, Campus Vir-
chow Klinikum, Augustenburger Platz 1, 13353 Berlin
Prof. Dr. med. E. Schwinger, Medizinische Universität Lübeck, Institut für Humangenetik,
Ratzeburger Allee 160, 23538 Lübeck

Inhalt

Vorwort

Es war einmal eine Zeit, in der die Menschen Hoffnungen setzten in den Fortschritt. Das klingt wie der Beginn eines Märchens. Das Märchen ist zu Ende. Was hat sich geändert? Die Gesellschaft ist in den letzten 40 Jahren einem Wertewandel unterworfen, der durch den Verlust des Glaubens an den Fortschritt gekennzeichnet ist. Fortschritt ohne Preis ist nicht zu haben. Die Wohlstandsgesellschaft ließ Müllberge wachsen, die mobile Gesellschaft erstarrte im Stau, die überernährte Bevölkerung erkrankte an den Zivilisationskrankheiten. Mit diesen Beispielen ist die Befindlichkeit der Gesellschaft beschrieben, in der sich in den letzten Jahren die Reproduktionsmedizin entwickelte. Spektakuläre Erfolge der Reproduktionsmedizin in Diagnostik und Behandlung der krankhaften Sterilität, aber auch Risiken und Mißbrauchsmöglichkeiten wurden deutlich. Die Gesellschaft schwankt zwischen Angst und Zustimmung, zwischen Möglichkeiten und Gefährdung.

Es gibt kein menschliches Handeln ohne Risiko. Je komplizierter und anspruchsvoller eine Technologie ist, desto schwieriger wird es für ein Nichtfachmann, die Folgen abzuschätzen. Die Stiftung für das behinderte Kind sieht es daher als ihre Aufgabe an, die neuzeitlichen Entwicklungen der Reproduktionsmedizin kritisch darstellen zu lassen, Gefährdungen der Entwicklung aufzuzeigen sowie Ärzte und Öffentlichkeit neben den spektakulären Erfolgsmöglichkeiten der Zukunft auch die Grenzen des Vertretbaren darzustellen. Dabei sollen nicht nur die Dinge zu Sprache kommen, die auch heute schon die tägliche Arbeit der Reproduktionsmedizin prägen, sondern auch die Visionen von morgen, wie das Klonen zur Bereitstellung von Organersatz. Es ist nicht zu bezweifeln, daß die Erfahrung zeigt, daß praktisch jede neue wissenschaftliche Technik zur Anwendungsreife gebracht werden kann, wenn sie im Prinzip erst funktioniert.

Ein Philosoph füllte 1999 das mediale Sommerloch. Peter Sloterdijk gab in seinem Vortrag am 17. Juli in Schloß Elmau „Regeln für den Menschenpark" Stichwörter für Anmerkungen, Kommentare und geharnischte Antworten. Eine Diskussionswelle schob sich durch alle angesehenen Printmedien unserer Republik. In der Diskussion um den Vortrag von Sloterdijk fehlten die Stimmen von Fachleuten, die sich mit den Biotechniken auskennen, zu denen Sloterdijk so lautstark dilettierte. Die Stiftung für das behinderte Kind hofft, mit dieser Veröffentlichung die Diskussion über die Reproduktionstechniken voranzutreiben, die Zusammenhänge aufzuzeigen zwischen Präimplantationsdiagnostik, Embryonen-Schutzgesetz, pränataler Diagnostik und §§ 218 ff. StGB.

Die Debatte über Nutzen und Risiken der neuen Techniken muß die informierte Gesellschaft führen, die Antworten können die Ärzte nicht allein finden.

Joachim W. Dudenhausen, Berlin im Oktober 2000

Ethische Probleme der Reproduktionsmedizin

Dieter Birnbacher

---

1. Fortschritte in Medizin und Medizintechnik – eine Herausforderung für die Ethik

Medizin und Medizintechnik sind nicht nur ihrer Idee nach dazu da, Probleme zu lösen, sie sind mit ihren Problemlösungen auch auf teilweise atemberaubende Weise erfolgreich. Das droht in Vergessenheit zu geraten angesichts der Tatsache, daß nicht nur die Ethik, sondern auch die Öffentlichkeit sich vorwiegend mit den Problemen beschäftigen, die diese Problemlösungen ihrerseits aufwerfen und so gelegentlich der Eindruck entsteht, Medizin und Medizintechnik seien – in Abwandlung eines bösen Worts von *Karl Kraus* über die Psychoanalyse – ihrerseits die Krankheit, die sie behandeln wollen. Die Furcht vor den Problemlösungen, so scheint es manchmal, ist größer als die Furcht vor den Problemen, die sie lösen wollen. Daher die verbreitete Tendenz zu leugnen, daß es sich bei den Problemen, die Medizin und Medizintechnik sich zu lösen vorgenommen haben, überhaupt um „echte" Probleme handelt, die einer Lösung bedürfen.

Daß die Problemlösungen ihrerseits zunehmend als Probleme empfunden werden, scheint u. a. von drei Faktoren bestimmt zu sein: erstens davon, daß Innovationen zwangsläufig und *eo ipso* neue Entscheidungsprobleme aufwerfen. Mit jeder Ausweitung unserer Optionen nimmt die Notwendigkeit zu, über die Nutzung oder Nicht-Nutzung dieser Optionen begründete Entscheidungen zu treffen. Mit zunehmender Machbarkeit wächst die Last der Entscheidung und der Verantwortung. Was auf der einen Seite von Problemen entlastet, schafft auf der anderen Seite neue Belastungen. Hinzu kommt, daß das rasante Innovationstempo den Normen und Werten kaum Zeit läßt, mit den neuen Möglichkeiten Schritt zu halten. Die technische Entwicklung „überholt" die moralische Urteilskraft – vor allem da, wo der technische Fortschritt bisher schicksalhaft hinzunehmende Bereiche erstmals menschlicher Entscheidung und Steuerung zugänglich macht und nicht nur der Einsatz der neuen Verfahren, sondern auch der Verzicht auf ihren Einsatz begründungsbedürftig wird.

Ein weiterer Faktor sind die vielfältigen Unsicherheiten über Neben- und Fernwirkungen. Viele Argumente in der medizinethischen Debatte beziehen sich – unter dem Stichwort „Schiefe Ebene" – auf mehr oder weniger unsichere Zukunftsszenarien. Den meisten Bedenkenträgern gegenüber den neuen Entwicklungen in Genetik, Gentechnik, Reproduktionsmedizin, Transplantationsmedizin und Neurobionik geht es weniger um die Verdammung des *status quo* als um die Vermeidung möglicher Dammbrüche in der Zukunft. Ihnen geht es primär um Risiko-, nicht unmittelbar um Schadensbegrenzung. Damit aber nimmt das Konsenspotential medizinethischer Debatten weiter ab. Nicht nur die Unterschiede in den ethischen Ausgangspunkten, auch die Unterschiede in den für wahrscheinlich oder möglich gehaltenen Zukunftentwicklungen erschweren einen Konsens.

Drittens stellt sich die Frage, ob wir uns jeden Fortschritt in Medizin und Medizintechnik leisten können und leisten wollen. Die Frage, ob wir alles machen *dürfen,* was wir können, ist bloß rhetorisch. Die Antwort ist selbstverständlich nein, und niemand hat jemals etwas anderes behauptet. Schwerer zu beantworten ist die Frage, ob wir alles machen *müssen,* was wir können, und wo die Grenze zu ziehen ist zwischen den

Eingriffsmöglichkeiten, die zwar medizinisch *sinnvoll,* aber möglicherweise nur bedingt medizinisch *notwendig* sind. Darüber hinaus kommen viele neue medizinische Verfahren nicht mehr nur in Bereichen zur Anwendung, in denen ein elementarer und unzweifelhafter Bedarf besteht, sondern auch in Bereichen, in denen sich die für eine pluralistische Gesellschaft charakteristischen Wertkonflikte geltend machen. Die Ziele und Zwecke, für die der medizinische Fortschritt nutzbar gemacht wird, sind nicht mehr über jeden Zweifel erhaben. Was der eine als vital notwendig empfindet, ist für den anderen möglicherweise verzichtbar. Worauf der eine ein moralisches Recht zu haben glaubt, ist für den anderen möglicherweise ethisch unannehmbar.

Die Reproduktionsmedizin ist der Zerreißprobe der gesellschaftlichen Präferenz- und Normenkonflikte in besonderem Maße ausgesetzt. Auf der einen Seite stehen diejenigen, die von dem Einsatz und flächendeckenden Angebot der neuen Verfahren profitieren können und möchten und nicht nur von Gesetz- und Richtliniengebern die Zulassung, sondern auch von der Solidargemeinschaft die Bezahlung der verfügbaren medizinischen Möglichkeiten erwarten. Auf der anderen Seite stehen diejenigen, für die eine Nutzung der reproduktionsmedizinischen Möglichkeiten nicht in Frage kommt und die überwiegend nicht einsehen, warum sie diese weitgehend als Luxus-Medizin betrachteten Leistungen mit ihren Beiträgen finanzieren sollen. Auch auf der normativen Ebene stehen sich die Auffassungen vielfach unversöhnlich gegenüber. In der deutschen Medizinethik, insbesondere bei theologischen Ethikern, überwiegen restriktive Einstellungen – analog zur (im europäischen Vergleich) ausgeprägt restriktiven Gesetzeslage. Dagegen befinden sich „Liberale", die in Deutschland für eine Lockerung der Vorschriften nach britischem oder niederländischem Muster plädieren, ethisch wie politisch in der Defensive. Ob das vorsichtig positive Votum des Wissenschaftlichen Beirats der Bundesärztekammer für die Präimplantationsdiagnostik[5], an dem u. a. zwei theologische Ethiker beteiligt waren, in dieser Hinsicht einen Wandel einleitet, bleibt abzuwarten.

2. „Prinzipien" als medizinethische Beurteilungsmaßstäbe

Für die Analyse und Beurteilung medizinethischer Fragen haben sich die zwei in der Ethik der letzten zweihundert Jahre konkurrierenden ethischen „Weltformeln" – der „Kategorische Imperativ" *Kant*s und das „Prinzip der gesellschaftlichen Nutzenmaximierung" *Bentham*s – bisher als wenig zweckdienlich erwiesen. Den in der medizinischen Praxis zu bewältigenden Normkonflikten wird ein Modell besser gerecht, das man „pragmatisch" nennen könnte, weil es anwendungsnäher ist und die zu aufzulösenden Konfliktlagen sehr viel übersichtlicher herausarbeitet. Dieses Modell geht nicht – wie die beiden ethischen „Weltformeln" – von hochgradig abstrakten letzten Grundsätzen aus, sondern setzt auf einem „mittleren" Allgemeinheitsniveau an, auf dem über die Grundsätze ein sehr viel größeres Maß an Einverständnis besteht. Wie diese „mittleren" Grundsätze dann ihrerseits auf letzte Prinzipien zurückgeführt werden, wird in einem solchen Ansatz der Weltanschauung des einzelnen überlassen.

Der bekannteste „pragmatische" Ethikansatz dieser Art ist von den amerikanischen Ethikern *Tom Beauchamp* und *James Childress*[2] vorgeschlagen worden und geht von vier „Prinzipien" aus. Er hat sich in der Medizinethik vor allem dadurch bewährt, daß er die allermeisten Normkonflikte in der Medizin zu erfassen erlaubt, nämlich als Konflikte zwischen jeweils zweien oder dreien dieser „Prinzipien". Das erste dieser Prinzipien, das Prinzip der *Nichtschädigung* (*non-malificence*) verbietet, anderen Schaden an Leib, Leben oder Eigentum zuzufügen oder sie in diesen Hinsichten hohen Risiken auszusetzen. Es ist das unbestrittenste und schlechthin zentrale Prinzip nicht nur der ärztlichen Ethik (*„primum non nocere"*), sondern jeder Ethik überhaupt. Das zweite Prinzip, das Prinzip der *Fürsorge* (*beneficence*) geht über das Prinzip der Nichtschädigung insofern hinaus, als es nicht nur die *Unterlassung* von Schädigungen ge- bietet, sondern auch die *Verhinderung* von Schäden, die *Beseitigung* von Schäden sowie (auch da, wo keine Schäden vorliegen oder zu befürchten sind) die *Verbesse- rung* der Situation anderer. Das dritte Prinzip, das Prinzip der *Autonomiewahrung* (*auto- nomy*) gebietet, die Wünsche, Ziele, Ideale und Lebenspläne anderer zu respektie- ren, auch und gerade dann, wenn diese mehr oder weniger unnachvollziehbar, abwe- gig oder bedenklich erscheinen. Daß der Wille anderer – gleichgültig, ob er seiner- seits selbstbestimmt oder fremdbestimmt, rational oder affektgeleitet ist – geachtet statt einer wie immer gut gemeinten Fremdbestimmung unterworfen wird, ist eine Bedingung dafür, daß jeder Herr seines eigenen Lebens bleibt. Das Prinzip der *Ge- rechtigkeit und Gleichheit* (*justice*) schließlich ist inhaltlich am offensten und bedarf am meisten der Ausfüllung durch konkretere (und kontroversere) Prinzipien. Als allge- mein anerkanntes Prinzipien kann aber zumindest das Prinzip der „formalen" Gleich- heit gelten, nach dem in relevanten Hinsichten ähnliche Fälle ähnlich beurteilt und behandelt werden müssen, also ein Verbot jeder willkürlichen Differenzierung. Ein unverzichtbares Gerechtigkeitsprinzip ist darüber hinaus auch das Prinzip der *Fair- neß*, nach dem (außer bei besonderer Bedürftigkeit) bei gemeinschaftlichen Aktivi- täten ein Gleichgewicht zwischen Geben und Nehmen herrschen sollte.

Offenkundig sind diese „Prinzipien" keine fertigen Problemlösungen. Da für die mei- sten Fälle (und erst recht für die meisten Streitfälle) mehrere dieser Prinzipien gleich- zeitig relevant sind, müssen sie in der praktischen Anwendung gegeneinander abge- wogen werden. Selbst das Prinzip der Nichtschädigung, das einen gewissen Primat behauptet, muß dabei gelegentlich den anderen Prinzipien weichen. Aber noch aus einem anderen Grund werden medizinische Entscheidungen durch diese Prinzipien nicht vollständig festgelegt. Es ist nicht klar, ob das inzwischen „klassisch" gewordene Prinzipien-Quartett die relevanten ethischen Entscheidungsgrundlagen erschöpft. Zumindest in der ethischen Debatte um die Reproduktionsmedizin spielen zwei wei- tere Prinzipien eine Rolle, die sich nur schwer auf die vier Prinzipien von *Beauchamp* und *Childress* zurückführen lassen: einerseits ein Prinzip der *Achtung der Menschen- würde* in einem über die Pflicht zur Fürsorge und die Respektierung von Selbstbe- stimmung hinausgehenden Sinn, andererseits ein Prinzip der N*atürlichkeit.* Beide Prin- zipien sind nicht ganz unproblematisch. Für beide gilt, daß sie sowohl auslegungs- bedürftig und -fähig als auch hochgradig umstritten sind.

Während das *Menschenwürdeprinzip* im Zusammenhang mit der Gewährleistung ele- mentarer Menschenrechte weitgehend unstrittig ist, hat seine Verwendung im Bereich der Reproduktionsmedizin Züge von inflationärer Beliebigkeit angenommen[3]. Diese Entwicklung ist nicht unbedenklich, denn die Beliebigkeit droht auch die Konsens- fähigkeit des Menschenwürdeprinzips in seiner elementaren Verwendung – etwa als Grundlage der Menschenrechte - zu schwächen[7]. Für viele ist z. B. nicht ersichtlich, warum etwa die Leihmutterschaft oder ein eventuelles Klonen von menschlichen Nach- kommen, wie vielfach behauptet, deshalb abzulehnen sei, weil es mit der Menschen- würde unvereinbar ist[3]. Dennoch wird das Verbot beider Verfahren durch das Embryonenschutzgesetz politisch und rechtlich ganz überwiegend mit dem Men- schenwürdeprinzip und nicht wegen ihres Schädigungspotentials oder der mit ihnen einhergehenden Freiheitsbeschränkungen begründet. Damit erkauft man allerdings moralische Strenge durch Intransparenz. Denn es ist keineswegs klar, wie dasselbe Prinzip, das herkömmlich den Ausschluß von so schweren Verbrechen wie Folter und Völkermord begründet, gleichzeitig dazu dienen kann, bestimmte reproduktions- medizinische Verfahren zu verbieten. Wenn die Menschenwürde, wie im Verfassungs- recht üblich, als Höchstwert aufgefaßt wird, der nicht gegen andere Rechtsgüter ab- gewogen werden kann, dürfte, wenn es mit rechten Dingen zuginge, der Reproduktions- mediziner, der diese Verfahren nutzt, doch nicht nur mit den verhältnismäßig harmlo-

sen Strafsanktionen bedroht werden, die das Embryonenschutzgesetz für Leihmutterschaft und Klonen vorsieht.

Ein eigenständiges Prinzip der *Natürlichkeit* scheint insbesondere vielen populären
(aber auch etwa der orthodox katholischen) Haltung zur Reproduktionsmedizin
zugrundezuliegen. Künstliche Eingriffe in die natürlichen (oder als natürlich geltenden) Abläufe werden danach in dem Maße für ethisch bedenklich gehalten, in dem sie
vom „natürlichen Lauf der Dinge" abweichen. Nach diesem Prinzip sind etwa die
Geschlechtswahl, die genetische Steuerung („Menschenzüchtung", „Eugenik") und
das *Enhancement genetic engineering* auch dann abzulehnen, wenn sie ohne
Schadenszufügung und Freiheitsbeschränkungen praktiziert werden können. Alle diese
Verfahren stellen Verletzungen der „Naturordnung" dar, ganz gleichgültig, ob sie etwa
zu zusätzlichen Diskriminierungen und unausgeglichene Geschlechtsverteilungen
führen oder untragbare Risiken bergen. Über die quasi instinktive Neigung hinaus,
sich im menschlichen Handeln an die vorgegebene Natur zu halten, ist aber ein solches Natürlichkeitsprinzip schwer begründbar. Im allgemeinen ist die Natur kein zu-
lässiger moralischer Maßstab. Wäre sie das, wäre nicht nur die Medizin als „naturwid-
rig" zu verurteilen, sondern alle Kulturtechniken. Man könnte sogar den Spieß herum-
drehen und sagen, daß der Mensch „von Natur aus" ein Kulturwesen ist, das auf die
Überwindung naturgegebener Mängel und Beeinträchtigungen aus ist. Selbst wenn
es so etwas wie „Naturzwecke" gäbe (und der Begriff eines „Naturzwecks" - was man
bezweifeln kann - überhaupt sinnvoll ist), wäre fraglich, warum wir diese Zwecke zum
Maßstab unseres Handelns nehmen sollten. Wird andererseits hinter den realen oder
vermeintlichen „Naturzwecken" – wie in den monotheistischen Religionen – der Wille
eines personalen Schöpfers gesehen, wird die Begründung theologisch und erfüllt
nicht mehr die Bedingungen an Allgemeingültigkeit, die an Begründungen von moralischen Normen zu stellen ist. Moralische Normen bedürfen einer allgemein-
verbindlichen, von jedem Verständigen einsehbaren Begründung. Anders sind die von
ethischen Normen in der Regel ausgehenden Beschränkungen der persönlichen Hand-
lungsfreiheit nicht zu rechtfertigen. Wem Pflichten zugemutet werden, der muß auch
einsehen können, warum sie ihm zugemutet werden und warum sie nicht nur für ihn,
sondern für alle in seiner Lage verbindlich sind.

3. Fürsorge als ethische Grundlage der Reproduktionsmedizin

Ungewollte Kinderlosigkeit ist keine Krankheit. Aber sie ist eine Störung, die bei Paaren, die sich Kinder wünschen, die Kriterien für Krankheitswert erfüllt und damit ein
Recht auf solidarische Hilfe begründet. Die m. E. bisher plausibelste vorgeschlagene
Krankheitskonzeption lautet, daß ein Zustand immer dann Krankheitswert hat, wenn
er mindestens zwei von drei Kriterien erfüllt:

- Er geht auf eine objektive Funktionsstörung zurück,
- er ist mit subjektivem Leiden verbunden,
- er stellt eine Abweichung von der – kulturspezifisch definierten – Normalität dar.

Krankheit ist danach weder ein rein naturwissenschaftliches oder psychologisches
Faktum noch ein bloßes soziales Konstrukt. Vielmehr wirken alle drei Dimensionen
mit ihren jeweiligen Anteilen zusammen. Akzeptiert man diese Konzeption, ist der
ungewollten Kinderlosigkeit ein Krankheitswert in den meisten Fällen nur schwer ab-
zusprechen. Selbst wenn sie nicht auf eine organismische Funktionsstörung, sondern
auf psychische Faktoren zurückzuführen ist, werden das zweite und das dritte Kriterium vielfach zusammen erfüllt sein.

Daß ungewollt kinderlose Paare ein Recht auf solidarische Hilfe haben, heißt allerdings nicht, daß sie deshalb auch schon ein einklagbares Recht auf reproduktions-

medizinische Behandlung haben. Viel näherliegend scheint mir, diesen Paaren in einem ersten Schritt eine psychologische Beratung und möglicherweise psychotherapeutische Behandlung anzubieten, die sie mit dem möglichen Schicksal der Kinderlosigkeit aussöhnt. Man könnte sich möglicherweise darauf einigen, eine assistierte Reproduktion erst dann in Erwägung zu ziehen (und solidarisch zu finanzieren), wenn das Leiden an der Kinderlosigkeit therapeutischen Versuchen widersteht. Insgesamt habe ich den Eindruck, daß über der technischen Machbarkeit die *psychologische* Dimension der Kinderlosigkeit bisher zu wenig als Aufgabe ernstgenommen worden ist. Paare, die unter ihrer Kinderlosigkeit leiden, klagen vielfach darüber, daß sie zwar medizinisch-technische Hilfestellung, aber keine psychologische Hilfe angeboten bekommen und daß ihnen insbesondere dann, wenn die technischen Mittel fehlschlagen, mit ihrem Schicksal alleingelassen werden. Gegenwärtig scheint es lediglich in England mit der Bri*tish Infertility Counselling Association* eine Organisation zu geben, die sich ausdrücklich mit der psychologischen Beratung bei Unfruchtbarkeit befaßt. Auch scheint es nur in England eine Vorschrift zu gelten, nach dem jedes reproduktionsmedizinische Zentrum über einen eigenen psychologischen Berater verfügt[14]. Ich würde keineswegs so weit gehen, die Reproduktionsmedizin *in toto* aus dem Leistungskatalog der gesetzlichen Krankenkassen herauszunehmen, wie es viele fordern – teilweise aus dem Mißverständnis heraus, das Leiden ungewollt kinderloser Paare sei hysterisch oder lediglich durch das gesellschaftliche Umfeld induziert. Aber dennoch scheint es mir – auch im längerfristigen Interesse des einzelnen – nicht unwichtig, über der Fixierung auf den „technical fix" die Kräfte zur psychischen Bewältigung von Schicksalsgegebenheiten durch allzu willfährige technische Angebote nicht gänzlich verkümmern zu lassen.

4. Konflikte zwischen Fürsorge- und Nichtschädigungsprinzip

Bei den Verteilungsproblemen, die durch die gegenwärtig bestehenden und für die Zukunft anstehenden Prioritätensetzungen im Gesundheitssystem aufgeworfen werden, handelt es sich größtenteils um Konflikte zwischen den Ansprüchen, die von unterschiedlichen Bereichen medizinischer Fürsorge an die gesellschaftlichen Ressourcen gestellt werden. Die Reproduktionsmedizin steht in diesen sich verschärfenden Auseinandersetzungen „mit dem Rücken zur Wand", denn vielen leuchtet die „medizinische Notwendigkeit" der assistierten Fortpflanzung noch weniger ein als die von Kuren und Massagen. Anderer - und insgesamt sehr viel schwerwiegender – Art sind die ethischen Konflikte, die sich *innerhalb* des Bereichs der Reproduktionsmedizin zwischen dem Gebot der *Fürsorge* und dem Gebot der *Nichtschädigung* ergeben. Hierbei geht es nicht mehr nur darum, daß die Fürsorge für den einen nicht beliebig mit der Fürsorge für den anderen vereinbar ist, sondern darum, daß die Fürsorge für den einen unauflöslich mit *Schädigungen* oder zumindest erheblichen *Schadensrisiken* für den anderen zusammengeht, die Aufrechterhaltung oder Wiederherstellung der Integrität des einen also nur um den Preis der Opferung der Integrität des anderen zu haben ist.

Die „Opfer", an die dabei zunächst zu denken ist, sind die menschlichen Embryonen und Feten, die nicht nur in der Forschung, sondern auch in der alltäglichen Praxis der Reproduktionsmedizin zugunsten der Ermöglichung der Geburt eines Kindes vernichtet werden. Die Entwicklung der In-vitro-Fertilisation und die Forschung zu ihrer Verbesserung war und ist nicht zu haben ohne verbrauchende Forschung an menschlichen Embryonen. Aber nicht nur die Erforschung, auch die Praxis der In-vitro-Fertilisation involviert die Vernichtung von künstlich gezeugten Embryonen, bereits dadurch, daß zur Erhöhung der Chancen der Einnistung eines Embryos und damit der Entwicklung eines Kindes in der Regel drei Embryonen zugleich in die Gebärmutter transferiert werden und das Absterben der Mehrzahl dieser Embryonen in Kauf genommen wird.

Hier liegt ein echter Wertkonflikt vor, der nicht mit dem Hinweis darauf geleugnet werden kann, daß auch natürlich gezeugte Embryonen einem hohen Risiko des Absterbens ausgesetzt sind. Denn beide Fälle sind nicht vergleichbar. Durch seine aktive Mitwirkung ist der Reproduktionsmediziner in die Kausalkette eingebunden, die zur tatsächlichen oder möglichen Vernichtung von menschlichen Embryonen führt. Ein Wesen aktiv und willentlich Bedingungen auszusetzen, in denen es mit hoher Wahrscheinlichkeit zugrunde geht, wiegt im allgemeinen ethisch nicht viel weniger schwer als seine direkte Vernichtung.

Nicht erst bei der Präimplantationsdiagnostik, sondern schon bei der „normalen" Invitro-Fertilisation besteht also ein Konflikt zwischen der Fürsorge für die Eltern und der Vermeidung einer Schädigung von Embryonen. Beide Fälle unterscheiden sich darin, daß sich die Fürsorge für die Eltern bei der Präimplantationsdiagnostik darauf richtet, den Eltern die Geburt eines Kinder ohne eine befürchtete genetisch bedingte Schädigung zu ermöglichen und dafür die Vernichtung derjenigen Embryonen in Kauf genommen wird, die die betreffende Schädigung befürchten lassen, während sich die Fürsorge für die Eltern bei der In-vitro-Fertilisation darauf richtet, den Eltern die Geburt eines Kindes gleich welcher Beschaffenheit zu ermöglichen, wiederum unter Inkaufnahme einer Vernichtung von Embryonen im Frühstadium. Unterschiedlich ist nur, daß sich diese Vernichtung im ersten Fall sehr viel direkter und gezielter vollzieht als im zweiten.

In beiden Fällen scheint mir allerdings das Gebot der Fürsorge gegenüber den Eltern gegenüber dem Gebot, das Leben des Embryos zu schonen, Vorrang zu haben. Den Grund für diesen Vorrang sehe ich darin, daß der Embryo oder Fetus, solange er noch nicht empfindungsfähig ist, durch seine Vernichtung nur objektiv, nicht aber auch subjektiv betroffen ist. Natürlich kann man fragen, warum der subjektive Schaden moralisch so viel mehr ins Gewicht fallen soll als der objektive Schaden. Es ist jedem unbenommen, auch die objektive Schädigung für moralisch bedeutsam zu halten. Die Frage ist nur, wie er diese Wertung in der für moralische Normen charakteristischen Weise intersubjektiv rechtfertigen will – also andere davon überzeugen will, daß sie diese Norm zu beachten haben. Darüber, daß die Bedürfnisse und Empfindungen von Lebewesen moralisch berücksichtigungswürdig sind, herrscht ein weitaus unproblematischerer Konsens als über die moralische Relevanz objektiver Schädigungen, die sich vollziehen, ohne daß sie von einem Subjekt als belastend oder ängstigend erfahren werden. Zu berücksichtigen ist dabei auch, daß eine Vernichtung von Embryonen und Feten, solange sie noch nicht über Empfindungsfähigkeit verfügen, für diese selbst keinen „Schatten" in Gestalt von Ängsten vorauswerfen können, so wie es das Risiko, in einem Zustand der Empfindungslosigkeit vernichtet zu werden, für Erwachsene zweifellos tun würde.

Damit ist nicht gesagt, daß sich für den Umgang mit menschlichen Embryonen keinerlei moralische Grenzen ziehen lassen oder daß eine Grenzziehung zwangsläufig willkürlich sein muß. Es folgt nur, daß wenn es solche moralischen Grenzen gibt, diese immer nur *indirekt* begründet sein können, auf Pflichten, die – in *Kant*s Termini – nicht *gegenüber* den Embryonen selbst, sondern *in Ansehung ihrer* bestehen und ihrerseits in Pflichten gegenüber anderen Menschen begründet sind. Eine solche Pflicht ist etwa die Pflicht, Handlungen zu unterlassen, die auf andere aus moralischen, ästhetischen oder anderen Gründen so intensiv und so nachhaltig anstößig wirken, daß sie sie auf keinen Fall tolerieren wollen, oder für die ein substantielles Risiko eines Abgleitens in eine ethisch nicht mehr zu billigende Praxis besteht. Als wie anstößig die „Opferung" von Embryonen gesehen wird, wenn sie um der Geburt eines Kindes willen vorgenommen oder in Kauf genommen wird, scheint dabei im wesentlichen von drei Faktoren abzuhängen:

- wie direkt und gezielt die Vernichtung ausgeführt wird (die Mehrlingsreduktion durch Fetozid ist direkter und gezielter als das „Verwerfen" belasteter früher Embryonen bei der Präimplantationsdiagnostik, diese wiederum gezielter als die Inkaufnahme des Absterbens eingepflanzter Embryonen bei der In-vitro-Fertilisation),

- wieweit sich die Vernichtung in der kalten Anonymität des Labors (wie bei der Embryonenforschung) und wieweit sie sich im Rahmen einer konkreten Arzt-Patient-Beziehung (wie bei der assistierten Reproduktion) abspielt,

- wie akzeptabel die Alternativen für die betroffenen Paare sind (der Verlust aller Mehrlingsfeten bei bestehender Mehrlingsschwangerschaft dürfte von den meisten Betroffenen als weniger akzeptabel beurteilt werden als der Verzicht auf genetisch eigene Kinder bei Sterilität oder erheblicher genetischer Gefährdung).

Die Vernichtung von Embryonen scheint um so akzeptabler, je indirekter sie ist, je eindeutiger sie Teil einer „Behandlung" ist und je weniger dem „Behandelten" der Verzicht auf die Behandlung zuzumuten ist. Legt man diese Struktur zugrunde, erklärt sich, warum etwa die verbrauchende Embryonenforschung auch dann als ethisch problematisch gilt, wenn sie die einzige Möglichkeit darstellt, die für sich genommenen weniger problematischen Methoden (wie die In-vitro-Fertilisation und die Präimplantationsdiagnostik) weiterzuentwickeln. Insofern hat die bestehende Situation, daß einerseits Verfahren wie die In-vitro-Fertilisation von den Krankenkassen bezahlt werden, daß aber die Forschung, die zur Entwicklung dieser Verfahren notwendig war, strafrechtlich verboten ist, eine gewisse Rationalität. Setzt man überdies voraus, daß man alles unterlassen sollte, was von einer Mehrheit intensiv und dauerhaft als anstößig empfunden wird, erweist sich nicht zuletzt auch die Mehrlingsreduktion bei Feten (in einem Stadium, in dem diese mit einiger Sicherheit bereits empfindungsfähig sind) als ethisch problematisch – zumindest immer dann, wenn diese der Bewältigung einer erst durch reproduktionsmedizinische Eingriffe zustandegekommenen Situation dient, das Risiko des Eintritts der den Eingriff legitimierenden Zwangslage also wissentlich eingegangen worden ist. Unter ethischen Gesichtspunkten wäre es zweifellos wünschenswert, wenn statt wie bisher drei lediglich zwei Embryonen in den Uterus transferiert würden. Auf diese Weise würde sich zwar die Wahrscheinlichkeit von (vielfach erwünschten) Zwillings-, nicht aber zugleich die Wahrscheinlichkeit von (unerwünschten und risikoträchtigen) höhergradigen Mehrlingsschwangerschaften erhöhen. Um die Chancen für das Erzielen einer Schwangerschaft pro Zyklus nicht zu verringern, sondern womöglich noch zu steigern, würde sich in diesem Fall als „flankierende Maßnahme" (neben dem Einsatz der intrazytoplasmatischen Spermieninjektion, kurz ICSI) empfehlen, diejenigen künstlich gezeugten Embryonen vor dem Transfer in den Uterus auszusondern, die keine oder nur geringfügige Entwicklungschancen haben. Die gegenwärtige Regelung, daß sämtliche künstlich erzeugten Embryonen ungeachtet ihrer Entwicklungschancen eingepflanzt werden müssen, scheint mir ohnehin nicht nur kontraproduktiv, sondern auch ethisch bedenklich, insofern sie nicht nur die Zahl der notwendigen Versuche, sondern auch das Risiko höhergradiger Schwangerschaften erhöht. Im übrigen wäre eine Vorselektion der künstlich erzeugten Embryonen nach ihren Entwicklungschancen dem verbreiteten Einwand gegen die Präimplantationsdiagnostik, daß dabei eine „Qualitätskontrolle" vorgenommen werde, nicht ausgesetzt. Bei dieser Aussonderung ginge es ja nicht um die qualitativen Merkmale des späteren Kindes, sondern um die Chancen seines Zustandekommens.

Während der Konflikt zwischen Fürsorge für die Eltern und Schädigungen des ungeborenen Lebens überwiegend zugunsten der Fürsorge aufzulösen ist, ist dies anders, wo reproduktionsmedizinische Verfahren zu Schädigungen nicht nur des ungeborenen, sondern auch des geborenen Kindes führen oder führen können. Hier, in den physischen und psychischen Risiken für das Kind, scheinen mir die eigentlich tragfähigen Argumente gegen das Kl*onen* und die *Keimbahnintervention* zu liegen. Auch bei einem starken und nachvollziehbaren Interesse der Eltern an einem geklontem Kind (z. B. um ein früh verstorbenes Kind bei eingetretener Sterilität zu „ersetzen") ist fraglich, ob dem geklonten Kind die Risiken aus der Art und Weise seiner Hervorbringung zugemutet werden können. Physische Risiken (wie das Risiko von Fehlbildungen) lassen sich wohl auch dann nicht vernachlässigen, wenn die Methode an anderen Säugetierarten bis zur „Serienreife" entwickelt sein sollte. Gravierender sind aber möglicherweise die psychischen Risiken für den Klon, vor allem wenn das Kind aus dem ausdrücklichen Wunsch heraus geklont wird, Abbild oder „Ersatz" eines bereits bekannten Menschen zu sein. Es gerät dann möglicherweise unter einen Erwartungsdruck, der mit einer freien und unabhängigen Entwicklung kaum vereinbar ist. Selbstverständlich kennen wir einen entwicklungsbehindernden Erwartungsdruck auch aus anderen Konstellationen. Es bedarf nicht erst des Klonens, um elterliche Wünsche übermächtig werden zu lassen. Beim Klonen könnte sich dieser Effekt aber in dem Maße verstärken, in dem es von vornherein auf die Ähnlichkeit mit einem „Original" angelegt ist. Damit besteht das Risiko, daß das Kind weniger als das gesehen und behandelt wird, was es selbst ist, sondern als das, was es sein *soll*, und ihm dadurch die Ausbildung einer eigenständigen Identität erschwert wird.

Auch bei der *Keimbahnintervention* scheinen mir die Risiken für das spätere Kind (bzw. für die gesamte Reihe der Nachkommen) gegenüber dem Interesse der Eltern an Kindern und Kindeskindern, die eine bestimmte genetische Erkrankung oder Belastung *nicht* haben, durchschlagend. Nicht erst eine Praxis der Keimbahntherapie, sondern bereits ihre experimentelle Erprobung wäre mit übermäßig hohen Risiken verknüpft. Außerdem stehen, um dem Kind bestimmte befürchtete genetische Schädigungen zu ersparen, im Prinzip alternative Verfahren mit einer sehr viel günstigeren ethischen Nutzen-Kosten-Bilanz zur Verfügung, etwa die Präimplantationsdiagnostik.

Das Nichtschädigungsprinzip erscheint mir zur Begründung einer ablehnenden Haltung gegenüber Klonen und Keimbahnintervention völlig ausreichend. Eigentümlicherweise spielt dieses Prinzip in der ethischen und öffentlichen Auseinandersetzung um diese heute noch utopischen Verfahren nur eine sekundäre Rolle. An erster Stelle stehen Argumente, die bei näherem Hinsehen sehr viel wenig überzeugend sind, insbesondere zwei Argumente, die man als „Identitäts-" und „Freiheitsargument" bezeichnen kann.

Das Identitätsargument geht von der richtigen Prämisse aus, daß Veränderungen der Identität eines Menschen grundsätzlich ethisch problematisch sind. Aber steckt die Identität eines Menschen in den Genen, die er als früher Embryo mitbrachte – bevor sie durch eine gentechnische Intervention verändert wurden? Das muß man bezweifeln. In dem Maße, in dem seine Identität durch seine Gene bestimmt ist, ist sie durch die Gene bestimmt, über die er *nach* der gentechnischen Intervention verfügt. Diese Identität kann also durch den Eingriff selbst nicht beeinträchtigt sein. Warum aber erfreut sich das das Identitätsargument dennoch einer solchen Beliebtheit? Die Erklärung scheint mir darin zu liegen, daß für viele das Genom – explizit oder implizit – Funktionen des herkömmlichen *Seelenbegriffs* zu übernehmen scheint: das Genom als Träger der individuellen *Identität*, als physisches Substrat der *Person* und Basis ihrer *Unverletzlichkeit*[10]. Belegt wird diese Tendenz u. a. durch die Tatsache, daß viele katholische Moraltheologen neuerdings dazu neigen, die Identität und Unverletzlichkeit der Person genetisch-biologisch (und nicht mehr spiritualistisch) zu definieren. In einer Zeit, in der der Seelenglaube dahinschwindet und selbst Theologen „Unsterblichkeit" so umdefinieren, daß sie mit der Fortexistenz einer substantiellen Seele über den physischen Tod hinaus nichts mehr zu tun hat, wird auch die Identität der Person eher über die Identität des Genoms definiert als über den Besitz einer unsterblichen Seele. Statt mit der „Beseelung" durch die mysteriöse Infusion einer Seele in das physische Substrat (den Fetus) soll die Person nach der inzwischen vorherrschenden theologischen Ansicht mit der Verschmelzung von Ei- und Samenzelle beginnen, also mit dem Beginn des *individuellen Genoms*. Man muß sich allerdings fragen, wie tragfähig eine derartige nachträgliche Anpassung des Dogmas an die naturwissenschaftlichen Tatsachen sein kann. Nicht nur scheint es unzulässig, die Person und ihre Identität mit der physischen Grundlage – besser: *einer* der physischen Grundlagen – dieser Identität gleichzusetzen. Unzulässig scheint auch der längst überwundene genetische Determinismus, der aus einer solchen Gleichsetzung folgt.

Wie die *Identität* eines zukünftigen Menschen durch eine gentechnische Intervention nicht verändert werden kann, kann auch die *Freiheit* zukünftiger Menschen durch eine gezielte genetische Veränderung nicht eingeschränkt werden. Denn *niemand* kann über seine eigene genetische Ausstattung selbst bestimmen. Der mittels einer genetischen Veränderung zustandegekommene Nachkomme ist in keiner anderen Lage als der ohne genetische Steuerung zustandegekommene Nachkomme. Falls er ohne die genetische Veränderung mit einer schweren genetisch bedingten Krankheit belastet wäre, würde ihm möglicherweise allererst die genetische Veränderung Freiräume der Selbstbestimmung eröffnen. Außerdem kann in diesem Fall problemlos angenommen werden, daß er oder sie die in einer früheren Generation erfolgte Keimbahnintervention rückblickend billigen wird – vergleichbar einer etwaigen frühere „Korrektur" eines unschönen Familiennamens durch einen der Vorfahren. Natürlich entsteht durch die genetische Steuerung eine neue Art von Rechenschaftspflichtigkeit: Der Nachkomme kann sich über seine genetische Ausstattung nicht mehr nur bei einer anonymen Instanz wie der Natur, dem Schicksal oder Gott beklagen, sondern bei benennbaren menschlichen Akteuren. Dieser neuen Art von Rechenschaftspflichtigkeit läßt sich aber durch einen Verzicht auf die Anwendung der entsprechenden Technik nicht entgehen, da mit der Verfügbarkeit des entsprechenden Wissens und Könnens auch die *unterlassene* Intervention in die Keimbahn rechenschaftspflichtig wird.

Gegen die Relevanz des Prinzips der Nichtschädigung für die Beurteilung von Klonen und Keimbahnintervention wird gelegentlich eingewandt, daß niemand durch die Art und Weise seiner Erzeugung geschädigt werden kann, wenn er, wie es hier der Fall ist, ohne die mit seiner Erzeugung verbundenen Schäden oder Risiken gar nicht existieren würde. Wäre zu seiner Erzeugung nicht das Instrumentarium der Reproduktionsmedizin eingesetzt worden, würde er ja gar nicht existieren. „Schäden", die jemand von der Weise seiner Erzeugung davonträgt, können deshalb nicht in demselben Sinn als Schäden gelten wie Schäden, die jemand unabhängig von seiner Entstehungsweise zugemutet werden.

In der Tat kann im strengen Sinn nur dann von einer „Schädigung" gesprochen werden, wenn jemand geschädigt wird, der bereits existiert. Aber das heißt nicht, daß nicht auch mit der bloßen Existenz bzw. Erzeugung eines Menschen verbundene „Quasi-Schäden" moralisch ins Gewicht fallen. Es ist fraglich, ob es moralisch einen Unterschied macht, ob man N erst erzeugt und dann schädigt, oder ob man N unter Bedingungen erzeugt, die bewirken, daß er denselben mit seiner Entstehung und Existenz verbundenen Quasi-Schaden davonträgt, den er von der Schädigung im ersten Fall davontragen würde. Nicht erst die Schädigung, sondern bereits die mit dem Risiko des Quasi-Schadens behaftete Erzeugung von N ist moralisch bedenklich.

Sicherlich sind die Gefahren, die dem Wohl des zukünftigen Kindes aus der Anwendung eines reproduktionsmedizinischen Verfahrens erwachsen, stets ein respektables Argument gegen allzu große Willfährigkeit gegenüber den reproduktiven Wünschen der Eltern. Andererseits darf das Argument des Kindeswohls aber auch nicht überstrapaziert werden. Beschränkungen in der Nutzung der verfügbaren reproduktionsmedizinischen Methoden bedürfen stärkerer Begründungen als die abstrakte Befürchtung von Schädigungen des Kindes. Unter diesem Gesichtspunkt sind für mich nicht alle gesetzlichen und standesethischen Einschränkungen gleichermaßen plausibel. Nach den Richtlinien der Bundesärztekammer für die Anwendung der Reproduktionsmedizin sind etwa in Deutschland lesbische Paare von der Nutzung der Möglichkeiten der Reproduktionsmedizin (wie der künstlichen Insemination) ausgeschlossen[4]. Die internationalen Erfahrungen in diesem Punkt lassen jedoch keine Unterschiede gegenüber heterosexuellen Paaren erkennen[6]. Auch die Frage, ob eine gespaltene Mutterschaft für die Entwicklung des Kindes so viel ungünstiger ist als eine gespaltene Vaterschaft, daß die Eispende verboten werden muß, während die Samenspende erlaubt ist, scheint mir zweifelhaft und bedürfte weitergehender empirischer Belege, als sie die Bundesärztekammer in der Begründung ihrer Richtlinien liefert[4].

Auch der Beschluß des Bundesausschusses der Ärzte und Krankenkassen von 1997, die intrazytoplasmatische Spermieninjektion (ICSI) aus dem Leistungskatalog der gesetzlichen Krankenkassen herauszunehmen, ist durch das Risiko einer Übertragung genetisch bedingter Störungen auf die nächste Generationen motiviert, mag auch der Beschluß zunächst nur mit der Unsicherheit über die Risiken argumentieren[1]. Obwohl die bisher vorliegenden empirischen Befunde keine erhöhte Fehlbildungsrate bei den mit Hilfe von ICSI gezeugten Kindern erkennen lassen, wird bei ICSI-Kandidaten eine erhöhter Anteil an chromosomalen Aberrationen vermutet[9]. Eine erhöhte genetisch bedingte Sterilität bei den mit dieser Methode gezeugten Söhnen wäre aber wohl als „Schaden" zu geringfügig, um gegen die beträchtlichen Vorzüge dieses Verfahrens insbesondere bei väterlicher Unfruchtbarkeit ins Gewicht zu fallen.

5. Konflikte zwischen Autonomiewahrung und Fürsorge

Schäden für das zukünftige Kind sind vielfach nicht nur aus aktiven Eingriffen, sondern auch aus *unterlassenen* Eingriffen in das Fortpflanzungsgeschehen zu erwarten: Es kommt zu einem moralisch beachtlichen Schaden bei einem Nachkommen, obwohl dieser durch Information, Beratung, Testung, therapeutische Maßnahmen oder Pränataldiagnostik mit selektiver Abtreibung hätte verhindert werden können. Auch hier kann man wieder zwischen einem (echten) Schaden und einem Quasi-Schaden unterscheiden: Einen *Schaden* erleidet das Kind, wenn es durch eine geeignete Intervention (z. B. durch eine pränatale Therapie) vor dem Schaden bewahrt worden wäre; einen *Quasi-Schaden* erleidet es, wenn der Schaden der Preis für seine Existenz ist, es also ohne diesen Schaden nicht geboren worden wäre. Beide Male ist das Prinzip der Fürsorge relevant, das gebietet, einen absehbaren Schaden zu verhindern, wobei allerdings die Verpflichtung zur Verhinderung eines Quasi-Schadens sehr viel weniger schwer wiegt als die Verpflichtung zur Verhinderung eines Schadens, da sie ja den Verzicht auf die Zeugung, Austragung oder Geburt des Kindes impliziert und ihrerseits in Konflikt mit dem Prinzip der Nichtschädigung, aber auch möglicherweise mit dem Prinzip der Autonomiewahrung kommt, und zwar in einem (was das Selbstbestimmungsrecht der Eltern betrifft) äußerst sensiblen Bereich. In einigen Fällen von absehbarem schweren Leiden des zukünftigen Kinder scheint es allerdings plausibel, die Pflicht zur Verhinderung schweren Leidens des zukünftigen Kindes so hoch zu gewichten, daß sie Verpflichtung zur Achtung der reproduktiven Selbstbestimmung der Eltern überwiegt[8] und es entschuldbar scheint, wenn genetische Berater von der ansonsten aus guten Gründen verbindlichen Haltung der Nondirektivität abweichen und dem ratsuchenden Paar dringend nahelegen, das Risiko der Geburt eines schwer belasteten Kindes nicht einzugehen.

Nicht erst mit der neuen Möglichkeit der Präimplantationsdiagnostik, sondern bereits mit den Möglichkeiten der Selektion von Gameten nach Gesichtspunkten der möglichen Weitergabe genetischer Störungen an die Kinder ist auch der Reproduktionsmediziner mit schwierigen Entscheidungen hinsichtlich der Zulässigkeit und Unzuläs-sigkeit einer durch Selektion gesteuerten Fortpflanzung konfrontiert. Im Gegensatz zum beratenden und testenden Humangenetiker ist seine Rolle dabei sehr viel akti-ver: Er ist nicht nur durch Beratung und Testung, sondern auch durch aktive Eingriffe eingebunden in die kausalen Abläufe, die zur Geburt eines Kindes führen, unter des-sen Merkmale einige sind, die von den Eltern ausdrücklich gewünscht oder nicht ge-wünscht sind und deren Inzidenz oder zumindest Wahrscheinlichkeit einer gezielten Steuerung zugänglich sind. Wieweit sollte es dem Reproduktionsmediziner erlaubt sein, den Wünschen der Eltern hinsichtlich erwünschter und unerwünschter Eigen-schaften des Kindes zu entsprechen, etwa durch eine gezielte Selektion von Samen-spendern im Zuge einer heterologen Insemination (nach ethnischen, konstitionel-len, aber auch – zur Verhinderung genetisch bedingter Krankheiten beim Kind – gene-tischen Merkmalen) oder einer Selektion von künstlich erzeugten Embryonen nach genetischen Merkmalen durch Präimplantationsdiagnostik?

Der Reproduktionsmediziner ist sowohl den Eltern und ihren reproduktiven Wün-schen und Vorlieben als auch dem Wohl des zukünftigen Kindes verpflichtet. Seine Sache ist es, beide Verpflichtungen grundsätzlich und in jedem einzelnen Konflikt-fall gegeneinander abzuwägen. Dabei erscheint es mir evident, daß er nicht *ver-pflichtet* sein kann, auf Selektionswünsche der Eltern einzugehen, die eine erheb-liche Quasi-Schädigung für das zukünftige Kind bedeuten, wie etwa auf die Wün-sche einiger Vertreter der amerikanischen *National Association of the Deaf,* u. a. mit Hilfe der Präimplantationsdiagnostik die Geburt taubstummer Kinder sicherzustel-len, um sie so besser in die Taubstummenkultur integrieren zu können[15]. In diesem Fall ist sogar zweifelhaft, ob der Reproduktionsmediziner zu einem Einsatz selek-tiver Methoden zur Sicherstellung einer Eigenschaft, die das Kind (auch wenn man die wohltätigen Aspekte einer Integration in die Kultur der Eltern anerkennt) zwangs-läufig gegenüber anderen benachteiligen muß, auch nur *berechtigt* ist. (Ebenso pro-blematisch wäre es, wenn der Reproduktionsmediziner Selektionsentscheidungen im Interesse des zukünftigen Kindes *gegen* den ausdrücklichen Wunsch der Eltern träfe.)

Bevor man sich auf diese Fragen einläßt, ist jedoch eine sehr viel grundsätzlichere Frage zu klären: ob sich der Reproduktionsmediziner überhaupt an der Planung und Durchführung einer selektiver Reproduktion beteiligen sollte, die nicht nur auf die Maximierung der Chancen der Erfüllung eines Kinderwunsches, sondern auf die Ma-ximierung der Chancen der Erfüllung des Wunsches nach einem Kind mit bestimmten qualitativen Merkmalen zielt. Einige der dezidierten Kritiker der Präimplantations-diagnostik, darunter die französischen Reproduktionsmediziner *Jacques Testart* und *Bernard Sèle,* geben auf diese Frage eine rundherus negative Antwort. Sie sehen in einer solchen Beteiligung einen Akt mangelnder Fürsorge für die Opfer einer mögli-cherweise im Zuge dieser Entwicklung um sich greifenden „Selektionsmentalität"[11], die sich vor allem in einer nachlassende Bereitschaft zur Akzeptierung schicksalhafter Unvollkommenheiten, in einer Steigerung des Anspruchsniveaus in Bezug auf die eigenen Kinder und einer zunehmenden Einschränkung der Hilfen für aus geneti-schen Ursachen Behinderte manifestiert[12, 13]. Als Modellvorgang verweisen sie auf die Selektion von Samenspendern im Zuge der heterologen Insemination. Zunächst wur-de hier nur auf die Auswahl des ethnischen Typs und der Blutgruppenzugehörigkeit geachtet, später auch auf den genetischen Status des Samenspenders in Bezug auf Heterozygotie: Falls der Spender heterozygot für dieselbe Krankheit ist, die auch in der Familie der Frau identifiziert worden ist, wird der Samen dieses Spenders nicht übertragen, um die Gefahr einer Homozygotie beim erstrebten Nachwuchs zu verrin-gern[13]. Sie sehen in dieser Entwicklung einen Beleg dafür, daß die Medizin nicht nur nach einer qualitativ gleichartigen Ersetzung der natürlichen Fortpflanzung strebt, sondern nach einer qualitativen Verbesserung, d. h. einer Ausschaltung von Risiken, die natürlicherweise nicht ausgeschaltet würden.

Insoweit dieses Argument den „Lauf der Natur" zum Standard nimmt, trifft sie auf dieselbe Kritik, die bereits gegen das Natürlichkeitsargument vorgetragen wurde: Eine „Verbesserung" der genetischen Zusammensetzung kann nicht deshalb unstatthaft sein, weil sie die reale oder vermeintliche Naturordnung überbietet. Beachtlich bleibt aber das Argument, daß die Mitwirkung an einer selektiven Reproduktion die Reproduktionsmedizin möglicherweise auf eine „schiefe Ebene" bringt, die von den gegenwärtig anvisierten Indikationen zu einer Auswahl der Nachkommen nach nicht-gesundheitsbezogenen Merkmalen wie Intelligenz, körperlicher Leistungsfähigkeit und Geschlecht führt. Ob das Abgleiten auf einer „schiefen Ebene" allerdings so unvermeidlich und unkontrollierbar ist, daß es – wie *Testart* und *Sèle* meinen – unabdingbar ist, die Präimplantationsdiagnostik kategorisch und von vornherein zu verbieten, bedarf einer gründlicheren Diskussion, als sie diese Autoren selbst bieten.

Literatur

[1]Arbeitsgemeinschaft für Gynäkologische Endokrinologie und Fortpflanzungsmedizin der Deutschen Gesellschaft für Gynäkologie und Geburtshilfe e. V.: Honorarverteilungskampf auf dem Rücken der Kinderwunschpaare. Reproduktionsmed. *15:* 225 (1999).

[2]*Beauchamp, T. L., J. F. Childress:* Principles of biomedical ethics. New York 1989, 1994[4].

[3]*Birnbacher, D.:* Gefährdet die moderne Reproduktionsmedizin die menschliche Würde? In: *Braun, V., D. Mieth, K. Steigleder* (eds.): Ethische und rechtliche Fragen der Gentechnologie und der Reproduktionsmedizin, p. 77. München 1987. Auch in: *Leist, A.* (ed.): Um Leben und Tod. Moralische Probleme bei Abtreibung, künstlicher Befruchtung, Euthanasie und Selbstmord, p. 266. Frankfurt/Main 1990.

[4]Bundesärztekammer: Richtlinien zur Durchführung der assistierten Reproduktion. Deutsches Ärztebl. *95:* 3166 (1998).

[5]Bundesärztekammer: Diskussionsentwurf zu einer Richtlinie für die Durchführung der Präimplantationsdiagnostik. Deutsches Ärztebl. *97:* 525 (2000).

[6]*Dahl, E.:* Sapphos Töchter. Sollen lesbische Paare Zugang zur künstlichen Befruchtung haben? Aufklärung und Kritik *6:* 87 (1999).

[7]*Eser, A.:* Neuartige Bedrohungen ungeborenen Lebens, p. 36. Karlsruhe 1990.

[8]*Kielstein, R., H.-M. Sass:* Right not to know or duty to know? Prenatal screening for polycystic renal disease. J. Med. and Phil. *17:* 395 (1992).

[9]*Maier, B.:* The relation between ICSI and genetic diagnosis from an ethical point of view. In: *Hildt, E., S. Graumann* (eds.): Genetics in human reproduction, p. 26. Aldeshot 1999.

[10]*Mauron, A.:* La génétique humaine et le souci des générations futures (Folia Bioethica, 14), p. 9. Genf 1993 .

[11]*Schöne-Seifert, B.:* Philosophische Überlegungen zu „Menschenwürde" und Fortpflanzungsmedizin. Zeitschr. für phil. Forsch. *44:* 468 (1990).

[12]*Sèle, B., J. Testart:* Eugenics comes back with medically asisted procreation. In: *Hildt, E., S. Graumann* (eds.): Genetics in human reproduction, p. 171. Aldeshot 1999.

[13]*Testart, J., B. Sèle:* Towards an efficient medical eugenics: is the desirable always the feasible? Human Repro. *10:* 3087 (1995).

[14]*Thorn, P.:* Tagungsbericht „Establishing Guidelines for Counselling", 1999 in Brüssel. Ethik in der Medizin *12:* 103 (2000).

[15]*Tucker, B. P.:* Deaf culture, cochlear implants, and elective disability. Hastings Center Report *28:* 6 (1998).

Anschrift des Verfassers:
Prof. Dr. phil. Dieter Birnbacher
Philosophisches Institut der Heinrich-Heine-Universität
Universitätsstraße 1
40225 Düsseldorf

Wissen – Auswählen – Verändern: Quo vadis, Reproduktionsmedizin?

Christiane Woopen

Als 1978 das erste »Retortenbaby« – Louise Brown – geboren wurde, folgte eine intensive Diskussion über die ethische Zulässigkeit extrauteriner Befruchtung. Mittlerweile gehört die assistierte Reproduktion zur klinischen Routine. Sie wird gesellschaftlich weitgehend akzeptiert, weil sie natürliche Funktionen ersetzt, wenngleich die rechtlichen, ethischen und sozialen Fragen nach wie vor nicht als gelöst betrachtet werden können[1].

Das Humangenomprojekt, das sich zum Ziel gesetzt hatte, das gesamte menschliche Genom zu entschlüsseln, ist begleitet von einer mindestens ebenso intensiven Diskussion über die ethische Zulässigkeit der aus seiner Forschung bereits hervorgegangenen und möglicherweise noch hervorgehenden Handlungsmöglichkeiten.

Die Kombination von Fortpflanzungsmedizin und Genetik erlebt in Deutschland seit kurzem den Beginn einer öffentlichen Diskussion, in der um die rechtliche und ethische Zulässigkeit der seit 10 Jahren technisch möglichen Präimplantationsdiagnostik gerungen wird.

Drei Aspekte sind im Schnittbereich von Genetik und assistierter Reproduktion insbesondere zu bedenken:

* Mit den Möglichkeiten genetischer Diagnostik im Rahmen der Fortpflanzung wird *Wissen* über einen anderen Menschen erworben.

* Anhand dieses Wissens kann eine *Auswahl* von Menschen getroffen werden.

* Möglicherweise ist in Zukunft die genetische Ausstattung der Nachkommen *gezielter Veränderung* ausgesetzt. Als Keimbahnbeeinflussung würde dies auch nachfolgende Generationen betreffen.

Diese drei Aspekte sind in jeweils unterschiedlicher Akzentsetzung mit ethisch relevanten Fragen verbunden, von denen nur einige Überlegungen kurz vorgestellt werden sollen, die in der deutschen Diskussion bislang nicht breit rezipiert werden. Gleichwohl sollte man sich angesichts der Internationalisierung der Debatten und mit Blick auf lauter werdende Forderungen nach übernationalen rechtlichen Rahmenbedingungen* mit diesen Überlegungen auseinandersetzen, selbst wenn sie in ihren Prämissen nicht immer mit dem in Deutschland festgeschriebenen Recht vereinbar sind. Schließlich soll nach der Ausrichtung der Fortpflanzungsmedizin unter dem Einfluß der Genetik gefragt werden.

Wissen um die genetische Ausstattung der Nachkommen

Im Rahmen der Fortpflanzungsmedizin kann mit Hilfe der Präimplantationsdiagnostik (PID) Wissen um die genetische Ausstattung des Embryos erworben werden, ebenso wie mit Hilfe mancher Verfahren der Pränataldiagnostik (PND) während einer Schwangerschaft Wissen um die genetische Mitgift des Ungeborenen ermöglicht wird.

---

* vgl. die Diskussion um das Übereinkommen zum Schutz der Menschenrechte und der Menschenwürde im Hinblick auf die Anwendung von Biologie und Medizin des Europarates vom 4. April 1997.

Üblicherweise binden wir das Erheben und Weitergeben persönlicher Daten an das Einverständnis des Betroffenen. Diese Bindung rechtfertigt sich aus der Abwehr mißbräuchlicher Verwendung der Daten zum Schaden des Betroffenen sowie aus dem allgemeinen Persönlichkeitsrecht. Ist der betreffende Mensch zur Einwilligung nicht in der Lage und hat er keinen anderen wirksam zu einer Einwilligung ermächtigt, so billigen wir eine stellvertretende Einwilligung nur dann, wenn sie dem mutmaßlichen Willen des Betroffenen entspricht und seinem Wohl dient. Ein aktuelles Beispiel, an dem die Brisanz der Einwilligungsfrage deutlich wird, ist die Forschung an nicht einwilligungsfähigen Patienten[2].

Bislang wird die Frage, ob, und wenn ja unter welchen Voraussetzungen, Wissenserwerb über genetische Anlagen von Nachkommen zulässig ist, kaum diskutiert. Dies scheint angesichts der rasch fortschreitenden Möglichkeiten genetischer Diagnostik unangemessen zu sein; mit Hilfe der Chip-Technik können bereits heute Tausende von Erbanlagen in einem Arbeitsschritt identifiziert werden, ohne daß dazu eine große Menge Untersuchungsmaterial erforderlich wäre. Wird es möglicherweise als absurd empfunden, daß Eltern nicht alle gewünschten Informationen über ihren Nachwuchs erhalten dürfen, so daß sich die Frage nach der Erlaubtheit erst gar nicht stellt? Immerhin gibt es eine Stellungnahme der Deutschen Gesellschaft für Humangenetik, nach der genetische Diagnostik bei Minderjährigen, die nicht im Hinblick auf medizinische Interventionen zum Wohl des Kindes notwendig sind, erst dann durchgeführt werden soll, wenn »das Kind nicht nur den genetischen Sachverhalt sondern auch die emotionalen und sozialen Konsequenzen der verschiedenen möglichen Untersuchungsergebnisse verstehen kann«. Der Respekt vor der individuellen Entscheidungsautonomie des Kindes habe Vorrang vor den eventuellen Wünschen Dritter und damit auch der Eltern[3]. Analog könnte man für die PID und die PND fordern, daß eine Diagnostik nur dann zulässig sein sollte, wenn sie die Voraussetzung für therapeutische Entscheidungen zum Wohl des Embryos in vitro bzw. des Ungeborenen sind. Nur eine erhebliche Unterscheidung zwischen dem moralischen Status eines geborenen Kindes und demjenigen eines Embryos in vitro bzw. eines Ungeborenen würde einer solchen Forderung die Grundlage entziehen.

Aus ethischer und aus rechtlicher Perspektive ist ein solcher Statusunterschied im Zusammenhang mit konfligierenden Rechtsgütern geläufig. So ist ein Schwangerschaftsabbruch nach geltendem § 218a Abs. 2 StGB (sog. medizinisch-soziale Indikation) dann rechtmäßig, wenn die Gesundheit der Frau bedroht ist. Hinter dem Recht auf Schutz der Gesundheit tritt das Recht des Embryos oder Feten auf Leben zurück[4]. Eine analoge Konstellation wird strafrechtlich nach der Geburt nicht anerkannt. Die Tötung eines Kindes, die erfolgen würde, weil die Mutter durch dessen Versorgung gesundheitlich bedroht ist, wäre strafbar. Es ergibt sich also ein vom Entwicklungsstadium abhängiger Unterschied im Schutzanspruch gegenüber Dritten. Wird dieser Unterschied berücksichtigt, wäre über therapeutisch motivierte Diagnostik hinaus zusätzlich die Untersuchung von Merkmalen des Embryos zulässig, die im Hinblick auf möglicherweise konfligierende Rechtsgüter relevant sind. Alle anderen Informationen können dann nicht einfach auf Wunsch der Eltern erhoben werden, da dies ein Eingriff in die Privatsphäre des Embryos wäre.

Es drängt sich die Frage auf, ob denn ein Embryo überhaupt so etwas wie eine Privatsphäre haben kann und ob sinnvoll von einem Recht des Embryos auf Schutz seiner persönlichen Daten zu sprechen ist. Diese Frage berührt das grundsätzliche Verständnis des Eltern-Kind-Verhältnisses und insbesondere Art und Ausmaß dessen, was Eltern an Verfügungsmöglichkeiten über ihre Kinder zugemessen wird. Eine Sichtweise, die ausschließlich dem Augenblick verpflichtet ist, geht hier ganz offensichtlich fehl, da all das, was Eltern für und mit ihren Kindern tun, immer auch mit Blick auf die Entwicklung der Kinder und ihre Zukunft erfolgt. Das letzte Ziel elterlicher Fürsorge ist das

Glück des Erwachsenen, zu dem das Kind wird. Dieses Ziel ist als Maßstab an das elterliche Handeln anzulegen. Daraus folgt nicht, daß das Kind bereits wie ein Erwachsener zu behandeln ist oder dieselben Rechte hat. Vielmehr ist all jenes zu vermeiden, das die Ermöglichung der zukünftigen Rechte verhindert oder einschränkt. Dieser Auffassung gemäß wären also für das Kind die Bedingungen der Möglichkeit, zukünftig seine Rechte überhaupt in Anspruch nehmen zu können, zu gewährleisten. Das Kind darf nicht ausschließlich für Zwecke der Eltern instrumentalisiert werden, seine grundsätzliche autonome Verfaßtheit ist auch dann schon zu berücksichtigen, wenn sie aktuell noch nicht in vollem Umfang zum Ausdruck gebracht werden kann. Die damit verbundene elterliche Aufgabe drückt *Davis* treffend aus, wenn sie sagt: ›Good parenthood requires a balance between having a child for our own sakes and being open to the moral reality that the child will exist for her own sake, with her own talents and weaknesses, propensities and interests, and with her own life to make[5].‹

Geht man davon aus, daß ungeborene und geborene Kinder im Hinblick auf zukünftige Rechte bereits so etwas wie eine zu schützende Privatsphäre haben, bleibt zu fragen, inwiefern der Erwerb von Wissen ihre Privatsphäre verletzen könnte. Vieles erfährt man von einem anderen bereits durch bloße Anschauung. Wenn jemand beabsichtigt, seine Traurigkeit zu verbergen, weil er nicht möchte, daß ein anderer davon weiß, hat er dazu ein Recht, gleichwohl wird ihm das Verbergen nicht unbedingt gelingen. Es gibt über die Anschauung und Einfühlung hinaus aber Informationen, die nur durch eine gezielte Untersuchung gewonnen werden können. Diese ist nicht nur deswegen an die Zustimmung des Betroffenen gebunden, weil sie möglicherweise mit einem Untersuchungsrisiko einhergeht, sondern auch, weil es zum Selbstbestimmungsrecht des Einzelnen gehört, darüber zu entscheiden, was er über sich wissen möchte. Unter dem Stichwort »informationelle Selbstbestimmung« wird dies im Zusammenhang mit der prädiktiven Diagnostik eingehend diskutiert. Dürfen es andere über ihn dann etwa nur nicht wissen, weil er es über sich selbst nicht wissen will? Würde man dem zustimmen, wären Untersuchungen zulässig, wenn nur gewährleistet ist, daß der Betroffene selbst nichts von dem Ergebnis erfährt. Wir lassen solche Untersuchungen aber auch deswegen nicht zu, weil wir dem Einzelnen die Entscheidung darüber zubilligen, wer was über ihn weiß – auch wenn es keine Mißbrauchsmöglichkeiten gibt.

Aus der Sicht der Philosophischen Anthropologie kann man sagen, daß das Wissen des Menschen um sich selbst zu seinen spezifischen Konstitutiva gehört[6]. Die Frage »Wer bin ich?« gehört zum Menschen ebenso wie ihre prinzipielle Offenheit. Die Bestimmung dessen, was der Mensch von sich selbst wissen will, um sein Leben zu gestalten, rührt nicht nur an die Grundlagen seiner biographischen Existenz, sondern darüber hinaus an die ahistorischen Grundlagen seiner anthropologischen Verfaßtheit. Würde jemandem uneingeschränkt und ohne Rechtfertigungszwang Wissen um einen anderen zugebilligt, würde dies ebenso die anthropologischen Grundlagen berühren und deren soziale Dimension von gegenseitiger Abhängigkeit wie Unverfügbarkeit ändern. Eine Verschiebung in diesem Gefüge hat zunächst möglicherweise Folgen z. B. im Versicherungssystem, auf dem Arbeitsmarkt oder in der gesellschaftlichen Stellung. So geben *Fasouliotis* und *Schenker* im Zusammenhang mit spät manifestierenden Erkrankungen wie der Chorea Huntington zu bedenken, daß ansonsten »normale« Kinder durch die Diagnose für den Rest ihres Lebens stigmatisiert werden könnten. Es sei bis zur Möglichkeit einer genetischen Korrektur die weithin akzeptierte Meinung, daß Eltern ihre Kinder nicht auf derartige Erkrankungen hin untersuchen lassen dürfen, solange diese ihre Zustimmung dafür nicht geben können[7]. Darüber hinaus sind die bereits erwähnten Folgen für das Eltern-Kind-Verhältnis zu bedenken sowie die Gefährdung der Möglichkeit des Kindes, später über sich selbst und den Erwerb von Wissen um sich bestimmen zu können. Es geht nicht nur um die Entscheidung des zum Erwachsenen gewordenen Kindes, wie mit dem Wissen, das die Eltern bereits erworben haben, umgegangen wird, sondern vielmehr um die Möglichkeit der Entscheidung darüber, ob dieses Wissen allererst erlangt wird.

Auswahl von Nachkommen

»Der Wunsch, die Ergebnisse der Schwangerschaften zu kontrollieren, darauf Einfluß zu nehmen, was für Kinder geboren werden, ist so tief in unserer Art verwurzelt, daß wir fast schon einen psychischen Antrieb darin sehen könnten[8].« So formuliert es die amerikanische Wissenschaftsjournalistin *Gina Maranto* und bettet diese These in zahlreiche historische und geistesgeschichtliche Bezüge ein. Die in manchen Kulturen früherer Zeit übliche Tötung von Kindern nach der Geburt, weil sie den Vorstellungen der Eltern nicht entsprachen, ist heute abgelöst worden durch die Tötung von Ungeborenen nach pränataler Diagnostik, also vor der Geburt. Die Präimplantationsdiagnostik ermöglicht bereits das Verwerfen von Embryonen bevor eine Schwangerschaft überhaupt existiert. Ja selbst vor der Zeugung wurde seit jeher Hoffnung in die verschiedensten Methoden gesetzt, um gewünschte Eigenschaften des zukünftigen Kindes, wie z. B. das Geschlecht, zu beeinflussen[9].

Setzen wir einmal voraus, daß der Wunsch nach Auswahl der Nachkommen tatsächlich existiert, so ist er ohne Zusatzannahmen deswegen nicht schon gerechtfertigt. In der Literatur ist eine Vielzahl von ethischen Überlegungen zu finden, die eine Auswahl der Nachkommen für gerechtfertigt halten. Im folgenden sollen exemplarisch zwei Ansätze vorgestellt werden, die in ihren Auffassungen zum Schutzanspruch des Embryos zwar nicht mit deutschen verfassungrechtlichen Grundsätzen vereinbar sind, gleichwohl den moralischen Intuitionen vieler zu entsprechen und ihre Handlungen zu leiten scheinen*.

Auswahl von Nachkommen als Gegenstand eines Rechts auf Fortpflanzung

Unter den Schlagwörtern »procreative rights«, »reproductive rights«, »Recht auf Fortpflanzung« wird von einigen Autoren ein Anspruch auf Auswahl von Merkmalen der Nachkommen verteidigt**. Fortpflanzungsfreiheit, so lautet die These, sei ein fundamentales Recht, da sie eine hohe persönliche Bedeutung habe und zur »ethisch-existentiellen Selbstbestimmung«[10] gehöre. Aspekte, die die Entscheidung über die Zeugung von Nachkommen beeinflussen, sind nach *Robertson* Teil der zu gewährleistenden Fortpflanzungsfreiheit. Demgemäß gehört für ihn die Auswahl von Merkmalen des Nachwuchses dann zum Schutzbereich des Rechts auf Fortpflanzung dazu, wenn sie für die Entscheidung des Paares, überhaupt Nachkommen zu zeugen, ausschlaggebend ist[11]. *Jones* ergänzt diese Auffassung durch Erkenntnisse der evolutionären Biologie, nach denen die Auswahl von Merkmalen des Nachwuchses den reproduktiven Erfolg eines Individuums beeinflußt. Diese Möglichkeit der Auswahl müsse als Gegenstand zu schützender reproduktiver Autonomie aufgefaßt werden, da dem normativen Schutzanspruch auf Fortpflanzungsfreiheit ein Wertesystem zugrunde läge, das *alle* persönlichen Entscheidungen im Zusammenhang mit reproduktiven Strategien umfasse[9].

Stellen die gewünschten Merkmale des Nachwuchses demgegenüber keine conditio sine qua non, sondern nur Präferenzen der zukünftigen Eltern dar, so werden sie

---

* Es soll an dieser Stelle nicht auf die grundsätzlichen Fragen im Zusammenhang mit Menschenwürde, Lebensrecht oder moralischem Status des Embryos in vitro eingegangen werden.

** Es werden nur diejenigen Aspekte des Konzeptes benannt, die für die assistierte Reproduktion im Hinblick auf Selektionshandlungen relevant sind.

nach *Robertson* von dem Recht auf Fortpflanzungsfreiheit nicht umfaßt. Differenziert *Robertson* diese beiden Fallgruppen nach der Binnenperspektive des betroffenen Paares[11], unterscheidet *Koppernock* im wesentlichen aus der Außenperspektive: Bei der Entscheidung, einen schwer geschädigten Embryo zur Welt zu bringen, gehe es um ethisch-existenzielle Selbstbestimmung der betroffenen Eltern. Das mögliche Interesse an bestimmten Eigenschaften des eigenen Kindes wie blonden Haaren, besonderer Intelligenz oder einem bestimmten Geschlecht sei dahingegen grundsätzlich nicht als ethisch-existentiell für die Eltern anzuerkennen[10].

Robertson versteht das Recht auf Fortpflanzung als Freiheitsrecht und somit als ein negatives, ein Abwehrrecht gegen Eingriffe des Staates. Ansprüche auf finanzielle Unterstützung würden dadurch nicht begründet. Das zu schützende Freiheitsrecht des Paares ist nach *Robertson* gegen mögliche nachteilige Wirkungen abzuwägen. Das Recht auf Fortpflanzung und damit auch auf Auswahl von Merkmalen eigener Kinder fände dort seine Grenze, wo wesentlicher Schaden ein Eingreifen des Staates erforderlich mache. Die Begründungslast liegt demnach nicht bei denjenigen, die auswählen wollen, sondern vielmehr bei denen, die die Möglichkeit auszuwählen einschränken möchten[11]. Ebenso argumentiert *Jones* und führt als Kriterium den ›clearly and significantly damaging standard‹ ein, anhand dessen er für verschiedene Fallgruppen selektiver Methoden eine Differenzierung der Dringlichkeit staatlicher Regulierung begründet[9].

Welche nachteiligen Wirkungen sind nach *Robertson* zu bedenken? Zunächst ist es möglich, daß im Rahmen einer Auswahl Embryonen, also menschliches Leben, verworfen werden. Für diejenigen, die biologischem menschlichem Leben auch in seinen frühesten Entwicklungsstadien ein uneinschränkbares Lebensrecht zuschreiben, vermag ein Auswahlrecht des Paares nicht das Recht auf Leben des Embryos zu überwiegen. Demgegenüber ist für diejenigen, die den Abbruch ungewünschter Schwangerschaften mit Blick auf das Selbstbestimmungsrecht der Frau als ethisch unproblematisch ansehen und dem Lebensrecht des Embryos keine vergleichbare Bedeutung zumessen, konsequenterweise auch eine Auswahl von Embryonen nach bestimmten Charakteristika zulässig, jedenfalls im Hinblick auf das Argument, der Embryo habe ein Lebensrecht.

Neben der Schädigung des Embryos ist der symbolische Gehalt der Auswahl-Handlung zu bedenken. So wird kritisiert, daß in einer Ablehnung bestimmter Merkmale eine Haltung zum Ausdruck komme, die gleichzeitig bedeute, auch geborene Menschen mit den unerwünschten Merkmalen als geringwertig anzusehen. Außerdem käme es in der Folge zu einer Diskriminierung und Stigmatisierung dieser Menschen. Ob es zutrifft, daß es ein implizites Werturteil gibt und nachteilige Folgen unvermeidlich sind, wird kontrovers diskutiert[12].

Darüber hinaus ist die Belastung und das gesundheitliche Risiko für die Frau zu berücksichtigen, die sich im Fall der PID zur Ermöglichung einer Auswahl Maßnahmen der assistierten Reproduktion unterziehen muß. Dieser Aspekt tritt in seiner Bedeutung zurück, wenn die Frau ohnehin aus Sterilitätsgründen dieser Maßnahmen bedarf. Für Verteidiger von ›reproductive rights‹ fällt dieser Aspekt dann nicht ins Gewicht, wenn die Frau die Belastungen und das Risiko nach eingehender Aufklärung freiwillig auf sich nimmt. Das gesundheitliche Risiko für eine zukünftige Mutter kann auch eine Rolle spielen als Gegenstand eines Rechts auf körperliche Unversehrtheit, das in Konflikt gerät zum Lebensrecht des Embryos[4, 13].

Schließlich könnte es nach *Robertson* als möglicher Nachteil angesehen werden, wenn sich die Auswahl auf Merkmale bezieht, die keinen Zusammenhang mit einer Krankheit aufweisen. Diese Überlegung stellt für ihn jedoch keinen zu vermeidenden Nachteil dar, da er die Auswahl jeglicher Merkmale in den Schutzbereich des Freiheitsrechtes auf Fortpflanzung integriert, ohne daß nach übersubjektiven Kriterien geprüft werden müßte, ob die Bedeutung der Merkmale für eine Fortpflanzungsentscheidung nachvollziehbar als ausschlaggebend betrachtet werden kann[11]. An dieser Stelle wird besonders deutlich, daß der Fortpflanzungsfreiheit, wie *Robertson* sie versteht, eine Haltung zugrunde liegt, die die Interessen und die Autonomie des Paares im Verhältnis zu denen des Kindes (über)betont.

Moral assymetry thesis

Einen anderen Ansatz, mit dessen Hilfe die Auswahl von Embryonen gerechtfertigt wird, stellt *Glannon* vor. Er vertritt ausgehend von der ›moral assymetry thesis‹ die Auffassung, daß wir zwar keine Pficht haben, Menschen mit guten Leben zur Existenz zu bringen, aber sehr wohl die Pflicht haben, die Existenz von Menschen zu verhindern, die so viel Schmerzen und Leiden erfahren würden, daß ihr Leben für sie nicht lebenswert sei. Der Wohltätigkeit *(beneficence)* halber müßten wir vermeidbare Krankheiten und Behinderungen verhindern, der Gerechtigkeit wegen dürften wir keine Menschen zur Existenz bringen, die aufgrund geistiger und körperlicher Einschränkungen keine Möglichkeit haben, ein ›decent minimum of lifetime wellbeing‹ zu erreichen[14]. Er stützt seine These auf drei Überlegungen: Gemäß dem ›person-affecting principle‹ werde einer bereits existierenden Person genutzt oder geschadet, wenn ihre Interessen befriedigt werden oder unberücksichtigt bleiben. Das ›impersonal comparative principle‹ besage, daß es schlecht sei, aus einem Embryo eine Person werden zu lassen, wenn statt ihrer eine andere Person hervorgebracht werden könne, der es besser ginge. Schließlich bedinge die metaphysische Beziehung zwischen Embryo und Person (›metaphysical relation between embryo and person‹)[14], daß das Beenden der Entwicklung eines menschlichen Organismus in einem frühen Stadium zulässig sei, da zwischen dem biologischen Konzept ›human organism‹ und dem psychologischen Konzept ›person‹ unterschieden werden müsse. Erst, wenn sich Struktur und Funktion des Gehirns als Voraussetzung von Bewußtsein und Interessen entwickele, also mit dem Entstehen der Empfindungsfähigkeit in der 23. bis 24. Schwangerschaftswoche, könne vom Beginn einer Person gesprochen werden, die dann graduell zur Existenz komme.

Da *Glannon* sogar von einer Pflicht spricht, Personen nicht zur Exsistenz kommen zu lassen, die nicht ein Minimum an Lebensqualität hätten, gesteht er Kindern zu, Ansprüche gegen ihre Eltern geltend zu machen, wenn sie ihm geschadet haben, indem sie den Embryo, aus dem er hervorgegangen sei, nicht an der weiteren Entwicklung gehindert hätten[14].

Gezielte Veränderung der genetischen Ausstattung der Nachkommen

Mit Blick auf das Ziel einer genetischen Veränderung von Nachkommen – übergreifend als genetische Keimbahnintervention bezeichnet – wird üblicherweise zwischen Therapie und Enhancement unterschieden. Bezieht sich eine Therapie auf die Prävention des Ausbruchs einer Krankheit, strebt man mit einem Enhancement die »Verbesserung« von geistigen oder körperlichen Eigenschaften wie Intelligenz, Augenfarbe u. ä. an, die keinen Krankheitswert haben. Angesichts der mangelnden Eindeutigkeit des Krankheitsbegriffs und zunehmender Kenntnisse über genetisch mitbedingte Risiken für den späteren Ausbruch von Krankheiten sind Therapie und Enhancement nicht immer scharf voneinander abzugrenzen, dennoch ist ihre Unterscheidung für die ethische Diskussion grundsätzlich hilfreich[15]. Naturgemäß betreffen Eingriffe in Keimbahnzellen alle sich daraus entwickelnden Zellen, also den gesamten Organismus und die aus ihm hervorgehenden folgenden Generationen.

Glannon mahnt an, daß der Begriff Gentherapie für die genetische Beeinflussung früher Embryonen unzutreffend sei, da es noch keine Personen gebe, die von diesem Eingriff profitieren könnten. Statt personwahrend eine Krankheit zu heilen, determiniere die genetische Veränderung vielmehr die Person, die aus dem beeinflußten menschlichen Organismus hervorgehe. Die Manipulation von Genen begründe die Identität einer anderen Person, da die biologischen Veränderungen unterschiedliche psychologische Eigenschaften bedingen würden[14]. Hier ist die Frage nach der Bedeutung von Genen für die Identität der Person angesprochen, die in der Literatur seit einiger Zeit kontrovers diskutiert wird.

Weltweit stoßen Keimbahneingriffe am Menschen ganz überwiegend auf deutliche Ablehnung. Neben der grundsätzlichen Verurteilung derart fundamentaler Eingriffe in menschliches Leben werden damit verbundene eugenische Phantasien abgelehnt. Das Gezeugtsein des Menschen werde zugunsten eines dem Menschen nicht zustehenden Machens aufgegeben. Die Risiken des Eingriffs, sowohl für das betroffene Individuum als auch im Hinblick auf die unüberschaubare Tragweite möglicher Auswirkungen auf nächste Generationen seien bei weitem größer als der mögliche Nutzen für das betreffende Individuum.

Die Frage nach der Zulässigkeit von Keimbahninterventionen kann an dieser Stelle nicht angemessen diskutiert werden. Es soll lediglich der Frage nachgegangen werden, was das so genannte »Recht des Kindes auf eine offene Zukunft«[16] in diesem Zusammenhang bedeuten könnte.

Recht auf offene Zukunft

Das Recht des Kindes auf offene Zukunft soll dessen Möglichkeiten schützen, im Erwachsenenalter selbst über sein Leben bestimmen zu können. Eltern sollen demnach keine Entscheidungen treffen, die den späteren Entscheidungsspielraum des Kindes einengen oder gar die grundsätzliche Fähigkeit zu entscheiden zerstören. Nach *Davis* ist ein möglicher Konflikt mit elterlichen Rechten nicht als Konflikt zwischen den Prinzipien der Wohltätigkeit bzw. des Nichtschadens und der elterlichen Autonomie zu begreifen, sondern vielmehr als Konflikt zwischen elterlicher und zukünftiger kindlicher Autonomie[5]. Es geht um die Wahrung der Autonomie des Kindes, um »Vorwirkungen der späteren Existenz eines Grundrechtsträgers«[10].

Faßt man das Recht des Kindes auf offene Zukunft als Anspruchsrecht auf und bestünde das zu schützende Gut in der maximal möglichen Weite des Entscheidungsspielraums, ergäbe sich daraus die Pflicht der Eltern, ihren Kindern die besten bzw. die meisten Möglichkeiten mitzugeben. Das würde in der Folge natürliche Fortpflanzung zu ethisch Verbotenem machen – eine Konsequenz, die uns vollkommen unsinnig erscheint*. Bestünde der Anspruch aber darin, die grundsätzliche Möglichkeit des Kindes zu späterer Selbstbestimmung im Rahmen des natural Vorgegebenen zu gewährleisten, wären dadurch nur Keimbahneingriffe im Hinblick auf solche genetischen Merkmale erfaßt, die – wie es im Fall schwerer Krankheiten oder Behinderungen der Fall sein kann – schwerste geistig-seelische Beeinträchtigungen bedingen. Doch auch ein solches Anspruchsrecht würde zu einer Überdehnung elterlicher Verantwortung bereits für das natural dem Kind Vorgegebene führen. Es würde weit über das Prinzip hinausgehen, keinen Schaden zuzufügen. Es würde – so ist zu vermuten – dem Men-

---

* Daß diese Konsequenz nicht grundsätzlich undenkbar ist, kam in dem Kinofilm »GATTACA« eindrucksvoll zum Ausdruck. Das mit den Mitteln assistierter Reproduktion gezeugte und genetisch optimierte Kind stellte den Normalfall dar. Die moralische Mißbilligung natürlicher Zeugung durch die Gesellschaft gipfelte in der verzweifelten Erklärung eines der Hauptprotagonisten, er sei ein »Gotteskind«.

schen und seinen Beziehungen untereinander nicht zuträglich sein, ganz abgesehen von der an dieser Stelle nicht weiter zu verfolgenden Abwägung mit individuellen und sozialen Risiken, die mit dem Eingriff verbunden sind.

Versteht man im Unterschied dazu das Recht auf offene Zukunft als ein Abwehrrecht des Kindes, so verbietet es solche Veränderungen der genetischen Ausstattung, die den zukünftigen Entscheidungsspielraum des Kindes einschränken oder es bereits zu einem frühen Zeitpunkt auf einen bestimmten Entwicklungsweg festlegen. Nun ist aber die Einflußnahme auf die kindliche Entwicklung, nicht nur auf die körperliche, sondern auch auf die geistig-seelische, eine zentrale Aufgabe von Eltern in der Erziehung. Vor diesem Hintergrund konstatiert *Robertson,* daß Keimbahninterventionen nach elterlichem Ermessen als ein Aspekt ihres Rechtes auf Erziehung vor staatlicher Beschränkung zu schützen sind, solange der Staat nicht nachweisen könne, daß dem Kind dadurch Schaden entstehe. Er vertritt zwar die Überzeugung, daß kein Mensch das Recht habe, das Leben einer anderen Person zu bestimmen. Dies vertrage sich aber mit der vorgeburtlichen Beeinflussung, da zu dem Zeitpunkt noch gar keine andere Person existiere, sondern nur darüber entschieden werde, ob eine andere Person überhaupt existieren wird. Immerhin räumt *Robertson* ein, daß die Möglichkeit gezielter genetischer Veränderung eine Grenze überschreite und Nachkommen als Objekte behandelt würden, die elterliche Bedürfnisse erfüllen sollen. Er benennt die tiefe Ambivalenz bezüglich der Status-Frage, ob Kinder Eigentum oder andere Personen seien[11].

Geschieht Beeinflussung mit den Mitteln der Erziehung, bleiben dem Kind in der Regel noch Freiräume, zumindest auf lange Sicht eigene Vorstellungen zu entwickeln und nach ihnen zu leben bzw. sich mit zunehmender Unabhängigkeit selbstständig zu orientieren. Wird allerdings durch genetische Beeinflussung versucht, den Entwicklungsweg vorzubestimmen, hätte das Kind keine Möglichkeit der freien Entscheidung mehr[5]. Dem ist entgegenzuhalten, daß es nach heutigem Kenntnisstand bei den meisten Merkmalen gar nicht möglich ist, genetisch in determinierender Weise Einfluß zu nehmen, da Gene nur einen Faktor von mehreren darstellen, die an der Ausprägung von Merkmalen beteiligt sind. *Davis* weist aber zurecht darauf hin, daß Eltern, die versuchen würden, ihr Kind mit den Mitteln genetischer Beeinflussung auf einen bestimmten Lebensweg festzulegen, den sie als den anzustrebenden betrachten, zu einer derart überstarken Erwartungshaltung gegenüber ihrem Kind und einem rigiden Erziehungsstil neigen würden, daß die angemessene Balance zwischen Wertvermittlung und Achtung zunehmender Selbstbestimmung nicht gewahrt sei[5]. In diesem Sinne spricht *McGee* von »Sünden« des genetischen Enhancement, die vermieden werden sollten. Die Sünde der Berechnung (›Sin of Calculativeness‹) bestehe darin, daß das Kind als Resultat systematischer Entscheidungen verstanden werde und somit das kindliche Telos bereits genetisch bestimmt werde. In der Sünde der Überbestimmung (›Sin of Being Overbearing‹) werde gegen das Recht des Kindes auf eine offene Zukunft verstoßen[17].

Quo vadis, Reproduktionsmedizin?

Assistierte Reproduktion und genetischer Fortschritt haben Handlungsmöglichkeiten in frühesten Stadien menschlichen Lebens eröffnet: Diagnostik schafft Wissen um die genetische Austattung eines anderen Menschen; anhand genetischer Merkmale kann eine Auswahl von Nachkommen stattfinden; möglicherweise ist in Zukunft die gezielte Veränderung von Genen in Ei- und Samenzellen oder frühen Embryonen im Sinne einer Keimbahnintervention durchführbar. Das heißt: Die Reproduktionsmedizin bewegt sich durch die Verbindung mit der Genetik mittlerweile in einem Handlungsfeld, das weit über die Behandlung von Infertilität im Sinne der Substitution einer körperlichen Funktion hinausgeht. Es geht bei der assisitierten Reproduktion nicht mehr ausschließlich darum, *daß* ein Paar ein eigenes Kind bekommt, es stellt sich darüber hinaus die Frage, *welches* Kind es bekommt, selbst wenn keine Fertilitätsstörung vorliegt.

Ist diese Ergänzung und Änderung des fortplanzungsmedizinischen Handlungsauftrages noch durch die klassische Teleologie ärztlichen Handelns – einen Patienten zu heilen bzw. seine Leiden zu lindern – gerechtfertigt, und wenn ja, in welchen Fällen und unter welchen Rahmenbedingungen? In welcher Weise ändert sich das Selbstverständnis der Reproduktionsmedizin, wenn sie sich in den Dienst elterlicher Wünsche bezüglich bestimmter Merkmale ihrer Kinder stellt? Gibt es eine eigene Verantwortung des Reproduktionsmediziners dem zukünftigen Kind gegenüber, die ihn im einen Fall dazu führt, elterlichen Wünschen eine Grenze zu setzen, und ihn im anderen Fall dazu verpflichtet, Krankheiten des zukünftigen Kindes – möglicherweise mit den Mitteln einer Keimbahnintervention – zu verhindern?

Bonnicksen fragte bereits 1992 nach der professionellen und institutionellen Identität der Präimplantationsdiagnostik, die etwas über die zugrundeliegenden ethischen Auffassungen aussage. Sie diskutiert drei Möglichkeiten: Fasse man – so das erste Szenario – PID als Ausweitung der IVF auf, wäre das Paar in der Patientenrolle und dessen Möglichkeit autonomer Entscheidung bliebe gewahrt. Die Entscheidung über das Schicksal des Embryos hätte technischen Charakter und läge in der Zuständigkeit des Arztes. Konsequenterweise würde PID als zur IVF gehörig allen IVF-Patienten angeboten und nicht nur den Risikopaaren. Im Unterschied dazu – so die zweite Möglichkeit – könne man Diagnostik am Embryo auch als eigenes neues Handlungsfeld begreifen. Nicht mehr das Paar, sondern der Embryo wäre der Patient, was voraussetze, ihn als schutzwürdige Entität zu begreifen, womit gleichzeitig seine Personalisierung als Rechtsträger verbunden sei. Therapeutische Handlungsoptionen würden gefördert. Die Autonomie der Eltern träte zugunsten der sachverständigen Entscheidung des Arztes in den Hintergrund. Gemäß einer dritten Möglichkeit schließlich könne man PID als Ausweitung des pränatalen Screening verstehen, das nicht durch eine klassische Arzt-Patient-Beziehung gekennzeichnet, sondern angemessener als Beratungssituation zu beschreiben sei. Einen eigentlichen Patienten gäbe es im Rahmen einer Partnerschaft zwischen Berater und Paar – ein nondirektives Beratungsverständnis vorausgesetzt – nicht. Entscheidungen trügen den Charakter einer autonomen reproduktiven Wahl des Paares und weniger den einer medizinischen Indikationsstellung[18].

In den Unterschieden zwischen diesen drei Möglichkeiten wird das Spannungsverhältnis deutlich, in dem der Arzt steht, der sich über seine Rolle bei der assistierten Reproduktion Klarheit verschaffen muß. Er steht in der Verantwortung gegenüber zwei Parteien: den Eltern, die ein Kind wünschen, sowie dem Kind, das mit seiner Hilfe gezeugt wird. ›Bringing children into the world is a profound action, and responsibility for doing so must rest on all who participate in it.‹[19] Überlegungen dazu, wie der moralische Status des Embryos unter Berücksichtigung seines Entwicklungsstadiums und seines Aufenthaltsortes (in vitro oder in vivo) angemessen zu beschreiben ist, ob ein Embryo und ab wann er überhaupt Interessen oder Rechte haben kann, welche Reichweite ein Recht auf Fortpflanzung hat, welche Pflichten Eltern gegenüber ihren Nachkommen haben, welche Ansprüche mit den unterschiedlichen Rechten verbürgt werden und wie in einem Konflikt die verschiedenen Rechte zu gewichten sind, all diese Überlegungen sind für eine ethische wie auch rechtliche Diskussion und schließlich Regelung unerläßlich.

Es sollte dabei aber nicht aus dem Blick geraten, daß die Beantwortung dieser Fragen entscheidend von zugrunde liegenden Haltungen geprägt ist. Die Haltungen betreffen in diesem Zusammenhang wesentlich das Verständnis des Verhältnisses zwischen Eltern und ihrem Kind, und dieses Verständnis beruht auf einem oft unausgesprochenen und vielleicht auch unbewußten Bild, das wir uns vom Menschen machen.

Diese Erkenntnis führt *Shanner* zu der Überzeugung, daß Kinder zu haben zutreffender als die Etablierung einer Beziehung zu verstehen ist denn als das Verfolgen individueller Ziele. Rechte seien ein problematisches Konzept, um Ansprüche im Zusammenhang mit assistierter Reproduktion hinreichend zu bearbeiten. Auf dem Gradienten, auf dem Eltern am einen Ende das Kind als Teil oder Ausdehnung ihrer selbst und am anderen Ende als außerhalb ihrer selbst stehend begreifen – wie bei einer Ware, die man erwerben und über die man weitestgehend verfügen kann – liege in der Mitte zwischen den Extremen ein Verständnis vom Kind als eigenes Wesen, das Teil einer existenziell selbstdefinierenden Beziehung ist[19].

Hierin kommt eine Ambivalenz zum Ausdruck, die nicht nur das Verhältnis zwischen verschiedenen Menschen, sondern auch das Verhältnis des Menschen zu sich selbst kennzeichnet, indem er sich zugleich vor- als auch aufgegeben ist, indem er sich als mit sich selbst identisch weiß und sich zugleich von außen betrachten kann. Die Aufgabe sein Leben zu führen, verbunden mit der Konsequenz, auch andere ihr Leben führen zu lassen, begrenzt die Möglichkeiten dessen, was überhaupt Gegenstand individueller Selbstbestimmung sein kann. Ziel und Methode des Umgangs mit Nachkommen finden vor diesem Hintergrund ihre Grenze.

Entwicklung, Beziehung, Ambivalenz – diese drei Aspekte sollten angemessen berücksichtigt werden, will man eine tragfähige und individuell wie sozial zuträgliche ethische Grundlage für den Umgang mit neuen Handlungsmöglichkeiten im Bereich der Reproduktionsmedizin finden. Was bleibt, ist die Verantwortung jedes Handelnden in einer konkreten Situation, auch die des Arztes. Was ist sein Ziel?

Literatur

[1]*Fasouliotis, S. J., J. G. Schenker:* Social aspects in assisted reproduction. Hum. Reprod. Update *5:* 26 (1999).
[2]*Woopen, C.:* Ethische Aspekte der Forschung an nicht oder teilweise Einwilligungsfähigen. Zeitschr. für Med. Ethik *45:* 51 (1999).
[3]Kommission für Öffentlichkeitsarbeit und ethische Fragen der Gesellschaft für Humangenetik e.V.: Stellungnahme zur genetischen Diagnostik bei Kindern und Jugendlichen. Med. Genetik *7:* 358 (1995).
[4]*Woopen, C.:* Zum Anspruch der medizinisch-sozialen Indikation zum Schwangerschaftsabbruch. Leben, körperliche Unversehrtheit und Selbstbestimmung als konfligierende Rechte. Gynäkologe *32:* 974 (1999).
[5]*Davis, D. S.:* Genetic dilemmas and the child's right to an open future. Hastings Center Report 27, 2: 7 (1997).
[6]*Plessner, H.:* Die Frage nach der Conditio humana. Aufsätze zur philosophischen Anthropologie. Frankfurt/M. 1976.
[7]*Fasouliotis, S. J.; J. G. Schenker:* Preimplantation genetic diagnosis principles and ethics. Hum. Reprod. 13, *8:* 2238 (1998).
[8]*Maranto, G.:* Designer-Babys. Träume vom Menschen nach Maß. Stuttgart 1998.
[9]*Jones, O. D.:* Reproductive autonomy and evolutionary biology: a regulatory framework for trait-selection technologies. Am. J. of Law and Med. 19, *3:* 187 (1993).
[10]*Koppernock, M.:* Das Grundrecht auf bioethische Selbstbestimmung. Zur Rekonstruktion des allgemeinen Persönlichkeitsrechts. Baden-Baden 1997.
[11]*Robertson, J. A.:* Genetic selection of offspring characteristics. Boston Univ. Law Rev. *76:* 421 (1996).
[12]*Woopen, C.:* Indikationsstellung und Qualitätssicherung als Wächter an ethischen Grenzen? Zur Problematik ärztlichen Handelns bei der Präimplantationsdiagnostik, in: Honnefelder, L., C. Streffer (eds.): Jahrbuch für Wissenschaft und Ethik *5:* 117. Berlin New York 2000 (im Druck).

[13]*Woopen, C.:* Präimplantationsdiagnostik und selektiver Schwangerschaftsabbruch. Zur Analogie von Embryonenselektion in vitro und Schwangerschaftsabbruch nach Pränataldiagnostik im Rahmen der medizinischen Indikation des § 218a Abs. 2 StGB aus ethischer Perspektive. Zeitschr. für Med. Ethik *45:* 233 (1999).

[14]*Glannon, W.:* Genes, embryos, and future people. Bioethics 12, *3:* 187 (1998).

[15]*Wivel, N. A., L. Walters:* Germ-line gene modification and disease prevention: some medical and ethical perspectives. Science *262:* 533 (1993).

[16]*Feinberg, J.:* The child's right to an open future, in: *Aiken, W., H. LaFollette* (eds.): Whose child? Children's rights, parental authority, and state power, p. 124 (1980).

[17]*McGee, G.:* Parenting in an era of genetics. Hastings Center Rep. 27, *2:* 16 (1997).

[18]*Bonnicksen, A.:* Genetic diagnosis of human embryos. Hastings Center Report, Special Suppl. p. 55 (1992).

[19]*Shanner, L.:* The right to procreate: when rights claims have gone wrong. McGill Law J. (Revue de droit de McGill) *40:* 823 (1995).

Anschrift des Verfassers:
Dr. med. Christiane Woopen
Institut für Geschichte und Ethik der Medizin der Universität zu Köln
Institut für Wissenschaft und Ethik, Bonn
Carl-Schurz-Straße 4
50935 Köln

Aktuelle rechtliche Aspekte der Fortpflanzungsmedizin

C. Dierks

Die Fortpflanzungsmedizin gilt als die schwierigste Materie im Bereich des Arztrechts. In keinem anderen Feld sind die widerstreitenden Interessen größer, ist die Kollision der Grundrechte problematischer und in keinem anderen Gebiet des Arztrechts stehen die Argumente einander unversöhnlicher gegenüber. Hinzu kommt die mehr und mehr zu beobachtende Eigengesetzlichkeit des medizinischen Fortschritts, der die Legislative und die notwendig vorgeschaltete juristische Diskussion stets auf neue zu überholen droht.

Die Rechtslage ist unübersichtlich und kompliziert. Dies begründet sich sowohl durch die unterschiedlichen Zuständigkeiten für die Normgebung, als auch durch das große Spektrum der Regelungsinhalte. Auf der Normsetzungsseite sind die Ärztekammern als originäre Satzungsgeber des Berufsrechts zu nennen, das sich durch die jeweils geltende Berufsordnung und dem darin liegenden Bezug zu den einschlägigen Richtlinien Geltung verschafft. Neben diesen spezifischen Normen stehen die Gesetze des Bundes, der die Regeln für die Fortpflanzungsmedizin, die vom Strafgesetzbuch nur zum Teil erfaßt wird, durch das Embryonenschutzgesetz[1] ergänzt hat. Darüber hinaus finden sich Sonderregelungen des Zivilrechts, des Sozialrechts und auch der Gesundheitsgesetzgebung der Länder, so dass insgesamt von einer Zersplitterung der Rechtsmaterie gesprochen werden kann.

Dieser über viele Jahre beklagte Zustand führte zu einer Grundgesetzänderung am 27. 10. 1994, nach der dem Bund nun die Zuständigkeit für die Gesetzgebung bezüglich der „künstlichen Befruchtung beim Menschen, die Untersuchungen und die künstlichen Veränderungen von Erbinformationen sowie Regelungen zur Transplantation von Organen und Geweben"[2] zukommt. Von dieser neuen Zuständigkeit hat der Bundesgesetzgeber freilich noch keinen Gebrauch gemacht, obwohl die Diskussion um ein Fortpflanzungsmedizingesetz durch den Streit um die präimplantationsgenetische Diagnostik (PGD) zuletzt wieder entfacht wurde. Gegenwärtig werden die unterschiedlichen Regelungsinhalte für die assistierte Reproduktion, die pränatale Diagnostik und die Empfängnisverhütung von einem unübersichtlichen Normengeflecht erfasst. In dem hier vorliegenden Beitrag sollen aus Sicht eines reproduktionsmedizinisch tätigen Arztes, also ausgehend vom medizinischen Sachverhalt, einige aktuelle Aspekte der Rechtslage kurz und undogmatisch dargestellt werden. Die Ausführungen verstehen sich daher nicht als Diskussionsbeitrag, sondern als Bestandsaufnahme von Gesetz, Berufsordnung und Richtlinien.

1. Assistierte Reproduktion

Die Richtlinien der Bundesärztekammer definieren die assistierte Reproduktion als „ärztliche Hilfe zur Erfüllung des Kinderwunsches eines Paares durch medizinische Hilfen und Techniken, wenn nicht zu erwarten ist, dass dieser Kinderwunsch auf natürlichem Wege erfüllt werden kann"[3]. Die ärztliche Hilfe kann eine Reihe von Maßnahmen umfassen, von denen allerdings nur ein Teil Gegenstand der Richtlinie zur assistierten Reproduktion ist.[4]

1.1 Künstliche Insemination

In Ermangelung eines Verbots ist grundsätzlich davon auszugehen, dass die künstliche Insemination zulässig ist. Das Embryonenschutzgesetz verbietet als „Nebenstrafrecht" allerdings die künstliche Insemination einer Ersatzmutter, also einer Frau, die bereit ist, ihr Kind nach der Geburt Dritten auf Dauer zu überlassen[5]. Ebenfalls verboten ist die *inseminatio post mortem*[6].

Die rechliche Diskussion konzentriert sich in Deutschland auf die heterologe Insemination, bei der das Sperma eines fremden, unbekannten oder jedenfalls nicht eng Verbundenen verwendet wird[7]. Ursprünglich hatte der Gesetzgeber geplant, die heterologe Insemination unter Strafe zu stellen[8]. Die heterologe Insemination wird aber vom heute geltenden Strafrecht nicht erfasst. Sie wirft allerdings eine Reihe erheblicher zivilrechtlicher Probleme auf: Ist die Frau unverheiratet, hat das Kind keinen Vater und es bereitet in der Regel erhebliche Schwierigkeiten, den tatsächlichen Erzeuger zu ermitteln. Dadurch werden die Erb- und Unterhaltsansprüche des Kindes von vornherein beschränkt. Die Ehelichkeit des Kindes kann durch den Ehemann und später auch durch das Kind angefochten werden[9]. In einer wichtigen Entscheidung hat das Bundesverfassungsgericht dargelegt, dass das allgemeine Persönlichkeitsrecht auch das Recht auf Kenntnis der eigenen Abstimmung umfasst[10]. Diese Entscheidung wird in der juristischen Literatur kontrovers diskutiert[11], nicht zuletzt unter Hinweis auf die weitgehende Akzeptanz der heterologen Insemination im Ausland.

Es ist denkbar, dass ein im Wege der heterologen Insemination gezeugtes Kind unter Berufung auf die Rechtsprechung des Bundesverfassungsgerichts den involvierten Arzt auf Bekanntgabe des Namens seines biologischen Vaters in Anspruch nimmt. Ist dies dem Arzt nicht möglich, käme in weiterer Fortsetzung der bundesverfassungsgerichtlichen Rechtsprechung auch die Inanspruchnahme auf Schadensersatz für Verletzung des Persönlichkeitsrechts und entgangene Erb- und Unterhaltsansprüche in Betracht. Vorsorglich ist daher die Dokumentation der Identität der Samenspender erforderlich. Zugleich empfiehlt es sich, die Spender über die Möglichkeit einer späteren finanziellen Inanspruchnahme durch das auf diesem Weg erzeugte Kind zu informieren und das darüber geführte Gespräch zum Gegenstand eigener Dokumentation zu machen. Praktische Erfahrungen zeigen, dass auch diese unwägbaren Risiken die Spendebereitschaft nicht mindern, wozu in der Regel der aus der Spende gezogene finanzielle Vorteil beiträgt[12].

1.2 Kryokonservierung

Grundsätzlich bestehen keine rechtlichen Bedenken gegen die Kryokonservierung von Vorkernstadien. Die mit der künstlichen Insemination verknüpfte Kryokonservierung in Samenbanken ist zulässig[13]. Anders als im Ausland waren in Deutschland Samenbanken bislang im wesentlichen auf die Konservierung von Samen solcher Patienten beschränkt, die durch maligne Neubildungen mit nachfolgender Chemotherapie einen Verlust ihrer Zeugungsfähigkeit befürchten mussten. In den vergangenen Jahren haben sich allerdings auch Samenbanken gegründet, deren hauptsächlicher Geschäftsgegenstand in der entgeltlichen Veräußerung von Spendersamen an Ehepaare oder unverheiratete Frauen mit Kinderwunsch liegt. Auch bezüglich dieses geschäftlichen Aspekts der Kryokonservierung ist zu vermuten, dass ein Gericht das zugrundeliegende Rechtsgeschäft als sittenwidrig und daher unwirksam ansehen wird. In der Praxis scheinen sich hieraus bislang keine tatsächlichen Probleme ergeben zu haben.

Aus juristischer Sicht ist anzumerken, dass der Bundesgerichtshof wegen schuldhafter Vernichtung eines Kryokonservats einen Schmerzensgeldanspruch gewährt hat[14].

Auch die Sozialgerichtsbarkeit musste sich mit Spermadepots in Samenbanken beschäftigen: Das BSG entschied, dass die Kosten für den Unterhalt einer solchen Reserve nicht im Leistungsumfang der Gesetzlichen Krankenversicherung enthalten sind[15].

Die von einigen Ärztekammern vertretene Ansicht, dass die einfache heterologe Insemination einer Zustimmung der Ethikkommission bei der Ärztekammer bedarf, findet in der Richtlinie über die assistierte Reproduktion keine Grundlage: Zwar konstituieren die Richtlinien unter 3.2.3 ein zustimmendes Votum der bei der Ärztekammer eingerichteten Kommission für die Verwendung fremder Samenzellen. Dieses Erfordernis ist jedoch auf die Anwendung der in der Richtlinie genannten Methoden der assistierten Reproduktion beschränkt. Ausdrücklich wird die Anwendbarkeit der Richtlinie, aus der sich diese Forderung ergibt, für die intrauterine Insemination ausgeschlossen.

1.3 In-vitro-Fertilisation und Embryotransfer

Im Jahre 1985 veröffentlichte die Bundesärztekammer eine erste Richtlinie zur Durchführung von IVF und ET. Mit Inkrafttreten des Embryonenschutzgesetzes wurde diese Richtlinie 1991 grundlegend novelliert und auch im Titel auf die Anwendbarkeit für die Durchführung des intratubaren Gametentransfers erweitert. Die im Dezember 1998 veröffentlichten „Richtlinien zur Durchführung der assistierten Reproduktion" erfassen nun ein breiteres Spektrum ärztlicher Maßnahmen zur Erfüllung eines auf natürlichem Wege nicht realisierbaren Kinderwunsches[16].

Richtlinien der Bundesärztekammer erlangen rechtliche Geltung durch die Bezugnahme des Berufsrechts. So verweist beispielsweise § 13 der Berufsordnung der Ärztekammer Berlin[17] auf die Verpflichtung des Arztes, die Empfehlungen der Ärztekammer zu speziellen medizinischen Maßnahmen zu beachten. Bezüglich der assistierten Reproduktion hat die Ärztekammer Berlin die Richtlinien der Bundesärztekammer in eigene Richtlinien umgesetzt, die damit für die Verfahren der assistierten Reproduktion beachtet werden sollen[18]. Aber auch durch eine Verweisung ist nicht zwingend die absolute Verbindlichkeit einer Richtlinie gegeben. In der Literatur wird zu Recht darauf hingewiesen, dass die satzungsgebende Vertreterversammlung ein solches Regelwerk in der Regel weder beraten, noch beschlossen, ja vielleicht nicht einmal gekannt hat[19].

Den Richtlinien kommt daher im wesentlichen eine praktische Bedeutung, aber kein Rechtssatzcharakter im Sinne von Rechtsquellen zu. Es ist aber denkbar, dass sie die fachgerechte Sorgfalt widerspiegeln. Eine Richtlinie kann den Arzt jedenfalls nicht von anderen, zwingenden Rechtsvorschriften entbinden[20]. Aus diesem Grund kommt es daher nicht maßgeblich darauf an, ob eine Richtlinie durch die zuständige Ärztekammer umgesetzt oder in Bezug genommen wurde, sondern ob die Richtlinie den gegenwärtigen Stand fachgerechten ärztlichen Verhaltens und die gesetzliche Rechtslage abbildet. Daraus ergibt sich aber auch, dass die Beachtung einer Richtlinie nicht einen automatischen Schutz vor einem Behandlungsfehler oder einer aus anderen Gründen rechtswidrigen Behandlung darstellt[21]. Und: Die Beachtung einer Richtlinie befreit auch nicht von der Fortbildungspflicht! Grundsätzlich ist gleichwohl davon auszugehen, dass ärztliches Handeln entlang der Richtlinie, zumindest wenn diese nichts an Aktualität eingebüßt hat, das Indiz eines sorgfaltsgerechten und rechtmäßigen Vorgehens nach sich zieht.

Im einzelnen beschäftigen sich die Richtlinien mit den medizinischen, sozialen und diagnostischen Voraussetzungen der bereits aufgezählten Verfahren. Es finden sich umfangreiche und zum Teil anspruchsvolle Vorgaben für die fachlichen, personellen und technischen Voraussetzungen und die Verfahrens- und Qualitätssicherung. Im Anhang finden sich Stellungnahmen der Bundesärztekammer zur Vermeidung sozialer und rechtlicher Nachteile für ein durch IVF gezeugtes Kind und über die ständige Kommission bei den Ärztekammern.

Der Kern der Richtlinien sind die Durchführungsbedingungen, die sich als Umsetzung der Verbotsregelungen des Embryonenschutzgesetzes darstellen.

Das Embryonenschutzgesetz stellt die mißbräuchliche Anwendung von Fortpflanzungstechniken und menschlichen Embryonen, die Geschlechtswahl, die assistierte Reproduktion nach dem Tod, die künftige Veränderung menschlicher Keimbahnzellen, sowie das Klonen und die Chimären- und Hybridbildung unter Strafe. Zugleich stellt es die künstliche Befruchtung, die Übertragung eines menschlichen Embryos auf eine Frau und die Konservierung menschlicher Embryonen und von Eizellen, in die bereits eine menschliche Samenzelle eingedrungen oder künstlich eingebracht worden ist, unter einen Arztvorbehalt.

Diese gesetzlichen Regelungen sind das Ergebnis der umfangreichen rechtlichen Diskussion über die Fragen der Fortpflanzungsmedizin[22] und zugleich wesentliche Konsequenz des Bundesratsbeschlusses, wonach mit der Vereinigung von Samen und Eizelle menschliches Leben entsteht. Folgerichtig beschränkt das Embryonenschutzgesetz die Erzeugung von Embryonen ausschließlich auf Zwecke der Fortpflanzung. Es trifft dabei zugleich Vorkehrungen zur Beschränkung von Verlust und Verbrauch dieser Embryonen, wobei das Gesetz den Verlust von zwei Embryonen zugunsten eines dritten gewissermaßen „einplant". Ob die höchstzulässige Zahl von drei Eizellen pro Zyklus für den intertubaren Gametentransfer[23], die sich eher als pragmatischer Kompromiß denn als Ergebnis einer juristischen Abwägung darstellt, langfristig Bestand haben kann, wird bezweifelt.

Eine weitere juristische Besonderheit ist in der Tatsache zu sehen, dass das Embryonenschutzgesetz und das ärztliche Berufsrecht eine gespaltene Vaterschaft zulassen, indem die heterologe Insemination, die den unfruchtbaren Ehemann durch einen Dritten ersetzt, anders als die geteilte Mutterschaft, straf- und berufsrechtlich unverboten bleibt. Der darin liegende Widerspruch unter dem Gesichtspunkt der Gleichberechtigung von Mann und Frau[24] dürfte mittelfristig zum Rechtsstreit Anlaß bieten.

2. Präimplantations-genetische Diagnostik

Die In-vitro-Diagnostik eines Embryos vor dem intrauterinen Transfer hinsichtlich möglicher Veränderungen des Erbmaterials wird als präimplantations-genetische Diagnostik (PGD) bezeichnet[25]. Während der Arzt bei der herkömmlichen Pränataldiagnostik einen Zustand „in-vivo" vorliegen hat, bei dem die Motive der Mutter ausschlaggebend für die Entscheidung und Anknüpfungspunkt für die rechtliche Einordnung eines Abbruchs im Sinne der §§ 218 ff. StGB sind, ist der Arzt bei der PGD Akteur eines Geschehens, in dem die potentielle Mutter die Einwilligung zum Transfer von einem positiven Ausgang der PGD abhängig gemacht hat[26]. Die PGD wird in zehn europäischen Ländern als zulässig angesehen[27]. Diese Verbreitung steht im Einklang mit der Bioethikkonvention des Europarats, wonach eine Forschung an Embryonen in-vitro zulässig ist, wenn ein angemessener Schutz des Embryos gewährleistet wird[28]. Freilich hindert eine Konvention den nationalen Gesetzgeber nicht, restriktive, nationale Regelungen zu verabschieden, die der Konvention als höherrangiges Recht vorgehen[29].

Diese in den letzten Jahren weiterentwickelte Möglichkeit einer genetischen Diagnostik hat in Deutschland zu einer umfassenden und z. T. heftigen Diskussion geführt, in der eine Fülle ethischer und rechtlicher Argumente aufgefahren wurden[30].

Aus ärztlicher Sicht sind zwei rechtliche Regelkreise bei der PGD zu beachten: Die Berufsordnung und das Embryonenschutzgesetz. Von beiden kann der Arzt jedoch (noch) keine klare rechtliche Antwort auf die Frage nach der Zulässigkeit der PGD erhalten.

Die Musterberufsordnung verbietet diagnostische Maßnahmen an Embryonen vor dem Transfer in die weiblichen Organe[31]. Es findet sich allerdings eine Ausnahmeregelung für Maßnahmen „zum Ausschluss schwerwiegender geschlechtsgebundener Erkrankungen im Sinne des § 3 Embryonenschutzgesetz". Die Musterberufsordnung ist allerdings nur ein „Muster". Entscheidend ist der jeweilige Satzungsinhalt der Berufsordnungen der Ärztekammern, die sich in unterschiedlichem Maße an der Musterberufsordnung orientieren. Gerade die Umsetzung der vorgenannten Bestimmung ist nur unvollständig erfolgt, weil Zweifel an der Vereinbarkeit mit dem Embryonenschutzgesetz bestehen.

Eine klare rechtliche Grenze zieht § 8 Abs. 1 Embryonenschutzgesetz: Danach gilt als Embryo auch jede einem Embryo entnommene totipotente Zelle, die sich bei Vorliegen der dafür erforderlichen weiteren Voraussetzungen teilen und zu einem Individuum entwickeln kann. Wegen des Verbots der Verwendung menschlicher Embryonen zu einem anderen als „nicht seiner Erhaltung dienendem Zweck"[32] darf also eine totipotente Zelle einem Embryo nicht entnommen werden, um an ihr eine konsumierende Gen-Analyse durchzuführen, denn nach der Gesetzesdefinition ist die totipotente Zelle ebenso wie der „Rest-Embryo" geschützt. Eine solche Diagnostik wäre aus Sicht des Gesetzes nichts anders, als die Klonierung eines Zwillings zur verbrauchenden Diagnostik[33].

Der Diskussionsentwurf zu einer Richtlinie zur Präimplantationsdiagnostik der Bundesärztekammer[34] beschränkt die Diagnostik daher auf die Entnahme von Blastomeren nach dem 8-Zell-Stadium, da diese nach dem derzeitigen Kenntnisstand nicht mehr totipotent sind[35]. Eine PGD zu dem Zeitpunkt, in dem der Embryo das 8-Zell-Stadium überschritten hat, ist allerdings erst durch die Weiterentwicklung der medizinisch-technischen Möglichkeiten entstanden, da der Embryo nach gegenwärtigem Erkenntnisstand ohne Risiken bis zum Abschluss der Diagnostik kryokonserviert und dann noch im selben Zyklus transferiert werden kann. Diese inzwischen realisierte Entwicklung wurde bereits im Bericht des Ausschusses für Forschung, Technologie und Technikfolgenabschätzung[36] erkannt. Der Ausschuss hat damals die Diagnostik an nicht totipotenten Zellen offensichtlich als vereinbar mit dem Embryonenschutzgesetz angesehen[37].

Der im März publizierte Richtlinienentwurf der Bundesärztekammer hat die erwünschte Diskussion in der Öffentlichkeit ausgelöst und zu zahlreichen, kontroversen Beiträgen geführt. Das Ergebnis der Diskussion läßt sich zum gegenwärtigen Zeitpunkt[38] wie folgt zusammenfassen:

1. § 1 Abs. 1 Nr. 2 Embryonenschutzgesetz stellt die Befruchtung einer Eizelle zu einem anderen Zwecke als dem der Herbeiführung einer Schwangerschaft unter Strafe. Eine PGD an nicht mehr totipotenten Zellen stellt nicht notwendiger Weise einen Verstoß gegen diese Vorschrift dar. Dies ergibt sich bereits aus der Überlegung, dass die zwischen Befruchtung und Transfer geschaltete Diagnostik nicht durch den Gesetzestext ausgeschlossen ist. Befruchtung und Transfer sind trotz der dazwischenliegenden Diagnostik von der gedanklichen Klammer der Herbeiführung einer Schwangerschaft verbunden. Der durch die PGD eingebrachte Vorhalt eines negativen Befundes wird vom Gesetzestext keineswegs ausgeschlossen. Ein solcher Ausschluss läßt sich auch nicht in das Gesetz hinein interpretieren, da es als Strafgesetz dem Analogieverbot unterliegt[39]. Das Verwerfen des Embryos bei pathologischem Befund hebelt auch nicht den ursprünglichen Zweck

ex nunc aus, sondern stellt sich als eine *ex tunc* eingetretene Zweckverfehlung dar, die in der strafrechtlichen Terminologie nicht vom „zielgerichteten Wollen" umfasst ist, sondern sich als „höchst unerwünschte Nebenfolge" darstellt[40]. Auch lassen sich dem Gesetz keine Anhaltspunkte entnehmen, dass der verfolgte Zweck ein ausschließlicher sein muss.

2. Ebensowenig liegt in der PGD an nicht totipotenten Zellen ein zwingender Verstoß gegen § 2 Abs. 1 Embryonenschutzgesetz. Nach dieser Vorschrift ist die Verwendung eines extrakorporal erzeugten oder vor Abschluss seiner Einnistung entnommenen menschlichen Embryos zu einem anderen, als nicht seiner Erhaltung dienendem Zweck unter Strafe gestellt. Die unterlassene Einsetzung eines Embryos mit bestimmten genetischen Defekten kann aber schon deshalb keine „mißbräuchliche Verwendung" sein, weil es dem Arzt weder möglich noch zuzumuten ist, gegen den Willen der Patientin einen Transfer unter diesen Umständen durchzuführen. Auch in der Entnahme einer nicht mehr totipotenten Zelle kann eine solche mißbräuchliche Verwendung nicht begründet sein, da es dem Arzt an einer „nicht Zweck erhaltenden" Absicht fehlt[41].

3. Schließlich steht das Argument, dass die PGD auch an nicht-totipotenten Zellen schon deshalb unzulässig sei, weil der Arzt verpflichtet bliebe, auch den als genetisch defekt diagnostizierten Embryo zu transferieren[42], in einem komplexen Wertungswiderspruch zum Regelwerk der §§ 218 ff. StGB. Unter den einschlägigen Tatbestandsvoraussetzungen dieser Vorschriften kann die Tötung eines Embryos rechtswidrig, aber straffrei sein. Nach erfolgter PGD und bei restriktiver Auslegung des Embryonenschutzgesetzes wäre die Tötung eines Embryos in-vitro nicht nur rechtswidrig sondern auch strafbewehrt. Die faktische Merkwürdigkeit besteht somit darin, dass eine straffreie Tötung des Embryos über den Umweg der Implantation möglich ist, freilich vorausgesetzt, dass die Indikation zum Schwangerschaftsabbruch nach geltendem Recht darstellbar ist.

Auf den ersten juristischen Blick erklärt sich dieser Wertungswiderspruch durch den Einfluss der Mutter, deren Notlage die Indikation zum Schwangerschaftsabbruch stellt und die vom Gesetzgeber eingeräumte Straffreiheit konstituiert. Von einer solchen Notlage kann zum Zeitpunkt, da sich der Embryo noch in-vitro befindet, nicht gesprochen werden.

Es wird allerdings zu überlegen sein, ob diese Notlage im Wege der Antizipation[43] zeitlich auf das In-vitro-Stadium vorverlagert werden kann. Die hierfür erforderlichen rechtlichen Argumente lassen sich aus den Rechtsbegriffen eines „gegenwärtigen" Angriffs[44] und der „gegenwärtigen, nicht anders abwendbaren Gefahr"[45] entnehmen. Die für eine Antizipation erforderliche zeitliche Vorverlagerung könnte aus der Rechtsprechung zu diesen Begriffen gewonnen werden, wonach eine Gefahr gegenwärtig sein kann, „wenn bei natürlicher Weiterentwicklung der Dinge der Eintritt eines Schadens sicher oder doch höchstwahrscheinlich ist, falls nicht alsbald Abwehrmaßnahmen ergriffen werden"[46]. Letztlich muss aber auch die zeitlich vorverlagerte Notlage der Mutter mit dem Recht des Kindes auf Leben, auch auf behindertes Leben, abgewogen werden.

Auch wenn die juristische Analyse ergibt, dass die PGD mit nicht mehr totipotenten Zellen keinen Verstoß gegen das Embryonenschutzgesetz darstellt, bedarf der zugrundeliegende ethische Konflikt weiterhin der Lösung.

Die Gesellschaft muss, vertreten durch den Gesetzgeber, entscheiden, ob der Wertungswiderspruch zum Schwangerschaftsabbruch durch eine Verschärfung der Notlagenindikation oder durch die Zulassung der PGD überwunden wird.

3. Empfängnisverhütung

Zur Fortpflanzungsmedizin gehören auf den zweiten Blick auch diejenigen medizinischen Maßnahmen, die nicht zur Reproduktion beitragen, sondern eben diese verhindern. Per Definition zielt die „Empfängnisverhütung" auf die Verhinderung einer Schwangerschaft, worunter der Jurist „eine lebende Frucht im weiblichen Schoß"[47] , also eine intakte Gravidität versteht. Rechtlich gesehen zählen zur Empfängnisverhütung daher alle Eingriffe, die sowohl die Vereinigung der Gameten als auch die Nidation der Blastozyste verhindern. Während die hormonelle Kontrazeption im Hinblick auf die Verhinderung der Entstehung neuen Lebens strafrechtlich unproblematisch ist, bedarf es für die Wirkung der Intrauterin-Pessare der gesetzgeberischen Klarstellung des § 219 d Strafgesetzbuch, wonach Handlungen, „deren Wirkung vor Abschluss der Einnistung des befruchteten Eis in der Gebärmutter eintritt", nicht als Schwangerschaftsabbruch gelten. Daraus ergibt sich zugleich auch, dass der Abbruch einer Extrauteringravidität nicht als Schwangerschaftsabbruch im Sinne des § 218 StGB anzusehen ist.

Rechtliche Probleme weist die Empfängnisverhütung dort auf, wo die Einsichtsfähigkeit der Patientin in Frage steht. Wie bei einem Heileingriff bedarf es für die Verordnung eines Kontrazeptivums der Zustimmung der Betroffenen, die in der Lage sein muss, Wesen und Bedeutung des Mittels und seiner Anwendung zu erkennen. Die Altersgrenze für die Zustimmungsfähigkeit liegt in der Regel niedriger als das Volljährigkeitsalter. Bei verständigen Patientinnen wird sie auch bereits im Alter von 14 oder sogar 12 Jahren zu bejahen sein. Die von *Tröndle* diskutierte Ansicht, dass die Verordnung von Kontrazeptiva an unter 14-jährige den Tatbestand einer Beihilfe zum sexuellen Mißbrauch von Kindern erfüllen kann[48], ist von Literatur und Rechtsprechung nicht weiter verfolgt worden.

Sterilisation und Kastration als Formen permanenter und schwer reversibler Empfängnisverhütung werden von der Rechtsordnung grundsätzlich gebilligt. Noch Anfang der 60er Jahre hatte die Rechtsprechung die Sterilisation als sittenwidrige Körperverletzung angesehen. Heute liegen die Rechtsprobleme mehr in den Folgen der fehlgeschlagenen Sterilisation. Die Haftung für die Kosten des "ungewollten Kindes" beschäftigen die Gerichte immer wieder. Nach der neueren Rechtsprechung haftet der Arzt für die Kosten des Unterhalts im Fall einer verspäteten Schwangerschaftsdiagnostik nur dann, wenn die Diagnostik gerade dazu dienen sollte, diese zusätzliche Kostenbelastung für die Mutter bzw. die Eltern zu vermeiden. Nach der Diktion des BGH ist dafür erforderlich, „dass der Schutz vor solchen Belastungen Gegenstand des jeweiligen Behandlungs- oder Beratungsvertrags war"[49].

Haftet der Arzt im Fall einer fehlgeschlagenen Sterilisation auch dann für den Unterhalt des ungewollten Kindes, wenn die Patientin (oder der Patient) den Wunsch nach einer Sterilisation nicht ausdrücklich mit wirtschaftlichen Aspekten begründet hat? Die Rechtsprechung hat sich dagegen ausgesprochen, den Behandlungsvertrag nachträglich um zusätzliche Schutzpflichten des Arztes, die „konkludent" in die wechselseitigen Verpflichtungen aufgenommen werden sollen, zu erweitern[50]. Die in der Literatur vertretene Ansicht, dass bei einer Sterilisation wirtschaftliche Aspekte durchweg im Vordergrund stehen[51], verdient keine Zustimmung. Es sind, wie beim Schwangerschaftsabbruch auch, mehrere Indikationen für die Sterilisation denkbar. Der Arzt ist gut beraten, die Motivation der Patienten zu dokumentieren. Er kann im Falle einer medizinischen Indikation dem Unterhaltsanspruch dann entgegenhalten, dass die Vermeidung der Kosten für das ungewollte Kind jedenfalls nicht Gegenstand des Behandlungsvertrages war.

Bei Sterilisation und Kastration haben die jeweiligen Lebenspartner kein Mitspracherecht. Zu beachten ist auch, dass diese Eingriffe bei Minderjährigen grundsätzlich nicht durchgeführt werden dürfen. Weder die Sorgeberechtigten noch der Minderjährige kann rechtswirksam in einen solchen Eingriff einwilligen[52], so dass die Sterilisation Minderjähriger eine grundsätzlich nicht zu legitimierende Körperverletzung darstellt. Die Sterilisation des nicht willensfähigen, betreuten Erwachsenen ist in § 1905 BGB geregelt, der die Voraussetzungen bestimmt, unter denen der Betreuer mit Genehmigung des Vormundschaftsgerichts in den Eingriff einwilligen kann.[53]

Schließlich ist noch auf das Gesetz über die freiwillige Kastration[54] hinzuweisen, das die Voraussetzungen für die "freiwillige" Kastration von Sexualverbrechern, nicht zuletzt um eine vorzeitige Haftentlassung zu erreichen, regelt.

Literatur

[1]in Kraft getreten am 01.01.1991.

[2]Art. 74 Abs. 1 Nr. 26 Grundgesetz.

[3]DÄB 1998, Heft 49, A-3166.

[4]Es handelt sich dabei um GIFT, ZIFT, EIFT, IVF und ET, ICSI. Ausdrücklich ausgenommen vom Geltungsbereich der Richtlinie sind die PGD, die intrauterine Insemination und die hormonelle Stimulationsbehandlung als alleinige Maßnahmen.

[5]vgl. § 1 Abs. 1 Zif. 7 Embryonenschutzgesetz.

[6]vgl. § 4 Abs. 1 Embryonenschutzgesetz.

[7]*Deutsch:* Medizinrecht, 3. Aufl. Rn. 24; vgl. auch *Benecke, M.:* Die heterologe künstliche Insemination im geltenden deutschen Zivilrecht, Frankfurt am Main (1986).

[8]Entwurf eines Strafgesetzbuches aus dem Jahr 1960, dort § 203.

[9]vgl. hierzu auch die interessanten Entscheidungen des BGH: Entscheidungssammlung des BGH in Zivilsachen, Bd. 129, S. 297 und BGH Neue Juristische Wochenschrift 2031 (1995).

[10]Bundesverfassungsgericht, Urteil vom 31.01.1989 – 1 BvL 17/87, Neue Juristische Wochenschrift 891 (1989).

[11]Dafür die herrschende Meinung: Abschlussbericht der Bund-Länder-Arbeitsgruppe „Fortpflanzungsmedizin", Bundesanzeiger 41, Nr. 4 a, S. 12 f.; *Keller:* Fortpflanzungstechnologie, Medizinrecht 59 (1988) und *Laufs:* Die künstliche Befruchtung beim Menschen, Juristenzeitung 769 (1986); dagegen: *Gottwald:* Recht auf Kenntnis der biologischen Abstammung?, in: Festschrift für Hubmann, S. 111 (1985); *Enders:* Das Recht auf Kenntnis der eigenen Abstammung, Neue Juristische Wochenschrift 881 (1989); *Frank:* Recht auf Kenntnis der genetischen Abstammung, Zeitschrift für das gesamte Familienrecht 113 (1988).

[12]Ungeachtet der Tatsache, dass nach der Rechtsprechung der Bundesobergerichte das einer entgeltlichen Spende zugrundeliegende Rechtsgeschäft sittenwidrig und daher unwirksam sein dürfte.

[1]vgl. das Konsensuspapier zur Kryokonservierung von Vorkernstadien. Der Frauenarzt 714 (1991).

[14]Neue Juristische Wochenschrift 127 (1994).

[15]Neue Juristische Wochenschrift 773 (1991).

[1]vgl. oben Fn. 4.

[17]vom 01.07.1998, in: Berliner Ärzte *6:* 25 (1999).

[18]Richtlinien zur Durchführung der In-vitro-Fertilisation mit Embryotransfer und des intratubaren Gameten- und Embryonentransfers als Behandlungsmethode der menschlichen Sterilität. Amtsblatt für Berlin *60:* 4198 (1996).

[19]*Laufs,* in: *Laufs/Uhlenbruck:* Handbuch des Arztrechts, § 5 Rn. 11 m.w.N.

[20]vgl. *Laufs:* a.a.O.

[21]vgl. hierzu auch das interessante Urteil des OLG Hamm vom 27.01.1999 – 3 U 26/89 in: Neue Juristische Wochenschrift 1801 (2000).

[22]vgl. hierzu *Benda* (ed.): In-vitro-Fertilisation, Genomanalyse und Gentherapie (1985) und die zahlreichen weiteren Nachweise bei *Deutsch:* Medizinrecht, 3. Auflage Rn. 440.

[23]vgl. § 1 Abs. 1 Nr. 3 Embryonenschutzgesetz.

[24]vgl. *Laufs:* a.a.O., Rn. 40.

[25]vgl. die abweichende Definition im Diskussionsentwurf zu einer Richtlinie zur Präimplantationsdiagnostik, in: DÄB *9:* A-525 (2000).

[26]vgl. *Ratzel,* in: *Lippert/Eisenmenger* (ed.): Forschung am Menschen *82:* 83 (1999).

[27]vgl. *Jachertz:* Präimplantationsdiagnostik – Am Rande der schiefen Bahn. DÄB *9:* B-447 (2000).

[28]vgl. Art. 18 der Konvention vom 04.04.1997.

[29]zum Streitstand: *Taupitz:* Die Menschenrechtskonvention zur Biomedizin – Akzeptabel, notwendig

oder unannehmbar für die Bundesrepublik Deutschland?, in: Versicherungsrecht 542 (1998).

[30]s. z. B. die klar restriktiven Positionen von *Meisner:* Mensch von Anfang an. DÄB *14:* B-766 (2000) und *Laufs:* Nicht der Arzt allein muss bereit sein, das Notwendige zu tun. Neue Juristische Wochenschrift *1757:* 1766 (2000).

[31]vgl. Nr. 14 S. 2 MBO in der Fassung der Beschlüsse des 100. deutschen Ärztetages. DÄB *27:* A-2354 (2000).

[32]so § 2 Abs. 1 Embryonenschutzgesetz.

[33]vgl. *Ratzel:* German Disease, Diskussionsbeitrag zum Entwurf der Richtlinie. DÄB B-959 (2000).

[34]DÄB A-525 (2000).

[35]vgl. a.a.O., Nr. 4.2 A-528

[36]vom 16.03.1994, Bundestags-Drucksache *10:* 6775.

[37]vgl. auch *Ratzel:* a.a.O.

[38]31.07.2000.

[39]vgl. *Schreiber:* Von richtigen rechtlichen Voraussetzungen ausgehen. DÄB *97:* 17, B-967–968 (2000).

[40]vgl. *Ratzel:* German disease, a.a.O., B-959 mit Hinweis auf BGH. Entscheidungssammlung des Bundesgerichtshofs in Strafsachen *16:* 6.

[41]vgl. hierzu ausführlicher *Schreiber:* a.a.O.

[42]vgl. *Riedel:* Plädoyer für eine unvoreingenommene, offene Debatte. DÄB *10:* B-514.

[43]*Hepp, H.* in: Präimplanationsdiagnostik – Medizinische, ethische und rechtliche Aspekte, in: DÄB 2000, Heft 18, B-1037, 1039.

[44]im Sinne der zivilrechtlichen Notwehr gemäß § 227 Bürgerliches Gesetzbuch.

[45]im Sinne des entschuldigenden Notstands gem. § 35 Strafgesetzbuch.

[46]BGH Neue Juristische Wochenschrift 176 (1989).

[47]so das Protokoll des Sonderausschusses des Deutschen Bundestages für die Strafrechtsreform zu § 218, 7/1619.

[48]Verordnung von Kontrazeptiva an Minderjährige – eine Straftat?, Medizinrecht 320 (1992).

[49]so der Bundesgerichtshof in seiner Entscheidung vom 15.02.2000 —VI ZR 135/99. Neue Juristische Wochenschrift 1782 (1992).

[50]BGH a.a.O.; ebenso *Gehrlein:* a.a.O.

[51]so geht *Gehrlein* in seinem Beitrag zur jüngsten BGH-Rechtsprechung davon aus, dass die Sterilisation regelmäßig „auf einen Vermögensschutz angelegt ist", vgl. Neue Juristische Wochenschrift 1772 (2000).

[52]diese Regelung findet sich in § 1631 c BGB.

[53]Zur Diskussion vor Einführung des § 1631 c BGB vgl. auch *Eberbach, Eser, Hirsch* (Hrsg.): Tagungsband des 2. Einbecker Workshops „Die Sterilisation geistig Behinderter", Heidelberg 1988.

[54]Bundesgesetzblatt *I:* 1143 (1969).

Anschrift des Verfassers:
PD Dr. jur. Dr. med. Christian Dierks
Kurfürstendamm 57
10707 Berlin

Der unerfüllte Kinderwunsch – Behandlungsindikation? Behandlungspflicht?

M. Ludwig, K. Diedrich

Die assistierte Reproduktion (ART, *assisted reproductive technologies*) umfaßt solche Maßnahmen, die zur Behandlung der ungewollten Kinderlosigkeit über den normalen Geschlechtsverkehr hinausgehen. Dazu gehören somit die intrauterine Insemination und die künstliche Befruchtung (IVF, *in vitro* Fertilisation). Als Maximaltherapie kann man die intrazytoplasmatische Spermieninjektion (ICSI) ansehen, bei der zur Überwindung der männlichen Subfertilität einzelne Spermien direkt in die Eizelle injiziert werden. So kann selbst bei Fehlen von Spermien im Ejakulat des Mannes durch Verwendung epididymaler (MESA, *microsurgical epididymal sperm aspiration*) bzw. testikulärer Spermien (TESE, *testicular sperm extraction*) ein unerfüllter Kinderwunsch angegangen werden.

Die Diagnose „Sterilität", d. h. das Ausbleiben einer Schwangerschaft trotz versuchter Konzeption über 2 Jahre, ist auch in Deutschland keine Seltenheit und betrifft nach Schätzungen etwa 10 bis 15% aller Paare. Exakte Daten zur Prävalenz der Sterilität sind rar. Kürzlich wurden Zahlen aus den Niederlanden publiziert, die für eine definierte Population eine Prävalenz von 9.9% ergaben[1]. Somit scheint diese Rate in etwa der tatsächlichen Prävalenz zu entsprechen. Interessanterweise hat sich dieser Prozentsatz – trotz widersprüchlicher Angaben in den Massenmedien – in den vergangenen Jahren nicht verändert. Aus Erhebungen in Australien Anfang des 20. Jahrhunderts weiß man, daß auch dort die Prävalenz in etwa bei 10 bis 11% gelegen hat[2].

Nach verschiedenen Statistiken muß man ferner davon ausgehen, daß in jeweils 40% die Ursache der Sterilität beim Mann bzw. bei der Frau zu suchen ist. In 20% liegt die Ursache bei beiden Partnern, bzw. ist nicht eruierbar. Im letzten Falle spricht man von einer idiopathischen Sterilität.

Therapeutische Möglichkeiten bei unerfülltem Kinderwunsch

Je nach gefundenen Pathologien müssen verschieden invasive und aufwendige Maßnahmen zur Erfüllung des Kinderwunsches diskutiert werden.

Bei komplett unauffälligen Befunden ist insbesondere bei jungen Paaren sicherlich das optimale Timing des Ovulationszeitpuktes das Mittel der Wahl. Bis zu 6 Zyklen dieses Behandlungsversuchs sind initial in jedem Falle zu rechtfertigen, die Stimulation kann mit Tabletten (Clomifen – Citrat) oder Spritzen (Gonadotropine) durchgeführt werden. Sollte es darunter trotz optimalen Parametern nicht zur Konzeption gekommen sein, müssen weitere Schritte eingeleitet werden, da in darüber hinausgehenden Versuchen nur in Ausnahmefällen mit einer Konzeption zu rechnen ist.

Ein nur leicht eingeschränktes Spermiogramm ist bei durchgängigen Tuben die klassische Indikation für eine intrauterine Insemination. Hier ist – je nach Befund und gewählter Form der ovariellen Stimulation – mit einer Konzeptionschance von 10 bis 25% pro Zyklus zu rechnen. Kommt es hier nicht zur gewünschten Schwangerschaft so kann nach etwa 6 Behandlungszyklen – selbstverständlich in Abhängigkeit von dem individuellen Ablauf der Versuche, der Spermienqualität etc. – eine diagnostische IVF erwogen werden. Hier kann extrakorporal geprüft werden, inwieweit überhaupt eine Fertilisierung der Eizellen möglich ist. Bleibt die Fertilisierung aus, so ist auch hier die Indikation für eine assistierte Fertilisierung durch intrazytoplasmatische Spermieninjektion (ICSI) gegeben – wenn sie auch eigentlich für die Behandlung der männlichen Subfertilität entwickelt wurde. Bei der ICSI wird das Spermium mittels Mikropipetten direkt in die Eizelle injiziert. So können auch bei hochgradiger Einschränkungen der Spermien, sogar auch bei Fehlen von Spermien im Ejakulat und bei Verwendung epididymaler oder testikulärer Spermien Fertilisierungsraten von 50 bis 70% erzielt werden.

Mittlerweile konnte vielfach gezeigt werden, daß ICSI hinsichtlich der Fertilisierungsraten, Implantationsraten und Schwangerschaftsraten auch bei schweren Formen der männlichen Subfertilität der konventionellen IVF Behandlung in der Behandlung der tubaren Sterilität in nichts nachsteht. Tatsächlich ist die Fertilisierung einer Eizelle vorwiegend davon abhängig, daß ein motiles Spermium vorhanden ist[3].

Durch die erfolgreiche Verwendung epididymaler und testikulärer Spermien konnte mittlerweile auch solchen Männern geholfen werden, die eine Azoospermie aufweisen und somit einer operativen Gewinnung von Spermien aus dem Nebenhoden oder Hodengewebe vor Beginn einer Therapie bedürfen[4-8]. Dies gilt für die obstruktive ebenso wie für die nicht-obstruktive Azoospermie.

Interessante neue Ansätze ergeben sich ferner durch den Einsatz von Elektrostimulationen zur Überwindung unbekannter Ferilisationshindernisse in Eizellen. So konnten bei mehrfach fehlgeschlagenen Fertilisierungsversuchen mittels konventioneller ICSI trotzdem Fertilisierungen und Schwangerschaften erzielt werden. Inhalt dieser Technik ist die elektrische Aktivierung des Fertilisationsvorganges nach erfolgter Mikroinjektion von Spermien[9].

Problematisch bleibt die Situation hinsichtlich eines zu erfüllenden Kinderwunschs noch immer bei Männern ohne fertilisierungsfähige Gameten sowie bei Paaren mit mehrfach ausgebliebener Fertilisierung bzw. Schwangerschaft nach einem durchgeführten Embryotransfer. Die in vitro Reifung von Spermienvorstufen in fertilisierungsfähige Gameten ist noch Gegenstand intensiver weltweiter Untersuchungen[10-14]. Möglicherweise kann gerade die Transplantation von Hodengewebe auch solchen Patienten helfen, die nach einer Chemotherapie nicht mehr zeugungsfähig sind, aber zuvor durch einen operativen Eingriff Hodengewebe kryokonserviert haben.

Eine eingeschränkte Tubenfunktion ist die klassische Indikation für die konventionelle IVF-Behandlung, also das extrakorporale Verbringen von Eizellen in eine Spermiensuspension und nachfolgend der intrauterine Transfer der entwickelten Embryonen. Das erste Kind nach einer IVF beim Menschen wurde 1978 geboren[16], seitdem sind mehrere 100.000 Kinder gefolgt. Die Chance der Konzeption durch einen einzelnen IVF-Versuch liegt nach internationalen Statistiken bei etwa 25%, die sogenannte baby take home Rate, also die Chance einer Geburt nach einem IVF-Versuch bei etwa 18%. Die Schwangerschaftsrate kumuliert auf etwa 50 bis 60%, wenn nicht nur einer sondern drei oder vier IVF-Versuche durchgeführt werden. Dieselben Zahlen können nach einer zusätzlichen ICSI-Behandlung erwartet werden.

Wird keine Ursache für den unerfüllten Kinderwunsch gefunden, besteht also eine idiopathische Sterilität, so scheint ebenso hier die intrauterine Insemination die Methode der ersten Wahl zu sein. Eine kürzlich publizierte, prospektive, randomisierte Studie fand keinen Vorteil einer IVF-Behandlung in diesen Fällen, da zahlreiche Paare die geplanten sechs Behandlungszyklen aufgrund der zusätzlichen Belastung vorzeitig abbrachen und somit die kumulative Schwangerschaftschance am Ende der Studie in den Studienarmen – intrauterine Insemination und IVF – vergleichbar hoch waren[17].

Ergebnisse der ART – Gesundheit der geborenen Kinder

Ziel einer jeden Kinderwunschbehandlung ist die Geburt eines gesunden Kindes. Somit muß auch schon das Auftreten von Zwillingsschwangerschaften als Teil-Versagen der Therapie gewertet werden: jede Mehrlingsschwangerschaft geht einher mit einer erhöhten Gefahr hinsichtlich Schwangerschaftskomplikationen und Geburtskomplikationen, sowie einer erhöhten perinatalen Morbidität und Mortalität. Diesem Verständnis wird mittlerweile weltweit Rechnung getragen, zahlreiche Publikationen in internationalen Zeitschriften beschäftigen sich bereits seit Beginn der 90er Jahre mit Strategien, die Mehrlingsrate zu senken ohne dabei die Gesamtschwangerschaftsrate zu beeinträchtigen.

Auch die novellierten Richtlinien zur Durchführung der assistierten Reproduktion der Bundesärztekammer appellieren daran, bei jüngeren Patientinnen mit guter Konzeptionschance nur zwei Embryonen intrauterin zu transferieren. Diese Strategie konnte hinsichtlich ihrer Effektivität zur Minderung der Mehrlingsrate bei gleichzeitig gleichbleibender Schwangerschaftsrate durch unsere eigenen Untersuchung bestätigt werden[19].

Hinsichtlich der Gesundheit der nach einer IVF-Behandlung geborenen Kinder hat es zahlreiche Untersuchungen gegeben. Mehr als 20 teils retrospektiv, teils prospektiv und doppelblind durchgeführte Studien konnten einen unauffällige Status bei Geburt sowie eine unauffällige Entwicklung bis zum Schulalter aufzeigen. Die Warnung von Kritikern hinsichtlich einer Auswirkung der in-vitro Kultur auf die postpartale Entwicklung der Kinder hat sich somit nicht bewahrheitet[20, 21].

Auch hinsichtlich der Fehlbildungsrate von Kindern nach einer ICSI-Behandlung muß momentan von keiner erhöhten Rate ausgegangen werden[22]. Die Zahlen zur postpartalen Entwicklung dieser Kinder sind bisher noch auf drei Studien begrenzt[23–26]. Nur eine Untersuchung an Kindern im Alter von 1 Jahr beschrieb eine verzögerte geistige Entwicklung bei Jungen nach einer ICSI-Behandlung im Vergleich zu den Kontrollkollektiven, die Kinder nach einer IVF-Behandlung bzw. nach spontaner Konzeption erfaßten[23]. Eine nähere Beurteilung der Daten zeigte aber, daß hier heterogene Populationen miteinander verglichen wurden: die Eltern der Kinder nach ICSI hatten einen deutlich höheren Ausländeranteil und wiesen einen bedeutend niedrigeren Bildungsstand auf als die der Kinder nach IVF und spontaner Konzeption. Mittlerweile hat sich einer der Hauptautoren dieser Arbeit von den gezogenen Schlußfolgerungen an anderer Stelle distanziert[27]. Die weiteren genannten Studien umfassen nunmehr fast viermal soviele Kinder nach ICSI in höherem Alter – bis zu 2 Jahre – und konnten keinerlei Auffälligkeiten in der postpartalen Entwicklung feststellen[25, 26, 28]. Es bleibt festzuhalten, daß Paare, die für eine ICSI-Behandlung anstehen, dahingehend beruhigt werden können, daß bisher kein Hinweis auf eine Benachteiligung der geborenen Kinder auch hinsichtlich der weiteren Entwicklung zu befürchten ist.

Dennoch erscheint es uns wichtig, mehr Daten sowohl bezüglich der zu erwartenden Fehlbildungen als auch bezüglich der postpartalen Entwicklung zu sammeln, um potentielle Eltern weiter beruhigen zu können. Nur so ist es möglich, der ICSI-Behandlung den Makel einer noch immer experimentellen Technik zu nehmen und sie zu einer Leistung zu machen, die allen Patienten als reguläre Kassenleistung offensteht.

Ethisch-rechtliche Grenzen der assistierten Reproduktion

Kaum ein Land der Welt hat derart strikte Regulierungen der assistierten Reproduktion wie Deutschland. Bereits 1990 wurde mit Wirkung vom 1. 1. 1991 das Embryonenschutzgesetz (ESchG) geschaffen, welches verschiedene Techniken, die ansonsten weltweit angewendet werden, unter Strafe stellt[29].

Einer der wesentlichsten Punkte ist das Verbot des Transfers von mehr als drei Embryonen, aus das im Zusammenhang mit der Mehrlingsproblematik bereits eingegangen wurde. Damit sollten höhergradige Mehrlingsgraviditäten und die Ansammlung von zahllosen kryokonservierten Embryonen wie z. B. in England verhindert werden[30]. Hiermit wurden allerdings auch Barrieren geschaffen, die teilweise eine adäquate Therapie – wie z. B. bei der älteren Patientin oder nach mehrfach fehlgeschlagenen Embryotransfers – gar nicht mehr zulassen. Gerade in diesen Subkollektiven wäre es teilweise wünschenswert, die Möglichkeit zur Auswahl von Embryonen aus einer größeren Kohorte zu haben und so die Erfolgschancen zu maximieren. Es ist aber zu bedenken, daß damit – in unkritischer Hand – auch die Mehrlingsrate rasant in die Höhe gehen würde, wie dies z. B. in den USA gang und gäbe ist und wo Mehrlingsraten von bis zu 40 oder 50% berichtet werden[31].

Ein weiterer Punkt ist die Eizellspende, die – im Gegensatz zur Spermienspende – durch das ESchG ebenfalls untersagt wird. Hier hat der Gesetzgeber die Priorität klar dahingehend gesetzt, daß eine Ausbeutung von Frauen zur Eizellspende, motiviert durch kommerziellen Anreiz, unbedingt verhindert werden muß. Beim Verbot der Eizellspende muß man jedoch bedenken, daß damit der Nachteil z. B. für Patientinnen mit vorzeitiger Ovarialinsuffizienz bewußt in Kauf genommen wird. Für diese Patientengruppe werden kumulative Schwangerschaftsraten nach Eizellspende von bis zu 90% angegeben[32, 33].

Andere Verbote spricht das ESchG gegen die Spermienselektion hinsichtlich der Gonosomen aus, wobei hier als Ausnahme X-chromosomale Erkrankungen wie die hier explizit genannte *Duchenne*'sche Muskeldystrophie genannt sind. Ferner wird die posthume Insemination, das Klonen, die Keimbahntherapie und schließlich jegliche Forschung an menschlichen Embryonen verboten. Die beispielhafte Aufzählung soll lediglich den Charakter dieses Gesetzes verdeutlichen, welches zwar einerseits effektiv einem jeglichen Mißbrauch vorbeugen kann, andererseits aber kaum eine Weiterentwicklung durch Forschung auf deutschem Boden zuläßt.

Zusammenfassung und Ausblick

Die Reproduktionsmedizin kann in vielen Fällen, oftmals durch relative einfache Möglichkeiten, ratsuchenden Paaren zur Erfüllung des Kinderwunsches verhelfen. In anderen Fällen sind aufwendigere Maßnahmen notwendig. Wesentlich ist jedoch, den Wunsch des Paares frühzeitig zu erkennen und Möglichkeiten zu eröffnen, eine entsprechende Diagnostik und Therapie überhaupt erst einzuleiten.

Es darf nicht übersehen werden, daß jede neue Technik in diesem Zusammenhang immer einer Abwägung unterzogen werden muß, inwieweit das technisch Machbare dem ethisch Verantwortbaren die Waage hält. Als Beispiel sei hier der Zytoplasmatransfer angeführt, den amerikanische Wissenschaftler andenken, um die Befruchtungschance von Eizellen sowie nachfolgende die Rate an implantierten Embryonen zu erhöhen[34]. Auch der Kerntransfer in zuvor entkernte Eizellen verfolgt ein ähnliches Ziel[35]. Die Effizienz dieser Maßnahmen ist bisher noch nicht erwiesen, dennoch werden sie in den USA zunehmend durchgeführt. Die Problematik einer Übertragung auch genetischen Materials durch das Zytoplasma wird dabei zwar angedacht und untersucht, hindert die Durchführenden jedoch nicht an der weiteren Entwicklung.

Ein Maximum der Sterilitätstherapie bei fehlenden Gameten könnte das reproduktive Cloning bilden – eine Maßnahme, die in Deutschland eindeutig verboten ist und von vielen internationalen Gesellschaften abgelehnt wird. Trotzdem wird man stets die Entwicklung weiter verfolgen müssen, um nicht tendentielle Entwicklungen anderer Arbeitsgruppen in diese oder andere Richtungen in rechtlich weniger abgesicherten Ländern übersehen zu können.

Literatur

[1] *Snick, H. K., T. S. Snick, J. L. Evers, J. A. Collins:* The spontaneous pregnancy prognosis in untreated subfertile couples: the Walcheren primary care study. Hum Reprod. *12:* 1582 (1997).
[2] *Cummins, J.:* Evolutionary forces behind human infertility. Nature *397:* 557 (1999).
[3] *Nagy, Z. P., J. Liu, H. Joris* et al.: The result of intracytoplasmic sperm injection is not related to any of the three basic sperm parameters. Hum. Reprod. *10:* 1123 (1995).
[4] *Devroey, P., J. Liu, Z. Nagy* et al.: Normal fertilization of human oocytes after testicular sperm extraction and intracytoplasmic sperm injection. Fertil. Steril. *62:* 639 (1994).
[5] *Devroey, P., J. Liu, Z. Nagy* et al.: Pregnancies after testicular sperm extraction and intracytoplasmic sperm injection in non-obstructive azoospermia. Hum. Reprod. *10:* 1457 (1995).
[6] *Silber, S. J., Z. Nagy, J. Liu* et al.: The use of epididymal and testicular spermatozoa for intracytoplasmic sperm injection: the genetic implications for male infertility. Hum. Reprod. *10:* 2031 (1995).
[7] *Devroey, P., S. Silber, Z. Nagy* et al.: Ongoing pregnancies and birth after intracytoplasmic sperm injection with frozen-thawed epididymal spermatozoa. Hum. Reprod. *10:* 903 (1995).
[8] *Silber, S. J., Z. P. Nagy, J. Liu* et al.: Conventional in-vitro fertilisation versus intracytoplasmic sperm injection for patients requiring microsurgical sperm aspiration. Hum. Reprod. *9:* 1705 (1994).
[9] *Yanagida, K., H. Katayose, H. Yazawa* et al.: Successful fertilization and pregnancy following ICSI and electrical oocyte activation. Hum. Reprod. *14:* 1307 (1999).
[10] *Tesarik, J., M. Guido, C. Mendoza, E. Greco:* Human spermatogenesis in vitro: respective effects of follicle-stimulating hormone and testosterone on meiosis, spermiogenesis, and Sertoli cell apoptosis. J. Clin. Endocrinol. Metab. *83:* 4467 (1998).
[11] *Tesarik, J., E. Greco, L. Rienz* et al.: Differentiation of spermatogenic cells during in-vitro culture of testicular biopsy samples from patients with obstructive azoospermia: effect of recombinant follicle stimulating hormone. Hum. Reprod. *13:* 2772 (1998).
[12] *Tesarik, J., M. Bahceci, C. Özcan* et al.: Restoration of fertility by in-vitro spermatogenesis. Lancet *353:* 555 (1999).
[13] *Aslam, I., S. Fishel:* Short-term in-vitro culture and cryopreservation of spermatogenic cells used for human in-vitro conception. Hum. Reprod. *13:* 634 (1998).
[14] *Cremades, N., R. Bernabeu, A. Barros, M. Sousa:* In-vitro maturation of round spermatids using co-culture on Vero cells. Hum. Reprod. *14:* 1287 (1999).
[15] *Schlatt, S., G. Rosiepen, G. F. Weinbauer* et al.: Germ cell transfer into rat, bovine, monkey and human testes. Hum. Reprod. *14:* 144 (1999).
[16] *Steptoe, P. C., R. G. Edwards:* Birth after the reimplantation of a human embryo [letter]. Lancet *2:* 366 (1978).
[17] *Goverde, A. J., J. McDonnell, J. P. Vermeiden* et al.: Intrauterine insemination or in-vitro fertilisation in idiopathic subfertility and male subfertility: a randomised trial and cost-effectiveness analysis. Lancet *355:* 13 (2000).
[18] Bundesärztekammer, W.B.d.: Richtlinien zur Durchführung der assistierten Reproduktion. Dt. Ärztebl. *95:* 3166 (1998).
[19] *Ludwig, M., B. Schöpper, A. Katalinic* et al.: Experience with the elective transfer of two embryos under the conditions of the German Embryo Protection Law: results of a retrospective data analysis of 2573 transfer cycles. Hum. Reprod. *15:* 319 (2000).
[20] *Hammer-Burns, L.:* Infertility as a boundary ambiguity: one theoretical perspective. Fam. Process *26:* 359 (1987).
[21] *Colpin, H., K. Demyttenaere, L. Vandemeulebroecke:* New reproductive technology and the family: the parent-child relationship following in vitro fertilisation. J. Child Psychol. Psychiat. *36:* 1429 (1995).
[22] *Ludwig, M., K. Diedrich:* In-vitro-Fertilisation und intrazytoplasmatische Spermieninjektion: Gibt es ein Gesundheitsrisiko für die geborenen Kinder? Dt. Ärztebl. *96:* 2892 (1999).

[23] *Bowen, J. R., F. L. Gibson, G. I. Leslie, D. M. Saunders:* Medical and developmental outcome at 1 year for children conceived by intracytoplasmic sperm injection. Lancet *351:* 1529 (1998).

[24] *Bonduelle, M., H. Joris, K. Hofmans* et al.: Mental development of 201 ICSI children at 2 years of age. Lancet *351:* 1553 (1998).

[25] *Sutcliffe, A. G., B. Taylor, J. Li* et al.: Children born after intracytoplasmic sperm injection: population control study. Brit. Med. J. *318:* 704 (1999).

[26] *Sutcliffe, A. G., B. Taylor, J. Li* et al.: United Kingdom study of children born after intracytoplasmic sperm injection. Hum. Reprod. *14:* 10 (1999).

[27] *Saunders, D.:* Follow-up of ICSI-children. Access *5:* 9 (1998).

[28] *Bonduelle, M., A. Aytoz, A. Wilikens* et al.: Prospective follow-up study of 1987 children born after intracytoplasmic sperm injection (ICSI). In: *Filicori, M., C. Flamigni* (eds.): Treatment of infertility: the new frontiers, p. 445. New Jersey 1998.

[29] Keller, R., H.-L. Günther, P. Kaiser: Embryonenschutzgesetz: Kommentar zum Embryonenschutzgesetz. Stuttgart, Berlin, Köln 1992.

[30] *Edwards, R. G., H. K. Beard:* Destruction of cryopreserved embryos. UK law dictated the destruction of 3000 cryopreserved human embryos. Hum. Reprod. *12:* 3 (1997).

[31] *Palermo, G. D., B. Ergun, T. Takeuchi* et al.: ICSI outcome by number of embryos replaced. In: Filicori, M., C. Flamigni (eds.): Treatment of infertility: the new frontiers, p. 283. New Jersey 1998.

[32] *Paulson, R. J., I. E. Hatch, R. A. Lobo, M. V. Sauer:* Cumulative conception and live birth rates after oocyte donation: implications regarding endometrial receptivity. Hum. Reprod. *12:* 835 (1997).

[33] *Remohi, J., B. Gartner, E. Gallardo* et al.: Pregnancy and birth rates after oocyte donation. Fertil. Steril. *67:* 717 (1997).

[34] *Cohen, J., R. Scott, T. Schimmel* et al.: Birth of infant after transfer of anucleate donor oocyte cytoplsm into recipient eggs. Lancet *350:* 186 (1997).

[35] *Takeuchi, T., B. Ergun, T. H. Huang* et al.: A reliable technique of nuclear transplantation for immature mammalian oocytes. Hum. Reprod. *14:* 1312 (1999).

Anschrift der Verfasser:
Dr. med. Michael Ludwig
Prof. Dr. med. Klaus Diedrich
Klinik für Frauenheilkunde und Geburtshilfe
Medizinische Universität zu Lübeck
Ratzeburger Allee 160
23538 Lübeck

Die Behandlung des unerfüllten Kinderwunsches aus Sicht der Kostenträger

W. Ingenhag

Die Fortpflanzungsmedizin hilft ungewollt kinderlosen Paaren, ihren Kinderwunsch zu erfüllen. Obwohl die materielle Bedeutung von Kindern als individuelle Vorsorge anders als noch in vielen Ländern der Dritten Welt in den Industrienationen nicht mehr gegeben ist, gilt Kinderlosigkeit auch heute noch als großes Unglück. Der Wunsch nach Kindern und seiner Erfüllbarkeit hat einen hohen Stellenwert und rechtfertigt deshalb enorme Anstrengung, die Ursachen für ungewollte Kinderlosigkeit zu überwinden. An der Frage, ob ein Recht auf Erfüllung eines Kinderwunsches um jeden Preis besteht, scheiden sich die Geister.

Im allgemeinen Sprachgebrauch wird häufig zwischen Leiden und Krankheit nicht streng unterschieden, tatsächlich handelt es sich aber bei „Krankheit" um einen Vorgang, bei „Leiden" um einen Zustand, der nach Krankheit zurückbleibt. Die Geschichte der Medizin zeigt, daß der Krankheitsbegriff je nach dem Stand der Erkenntnisse, aber auch der allgemeinen Lebensanschauung erheblichen Wandlungen unterlag. In neuerer Zeit hat sich die Erkenntnis durchgesetzt, daß eine Definition der Krankheit nicht möglich ist, ohne zugleich zu bestimmen, was das Gegenteil, nämlich Gesundheit ist. Die Möglichkeiten der Reproduktionsmedizin beleuchten eine weitere Dimension: nämlich die veränderte Wahrnehmung von Leiden und Krankheiten. Der Krankheitsbegriff wird in bislang nicht gekannter Weise überbeansprucht.

Chronologie

Seit 1992 wurde durch die Einführung der ICSI eine bislang unvorstellbare Möglichkeit eröffnet, schwere Fälle der männlichen Subfertilität zu überwinden. Als Ergänzung der herkömmlichen IVF-Behandlung zur Überwindung der weiblichen Sterilität rückte die ICSI-Methode nicht nur auf die *Frontpage* der *Yellow Press,* sondern durch lawinenartige Verbreitung auch in den Focus gesundheitspolitischer Entscheidungsträger.

Der Bundesausschuß der Ärzte und Krankenkassen hat am 1. 10. 1997 den Beschluß gefaßt, daß die intrazytoplasmatische Spermieninjektion (ICSI) derzeit keine Methode der künstlichen Befruchtung im Sinne der Richtlinien des Bundesausschusses für künstliche Befruchtung ist. Grund hierfür war, dass für die Beurteilung dieser Methode keine ausreichenden Unterlagen zur Beweissicherung für ihre Unbedenklichkeit vorgelegt wurden und daher die Voraussetzung für eine Anerkennung der Methode in der vertragsärztlichen Versorgung noch nicht vorlagen. Die diesbezügliche Änderung der Richtlinien über künstliche Befruchtung ist seit dem 1. Januar 1998 in Kraft.

Trotz dieses Beschlusses kam es bei der Umsetzung und Interpretation der Richtlinien-Änderung innerhalb der gesetzlichen Krankenversicherung zu Schwierigkeiten. Die Frage der Kostenübernahmemöglichkeit für die ICSI-Methode bereitete im Alltag Probleme, da Maßnahmen der ICSI entgegen dem Beschluß des Bundesausschusses offensichtlich teilweise erstattet wurden. Parallel erfolgte weiterhin die Propagierung der Methode.

Vor diesem Hintergrund befaßte sich der zuständige Arbeitsausschuß „Familienplanung" des Bundesausschusses der Ärzte und Krankenkassen in der Sitzung am 15.08.1998 nochmals eingehend mit dem Thema ICSI und bestätigte nach erneuter Bewertung der Fakten die ablehnende Entscheidung des Bundesausschusses vom 01.10.1997. Dem Beschluß gingen Anhörungen namhafter Experten voraus.

Aufgrund dessen bestätigten die Kassenärztliche Bundesvereinigung (KBV) und die Spitzenverbände der Krankenkassen in einer gemeinsamen Stellungnahme diesen Beschluß des Bundesausschusses der Ärzte und Krankenkassen. Da die Richtlinien des Bundesausschusses auch das Leistungsrecht definieren, lassen die Änderungen der Richtlinien über künstliche Befruchtung sowie die aktuelle Rechtsprechung des Bundessozialgerichts zur Verbindlichkeit der Richtlinien des Bundesausschusses eine Kostenübernahme für die ICSI nicht zu. In Anbetracht bisher divergierender Verfahrensweisen bezüglich der Kostenübernahme bekräftigten die KBV und die Spitzenverbände der Krankenkassen ausdrücklich diese Rechtsposition. Sie appellierten eindringlich an die Krankenkassen auf Landesebene, die vom Bundesausschuß der Ärzte und Krankenkassen getroffene Entscheidung zum Ausschluß der ICSI als vertragsärztliche Leistung im Sinne der Richtlinien des Bundesausschusses gemäß deren Verbindlichkeitscharakter stringent umzusetzen. Die Kosten für Maßnahmen der ICSI dürfen damit grundsätzlich nicht von der gesetzlichen Krankenversicherung übernommen werden. Ein Appell der KBV und der Spitzenverbände der Krankenkassen zur Überwachung der Umsetzung auch im Bereich der Abrechnung nach dem EBM wurde als erforderlich erachtet, um eventuelle Umgehungsstrategien von vorneherein auszuschließen.

Vergütungsanspruch

IVF-Leistungen sind weiterhin Leistung der Gesetzlichen Krankenversicherung (GKV). Leistungen im Zusammenhang mit der ICSI-Methode sind jedoch nicht GKV-Leistungen. Das heißt, daß künstliche Befruchtung ohne ICSI über die Krankenversichertenkarte abgerechnet werden kann. Leistungen, die unter Anwendung von ICSI erbracht werden, berechtigen hingegen nicht zur Abrechnung über die Krankenversichertenkarte. Wenn also ICSI Anwendung findet, wird die Gesamtleistung der künstlichen Befruchtung einschließlich der Zusatzkosten des ICSI-Verfahrens inklusive der zur Behandlung notwendigen Arzneimittel von den Krankenkassen nicht übernommen.

Diese Auffassung wird von der gemeinsamen Selbstverwaltung geteilt, danach orientiert sich die ärztliche Gebührenordnung am Leistungsziel. Wird also eine medizinische Maßnahme – hier die künstliche Befruchtung – von vornherein auf das Ziel der Durchführung von ICSI ausgerichtet, gelten auch die dazu anfallenden Teilleistungen als Bestandteil dieser Methode und sind damit *nicht* abrechnungsfähig. Dies gilt insbesondere auch vor dem Hintergrund, daß Leistungen bezüglich ihrer Vergütung nicht aufgesplittet werden dürfen in einen vertragsärztlichen und in einen privatärztlichen Teil. Insofern wäre die Abrechnung allein von ICSI gegenüber dem Patienten bei Abrechnung der IVF gegenüber der KV von vornherein unzulässig.

BSG-Rechtsprechung

Das Bundessozialgericht (BSG) hatte insbesondere in seinen Grundsatzentscheidungen vom 20.03.1996 und 16.09.1997 die Richtlinien des Bundesausschusses der Ärzte und Krankenkassen als unmittelbar verbindliches und nach außen wirksames Recht erklärt, mit dem die Leistungsansprüche der Versicherten festgeschrieben werden. Eine Leistungspflicht der Krankenkassen kann sich nur ausnahmsweise ergeben, wenn die fehlende Anerkennung einer Maßnahme oder Methode im Rahmen der vertragsärztlichen Versorgung auf einem Mangel des gesetzlichen Leistungssystems beruht.

Kassenärztliche Bundesvereinigung und die Spitzenverbände der Krankenkassen stellten fest, daß hinsichtlich der intrazytoplasmatischen Spermieninjektion nicht von einem Systemmangel ausgegangen werden kann. Darüber hinaus wurde eindringlich an die Vertragsärzte appelliert, die die intrazytoplasmatische Spermieninjektion durchführen, ihre Patienten umfassend über Probleme und Risiken im Zusammenhang mit dieser Methode aufzuklären und sie darauf hinzuweisen, daß die gesetzlichen Krankenkassen hierfür keine Kosten übernehmen können.

Insbesondere wurde hervorgehoben, daß die im Vorfeld zum Beschluß des Bundesausschusses vorgelegten Studien keine plausiblen Aussagen enthielten, die eine sichere Beurteilung von etwaigen mit der Methode der intrazytoplasmatischen Spermieninjektion verbundenen Risiken wie erhöhte Fehlbildungsraten und vermehrte Chromosomenanomalien erlauben würden. Unzureichend seien fernerhin die derzeit vorliegenden Informationen über Fehlbildungen und Chromosomenanomalien in durch intrazytoplasmatische Spermieninjektionen erzielten Schwangerschaften und bei den geborenen Kindern einschließlich der Auswirkungen auf die spätere Fertilität. Für beides ist dem zur Folge eine Risikoerhöhung nach ICSI nicht auszuschließen. Aus der wissenschaftlichen Fachdiskussion ergeben sich eher noch zunehmende Hinweise, daß die Fehlbildungsrate bei nach ICSI geborenen Kindern erhöht sein könnte.

Kritiker der Bundesausschuß-Entscheidung haben besonders die finanziellen Auswirkungen bzw. den Honorarverteilungskampf oder sogar – nach den letzten Bundestagswahlen – „falsche" politische Verhältnisse als die eigentliche Ursache des Ausschlusses bezichtigt. Alleinige Tatsache ist aber, daß der Ausschuss nach sorgfältiger Prüfung aller ihm zugänglichen Unterlagen zu dem Ergebnis gekommen ist, daß die Gefahr von Missbildungen und Chromosomenanomalien bei der zur Diskussion stehenden Maßnahme zwei bis drei Mal größer sein könnte als bei anderen Methoden. Dabei ist die Bewertung der publizierten Befunde außerordentlich schwierig. Interpretiert man die Grenzen der angegebenen Konfidenzintervalle, so kann die Rate der schwerwiegenden Mißbildungen nach ICSI aufgrund der Berichte zwischen 0,12% und ca. 12% betragen, ein Unterschied von immerhin zwei Zehnerpotenzen !

Große Interpretationsprobleme bestehen durch Fehlen einer eindeutigen und gemeinsamen Nomenklatur, einer gemeinsamen Vorgehensweise und vergleichbarer Studien-Kollektive. Das sorgt nicht für Klarheit, im Gegenteil es schafft Raum für Fehlinterpretationen, Zweifel und Mißtrauen.

So ist es nicht nur das Recht, sondern auch die Pflicht des Bundesausschusses, die Anwendung dieser Methode zu Lasten der GKV zunächst einmal auszuschließen, bis eine schlüssigere Datenlage vorliegt.

Als Reaktion auf die Ablehnung – quasi als *edukativer Effekt* – wurde von den Reproduktionsmedizinern eine *prospektive Langzeitstudie* mit der Rekrutierung von 2.800 ICSI-Kindern und einem gleich großen Vergleichskollektiv initiiert.

Unter anderem könnte ein Ergebnis sein, ob die bislang in 30% als idiopathisch deklarierte männliche Infertilität in Wirklichkeit auf bislang unentdeckte fetilitätsrelevante Genmutationen zurückzuführen ist.

Ein solch denkbares Ergebnis müßte transferiert werden, Paare müßten dann noch besser aufgeklärt werden mit der Entscheidung, ob sie iatrogen induzierte Krankheiten – also bei erfolgreicher ICSI – weiter vererben wollen; Familienuntersuchungen sprechen für diese Annahme.

Gesellschaftlicher Diskurs notwendig

Die Dynamik in der Reproduktionsmedizin seit dem Jahr 1978, als mit *Luise Brown* das erste Retortenbaby auf die Welt kam, ist von atemberaubender Geschwindigkeit. Nach der geglückten Klonierung eines Schafs wurde in der Humanmedizin sehr rasch die Vision bedient, daß Klonen auch therapeutische Möglichkeit für den Menschen bringen und genauso angenommen werden könnte wie heute die Fortpflanzungsmedizin. Die Literatur hat dieses Thema längst entdeckt. Ebenso den Traum oder Albtraum vom genetisch gesunden Kind. Was für den einen eine Horrorvision ist, wird möglicherweise für einen Kranken zur therapeutischen Option und für Leistungsanbieter zum Dukatenesel.

Die gesetzlichen Krankenkassen haben hier kein Mandat, etwa aus sozioökonomischen Gründen eine Ethikdiskussionen loszutreten, schließlich sind sie die gesetzlichen Versicherer von Mitbürgern jedweder Weltanschauung und Lebensphilosophie. Diese Diskussion muß in der Gesellschaft geführt werden, die Ergebnisse – und hoffentlich als breiter Konsens – fließen in Gesetze ein. Für die gesetzlichen Krankenkassen sind diese die Grundlage der Leistungsgewährung.

Alle Probleme – von der Verhütung über Schwangerschaftsabbruch, künstliche Befruchtung und in jüngster Zeit die Pille danach (im Ausland bereits Abgabe in Schulen) – waren und sind Gegenstand gesellschaftlicher Diskussion, die Debatten im Parlament werden jenseits der Fraktionsgrenzen geführt. Die Wissenschaft steht vor einer Welle humangenetischer Tests (ohne daß für diese Krankheiten adäquate Therapie- und Behandlungsmöglichkeiten bestehen); vor diesem Hintergrund muß geklärt werden, ob es gesetzgeberischen Handlungsbedarf gibt. Reicht das Embryonenschutzgesetz noch aus? Oder ist die technische Entwicklung seit Inkrafttreten des Gesetzes vor zehn Jahren soweit vorausgegangen, daß weiterer Regelungsbedarf notwendig wird. Nicht nur bei den Bündnis/Grünen wird über die Einführung eines Fortpflanzungsmedizingesetzes nachgedacht, welches neue Methoden wie genetische Selektion und Klonen im Zaum hält. Der gerade von der Ministerin neu besetzte Ethikbeirat wird hoffentlich die Debatte in auch für die breite Öffentlichkeit verständliche Bahnen lenken.

Die Diskussion „ICSI ja oder nein" kann sich auch nicht zuspitzen auf rein monetäre Bedingungen der Leistungspflicht einer solidarisch finanzierten Krankenversicherung. Sie berührt fundamental den Schutz des ungeborenen Lebens, reflektiert über ungewollte Schwangerschaften von Kindern und Jugendlichen, über die Sozialprognose dieser Kinder und die Gefahr von behinderten Kindern bis zu den Grenzen des technischen Fortschritts, auch über Dauer(massen)arbeitslosigkeit bis hin zu den komplizierten Auswirkungen von zunehmenden Umweltschäden und den Folgen der Überbevölkerung unserer Erde. Eigenliebe und Forschernarzissmus dürfen in dieser Reihung nicht fehlen.

Auch in der Medizin muß die Gesellschaft Abschied nehmen von einer Ideologie grenzenlosen Wachstums und Visionen entwickeln, wie sie mit dem Mangel umgehen wird. Stillstand in der Medizin würde Rückschritt bedeuten, aber um den Fortschritt bezahlen zu können, sollte die Forschung auf den optimalen Einsatz von wenigen und möglichst vorbeugenden Prozeduren setzen.

Die Ängste und der Wunsch der Eltern nach einem „gesunden, möglichst vollkommenen Baby" treffen sich mit eugenischen Tendenzen in der Gesellschaft. Eltern stehen unter dem Druck von gesellschaftlichen Normierungen und tragen umgekehrt zu deren Festigung bei, indem sie alles tun, um ihre Kinder den gesellschaftlichen Normen anzupassen. In Internetauktionen von Eizellen und Spermien preist der Auktionator den Wert des zur Verfügung stehenden Erbgutes mit den Argumenten an: Schönheit und Gesundheit. Es drängt sich die Gefahr eines aus dem Wirtschaftsleben sattsam bekannten Phänomens auf: die Gewinne werden privatisiert, also mitgenommen; die Verluste sozialisiert.

Zu welchen Konflikten wird der Blick ins „Erbgut" durch die sogenannte Präimplantationsdiagnostik führen, einer im Ausland schon seit einigen Jahren praktizierten und in Deutschland durch das Embryonenschutzgesetz untersagten Methode, welche es ermöglicht, einen genetischen *Check up* noch vor einer Schwangerschaft, nämlich im Reagenzglas durchzuführen. Wie gehen Mediziner, wie gehen Paare mit diesem Konflikt um? Werden behinderte Kinder, Bluter, Mongoloide und andere Behinderte mit Fehlbildungen von der Gesellschaft noch akzeptiert werden?

Kosten der Behandlung

Den gesetzlichen Krankenkassen ist es im Gegensatz zu den privaten Krankenversicherern – von wenigen Ausnahmen (meist mit stationärer Behandlung) abgesehen – nicht möglich, die exakten Behandlungskosten zu ermitteln. Gesetzliche Implikationen, Datenschutzprobleme und systembedingte Strukturschwächen stehen dem entgegen.

Aus Unterlagen von zur Kostenerstattung vorgelegten Privatrechnungen von Kinderwunschpraxen geht eindeutig hervor, daß diese Behandlung zu den teuersten Verfahren gehört. Bis 100.000 DM belaufen sich die durchschnittlichen Kosten pro Lebendgeburt nach IVF/ICSI bei den privaten Versicherern.

Im Januar 2000 wurde im Lancet eine niederländische randomisierte Studie (intrauterine Insemination vs. IVF) veröffentlicht, welche prospektiv auch die Kosten analysierte. Diese betrugen nach bis zu sechs mal möglichen IVF Behandlungen durchschnittlich ca. 25.000 DM (27.409 Gulden) pro Lebendgeburt. Die tatsächlichen Kosten in Deutschland für die GKV pro Lebendgeburt dürften sich zwischen den beiden genannten Größen bewegen.

Die Grauzone ist dermaßen groß, daß ohne prospektive Kostenerhebung alle Schätzungen nur spekulativ bleiben. Macht man die Gesamtkosten an der sogenannten *baby-take-home-rate* fest, welche von Kinderwunschpraxen und Fertilitätskliniken mit bis zu 30 Prozent angegeben werden, sind Longitudinaluntersuchungen mit Zeiträumen über 10 und mehr Jahre erforderlich.

Die bislang aktuellste Frequenzstatistik der KBV zum Einheitlichen Bewertungsmaßstab (EBM) weist für das Jahr 1997 in den Gebührenordnungspositionen 1180 bis 1192 in 249.200 Fällen – davon lediglich 8.800 in den neuen Bundesländern – Kernleistungen aus der Reproduktionsmedizin auf.

Betrachtet man lediglich die Position 1180, welche die Beratung eines Ehepaares zur künstlichen Befruchtung nach den Richtlinien des Bundesausschusses der Ärzte und Krankenkassen zum Inhalt hat, dann wurde diese Leistung 47.300 mal in den alten Bundesländern und 2.700 mal in den neuen Bundesländern abgerechnet.

Der in DM ausgewiesene Leistungsbedarf – berechnet mit einem fiktiven Punktwert von 0,10 DM – beträgt zu dem o. g. Leistungsumfang 82,5 Mio DM, davon lediglich 3,2 Mio für die neuen Bundesländer.

Aufschlußreich sind auch Daten bezüglich der Arzneimittelverordnungen in der Reproduktionsmedizin. Dazu wurden Apothekenabrechnungsdaten der Betriebskrankenkassen in 1999 ausgewertet. Dabei erhielten 16.112 Frauen (im Alter zwischen 25 bis 45 Jahren) Medikamente entsprechend des ATC-Codes Gruppe G 03 G (Gonadotropine und andere Ovulationsauslöser) in einer Gesamthöhe von rund 25 Mio. DM.

90% dieser Versicherten erhielten bis zu 6 Verordnungen dieser ovulationssstimulierenden Medikamente pro Jahr. Die Medikamente dieser Arzneimittelgruppe wurden von insgesamt 5.064 Ärzten verordnet. Diese 16.112 Frauen machten 0,8% aller weiblichen Versicherten im Alter von 25 bis 45 Jahren aus.

Laut Angaben der Leistungsanbieter kostet eine IVF-Behandlung im Durchschnitt 4.500 DM pro Fall. Geht man von der Annahme aus, dass die Hälfte dieser 16.112 mit ovulationssstimulierenden Mitteln behandelten Frauen eine IVF-Behandlung erhalten, ergibt sich zusammen mit dem entsprechenden Anteil der Arzneimittelkosten eine Summe von 50 Mio. DM.

Daraus resultieren durchschnittliche Kosten für eine IVF-Behandlung (ohne Erfolgsgarantie) in Höhe von 6.084 DM, in denen aus bekannten Gründen Leistungen für Laboruntersuchungen, Ultraschall, etwaige Arbeitsunfähigkeiten und Krankenhausaufenthalte etc. nicht enthalten sind.

Nach den Richtlinien des Bundesausschusses der Ärzte und Krankenkassen über ärztliche Maßnahmen zur künstlichen Befruchtung übernehmen die Krankenkassen die Kosten in der Regel für bis zu vier Befruchtungsversuche. Eine große Zahl von Patientinnen aber unterzieht sich diesen Prozeduren dem Vernehmen nach bis zu sechs, acht, ja bis zu zwanzig Mal und mehr. Zweifelhaft ist, ob diese „Mehrversuche" auch alle selbst bezahlt werden. Entsprechende Langzeitdaten stehen höchstens den Leistungserbringern zur Verfügung. Denkbare Arzt- und Kassenwechsel verschleiern den Ist-Stand.

Ausblick

Der Fortschritt der Medizin und die demografischen Veränderungen werfen dennoch Fragen einer Neugestaltung des Leistungskataloges auf. Angesichts Innovationen – z. B. Einsatz von Antikörpern in der Behandlung von bösartigen Tumoren – wird auch die Politik gefordert zu definieren, welche Leistungen für „einfache" Erkrankungen noch im Pflichtleistungskatalog der gesetzlichen Krankenversicherung verbleiben können.

Die Frage, welche der medizinischen Anwendungsmöglichkeiten der Bio- und der Gentechnologie von einem gesellschaftlichen, ethischen Konsens getragen werden, muss öffentlich diskutiert werden. Der Philosoph Peter Sloterdijk hat im vergangenen Jahr mit seinem Vortrag „Regeln für den Menschenpark" für erhebliche Aufregung gesorgt. Die Aufmerksamkeit, die eine in der Öffentlichkeit sehr abstrakt geführte Debatte gefunden hat, zeigt, dass das Thema den Menschen nahegeht. Vielleicht ist diese Art der Auseinandersetzung eher Ausdruck der Ratlosigkeit, wie mit ethischen, rechtlichen und gesellschaftlichen Implikationen der modernen Biologie und Medizin umzugehen ist. Denn die gentechnischen Möglichkeiten wecken nachvollziehbare Wünsche beim einzelnen Individuum.

Vorstellbare Grenzen wurden bereits mit der Methode der künstlichen Befruchtung überschritten. Durch die Modifikation dieses Verfahrens, wie der ICSI-Methode, wird aber massiv in die Natur eingegriffen. Darüber hinaus verändert die heutige übliche und allgemein akzeptierte genetische Diagnostik, die bereits auf molekular-biologische Diagnosen von Erbkrankheiten zurückgreift, den Gen-Pool der Spezies Mensch. Durch die Ziele und Absichten der pränatalen Diagnostik wird der sich entwickelnde Mensch auch zum Objekt fremder Interessen mit der Gefahr der Entsolidarisierung z. B. mit behinderten Menschen. Solchen Anwendungen Grenzen zu setzen, kann nicht alleine Aufgabe von gesetzlichen Krankenkassen sein. Wenn eine gesellschaftliche Übereinstimmung dies fordert, muß der Gesetzgeber tätig werden.

Es darf und kann in dieser Thematik keine Sieger und Besiegte geben. Auch die Befürworter dieser Methode müssen sich dafür einsetzen, dass für unfruchtbare Paare Coping-Strategien entwickelt werden, die Möglichkeiten von Adoptionen noch intensiver diskutiert bzw. sogar gefördert werden und häufiger die Chancen einer psychotherapeutischen Unterstützung zu nutzen.

Nach Schätzungen sind in der Bundesrepublik Deutschland derzeit ca. 2 Millionen Ehepaare vorübergehend oder auf Dauer ungewollt kinderlos. Jährlich werden in der Bundesrepublik Deutschland bis zu 6.000 Kinder nach einer künstlichen Befruchtung geboren.

Wenn nur wenige Praxen im Bereich „Kinderwunsch Medizin" gesichert bis zu 7% – wegen der Grauzone vermutlich aber noch höher – vom Honorarvolumen einer Fachgruppe abschöpfen, dann sind Fragen bezüglich der Notwendigkeit, der Verwendung der Mittel nicht zur erlaubt, sondern im Sinne der Solidargemeinschaft dringend erforderlich. Der Ex-KBV Vorstand Dr. Schorre hat mehrfach das Verbleiben der Reproduktionsmedizin im GKV-Leistungskatalog für nicht notwendig erachtet.

Hardliner kommentieren diese Summen lapidar: Verzicht auf ein Kind ist ein zumutbares Schicksal und rechtfertigt nicht die finanzielle Belastung der Solidargemeinschaft.

Den absoluten Anspruch auf Wahrheit wird es in diesem „Geschäft" nicht geben. Zwischen den beiden Polen der unkritischen Befürworter und strikten Ablehner muß ein Diskurs geführt werden, wie mit knapper werdenden Ressourcen umgegangen werden soll.

Anschrift des Verfassers:
Dr. med. W. Ingenhag
Bundesverband der Betriebskrankenkassen
Kronprinzenstraße 6
45128 Essen

Präimplantationsdiagnostik: in Deutschland nicht erlaubt – aber notwendig?

H. Hepp

Definition und Methode

Jede Schwangerenvorsorgeuntersuchung ist eine pränataldiagnostische Maßnahme. Pränataldiagnostik (PND) und/oder -Therapie definieren als pränatalmedizinische Verfahren die fetomaternale Medizin der Geburtshilfe.

Die Präimplantationsdiagnostik ist im Gegensatz zur invasiven und noninvasiven Pränataldiagnostik nur im weitesten Sinne ein pränatalmedizinisches Verfahren, da die Diagnostik vor der Implantation des Embryos, d. h. vor Beginn der Schwangerschaft ansetzt.

Unter Präimplantationsdiagnostik versteht man die Diagnostik an einem Embryo in vitro vor dem intrauterinen Embryo-Transfer (ET). Anstelle der für den deutschen Sprachraum anbietenden Abkürzung PID wird das englische Kürzel PGD bevorzugt (engl. *preimplantation genetic diagnosis* = PGD), da PID durch Pelvic inflammatory disease besetzt ist und der Hinweis auf „genetic" in der Definition eine Eingrenzung des diagnostischen Verfahrens signalisiert. Im übrigen ist PGD in der internationalen Wissenschaftssprache etabliert.

Die PGD zur Aufklärung des genetischen Status des Embryos hat zur Voraussetzung eine In-vitro-Fertilisation (IVF). *Edwards,* einer der „Väter" der IVF hatte bereits 1965 – lange vor der Geburt des ersten Kindes nach IVF (1978) – die Idee, aus Trophoblastzellen der Blastozyste über eine Geschlechtsbestimmung x-chromosomal gebundene Erkrankungen diagnostizieren zu können[1].

Durch die Fortschritte der modernen Reproduktionsmedizin wurde diese Vision zur Wirklichkeit. Es entwickelten sich zwei Indikationsebenen: Die Therapie der Sterilität und die Diagnostik am Embryo. Beide Verfahren – Diagnostik und Therapie – verfolgen unterschiedliche Ziele. Die IVF mit ET hat als Therapieverfahren zum Ziel, einem ungewollt kinderlosen Paar zu einer Empfängnis und einer erfolgreich verlaufenden Schwangerschaft zu verhelfen. Die PGD hat zum Ziel, ein mit hohen Risikofaktoren belastetes Paar nach einer „Zeugung auf Probe" (in vitro) und der Diagnostik an einer entnommenen Blastomere im Falle eines pathologischen Befundes durch Selektion, d. h. durch Sterbenlassen des in Warteposition stehenden Embryos, vor einem kranken Kind zu bewahren.

Der mittels IVF entstandene Embryo befindet sich drei Tage in einem Kulturmedium. Danach erfolgt die Biopsie einer oder zwei Blastomeren, an denen die molekulargenetische Untersuchung mittels Polymerase-Kettenreaktion (PCR) oder Fluoreszenz-in-situ-Hybridisierung (FISH) vorgenommen wird. Bei der zur Diagnostik entnommenen Blastomere handelt es sich *nach* dem 8-Zell-Stadium *nicht* mehr um eine totipotente Zelle (Embryo). Die Diagnostik erfolgt demnach nicht an einem Embryo im Sinne einer einen Embryo verbrauchenden Diagnostik. Da das Ergebnis der Gendiagnostik nach etwa 3 bis 8 Stunden vorliegt, bedarf es keiner Kryokonservierung des in Warteposition befindlichen Embryos.

Als eine Alternative zur PGD wird die Präkonzeptions- bzw. Präfertilisationsdiagnostik, d. h. die Untersuchung des Polkörpers der *nicht* fertilisierten Eizelle diskutiert. Sie läßt lediglich eine indirekte Aussage über den genetischen Status der Eizelle zu. Nur das mütterliche Genom ist beurteilbar. Problematisch scheint auch das Phänomen des Crossing-Over zu sein, bei dem sich sowohl im Polkörper als auch in der Eizelle selbst ein betroffenes Allel befinden kann[2].

Von der erfolgreichen Anwendung einer PGD wurde erstmals 1982 berichtet[3]. Nach jetzigem Kenntnisstand scheint in geübter Hand das Verfahren sowohl in der Durchführung wie auch in der Diagnostik sicher zu sein. Es ist in weltweit 29 Zentren, davon 10 in den USA, erprobt. Auch wenn die Zahl der an mehr als 400 Paaren durchgeführten PGD und der mehr als 100 geborenen Kinder nach PGD noch bei weitem für eine endgültige Aussage hinsichtlich der Risiken des Verfahrens selbst wie auch hinsichtlich der durch das Verfahren verursachten Fehlbildungsrate zu klein ist, so kann vorläufig doch konstatiert werden, daß die Schwangerschaftsrate nach PGD mit 26% derjenigen nach konventioneller IVF-Therapie entspricht[4].

Eine Indikation zur PGD wird derzeit bei anamnestisch stark belasteten Paaren gesehen, für deren Nachkommen ein hohes Risiko für eine bekannte und schwerwiegende genetisch bedingte Erkrankung besteht, z. B. Muskeldystrophie Duchenne, Fragiles x-Syndrom u. a.

Rechtliche und ethische Aspekte

Es besteht allgemeiner Konsens, daß mit der PGD schwerwiegende rechtliche und ethische Probleme aufgeworfen werden. Die juristische Diskussion kreist um zwei Komplexe:

- Besteht ein Wertungswiderspruch zwischen dem seit 1991 gültigen Embryonenschutzgesetz (ESchG) und dem 1995 erneut reformierten § 218 StGB?

- Ist die PGD mit dem ESchG kompatibel?

Die ethische Diskussion kreist, unabhängig der rechtlichen Entscheidung, um den Konflikt, daß mittels IVF die Entwicklung menschlichen Lebens mit dem Ziel einer Schwangerschaft eingeleitet, der so gezeugte Embryo unter Umständen jedoch nicht in die Gebärmutter transferiert wird und so – im Sinne einer Zeugung unter Vorbehalt – im Falle einer schweren, genetischen Erkrankung eine gezielte Selektion des Embryos erfolgt. Mit diesem ethischen Problemkreis in unmittelbarem Zusammenhang steht schließlich die Frage, ob die PGD nichts anderes als eine zeitlich vorgezogene PND sei? Diese vier die PGD bestimmenden Fragen sollen im folgenden besprochen und vorläufigen Antworten zugeführt werden.

ESchG und reformierter § 218 StGB – ein Wertungswiderspruch?

Von den Befürwortern der PGD wird auf den Wertungswiderspruch zwischen dem seit 1991 gültigen ESchG und dem am 29. 6. 1995 im Deutschen Bundestag mehrheitlich verabschiedeten § 218 StGB verwiesen. Es könne doch wohl nicht sein, daß dem Embryo in vitro eine höhere Schutzwürdigkeit zuerkannt würde als dem Embryo in vivo, der seit Inkrafttreten der Fristenlösung bis 12 Wochen p. c. nach Pflichtberatung straffrei getötet werden dürfe.

Diese Argumentation greift insofern zu kurz, als der zweite Senat des Bundesverfassungsgerichtes mit seinem Urteil vom 28. 5. 1993 *gegen* den Mehrheitsbeschluß des Deutschen Bundestages vom 27. 7. 1992 erneut festgeschrieben hat, daß der Schwangerschaftsabbruch für die ganze Dauer der Schwangerschaft grundsätzlich als Unrecht, also als rechtswidrig angesehen wird und demgemäß rechtlich verboten bleiben muß. Die im Bundestag beschlossene „reine" Fristenlösung (1992) wurde als Bruch mit der gültigen Verfassung bezeichnet und mit Streichung des Wortes „nicht" (rechtswidrig) die *nicht* rechtswidrige Fristenlösung verworfen und somit dem Leben des Ungeborenen Vorrang vor der Selbstbestimmung der Mutter eingeräumt. Die Bewertung der Abtreibung als grundsätzlich rechtswidrige Tötung menschlichen Lebens wurde erneut festgeschrieben.

Im § 8 Abs. 1 des am 1. 1. 1991 in Kraft getretenen ESchG wird der Rechtsstatus des menschlichen Embryos erneut bestätigt: *„Als Embryo im Sinne dieses Gesetzes gilt bereits die befruchtete, entwicklungsfähige menschliche Eizelle vom Zeitpunkt der Kernverschmelzung an, ferner jede einem Embryo entnommene totipotente Zelle, die sich bei vorliegenden, dafür erforderlichen weiteren Voraussetzungen zu teilen und zu einem Individuum entwickeln vermag."* Die Schutzpflicht des Staates gegenüber dem Embryo „von Anfang an" ist in diesem Rechtsstatus des Embryos begründet. Der Grundgedanke des ESchG ist erneut, das Leben und die Integrität der befruchteten, entwicklungsfähigen menschlichen Eizelle vom Zeitpunkt der abgeschlossenen Kernverschmelzung an strafrechtlich zu schützen. Das heißt auch, es gibt keinen Raum (Zäsur) für die Annahme einer rechtlich ungeschützten Frühphase des Menschen. Handlungen gegen den Embryo in vitro sind danach rechtswidrig und unter Strafe gestellt, während in vivo das Strafgesetz (§ 218 StGB) zugunsten einer Beratunspflicht zurücktritt. Das ESchG gibt darüber hinaus dem Lebensrecht des Embryos grundsätzlich Vorrang vor dem Grundrecht der Forschungsfreiheit.

Die juristische Argumentation beim § 218 StGB basiert auf dem Rechtsstatus der Mutter, der in Konflikt zum Lebensrecht des Embryos oder des Feten treten kann. Danach ist der legale Schwangerschaftsabbruch lediglich wegen Unzumutbarkeit des Austragens der Schwangerschaft für die Mutter *straflos* (keine Rechtfertigung), während z. B. die Verwendung bzw. der Verbrauch von Embryonen für die Forschung oder nach Diagnostik nicht aus einer subjektiven Notlage des einzelnen heraus erfolgt. Das konkurrierende Gut, welches den Konflikt definiert und Straffreiheit begründet, ist nicht die subjektive Not des einzelnen, sondern etwa das gesundheitspolitische Ziel der Allgemeinheit, z. B. die Verbesserung der Ergebnisse der Sterilitätstherapie. Auch zum § 218 StGB, welcher die Nidationsverhütung straffrei läßt, wurde eine Analogie entwickelt. Mit Verzicht auf Strafbewährung der Präimplantationsphase *in vivo* redet der Gesetzgeber nicht der willkürlichen Verfügbarkeit dieser Phase das Wort, sondern er verzichtet nur für eine durchaus besondere Kollision der Rechtsgüter – prinzipielle Schutzwürdigkeit des Embryos und Familienplanung der Frau durch Hormone oder Spirale – während der frühesten Phase der Schwangerschaft auf Strafrechtschutz[5]. Diese Position wird auch durch den Kommentar zum ESchG von *Keller*[6], die sich auf *Deutsch* und *Eser* beziehen, bestätigt und gestützt: *„Bezüglich eines generellen Wertungswiderspruchs zwischen den kategorischen strafbewährten Verboten der Embryonenforschung einerseits, der strafrechtlichen Duldung der Nidationsverhütung und des Schwangerschaftsabbruches andererseits, sind die Unterschiede der jeweiligen Interessenskollisionen zu bedenken. Dem Schwangerschaftsabbruch zugrunde liegt eine aus der symbiotischen Verbindung zwischen schwangerer Frau und ungeborenen Kind erwachsene, höchst persönliche und gegenwärtige Konfliktsituation. Diese Lage läßt sich nicht mit der des Forschers vergleichen, der ohne persönliche Not zur Mehrung seines Wissens und Ansehens um möglicher zukünftiger Vorteile für der Menschheit willen fremdes Leben aufopfern will. Daß die Rechtsordnung darauf verzichtet, schwangere Frauen mit dem Mittel des Strafrechts zu zwingen, Mutter zu werden, taugt deshalb nicht als Argument, dafür dem Forscher Embryonen verbrauchende Experimente zu ermöglichen."*

Es ist wohl davon auszugehen, daß dieser Kommentar nicht nur die verbrauchende Embryonenforschung in die Wertungsdiskussion rückt, sondern auch die aus diagnostischen Gründen gezielte Schaffung eines nicht unter allen Umständen zu transferierenden Embryos in vitro und damit das Problem der Embryo-Selektion.

Persönlich meine ich, daß man zum § 218, der mit Verzicht auf rechtliche Sanktionierung der Präimplantationsphase in vivo die Nidationsverhütung ermöglicht, wohl einen Wertungswiderspruch zum hohen Schutzanspruch des Embryos in vitro sehen kann.

Zusammenfassend ist zu konstatieren, daß zweifellos *zunächst* zwischen der im § 218 a Abs. 2 StGB in der Fassung des Schwangeren- und Familienhilfegesetzes (1992) im Bundestag geregelten und als nicht strafbar und *nicht* rechtswidrig deklarierten Fristenlösung und dem ESchG (1991) ein tiefer Wertungswiderspruch bestand. Dieser wurde erst durch die im Urteil des Bundesverfassungsgerichts wieder hergestellte Rechtswidrigkeit des Schwangerschaftsabbruchs aufgehoben: Die Tötung eines Embryos in vivo ist straffrei und *rechtswidrig*. Die Tötung eines Embryos in vitro ist rechtswidrig und strafbewährt.Bei der Tötung in vivo sieht der Gesetzgeber lediglich wegen einer subjektiven Notlage der Einzelnen nach Pflichtberatung von Strafe ab – ein Konflikt, der beim Embryo in vitro, d. h. in der Hand Dritter (Biologe und/oder Arzt), in der Regel nicht existiert.

Ob bei schwerer genetischer und anamnestischer Belastung der die Straffreiheit im § 218 StGB begründende Konflikt vor einer geplanten Präimplantationsdiagnostik antizipierbar ist und ein Verbot dieser Diagnostik auf diese Weise tatsächlich einen Wertungswiderspruch zum gültigen § 218 a bewirken würde und ob der zurecht aufgebaute besondere Schutz des Embryos in vitro in eng einzugrenzenden und zu beschreibenden Indikationen für eine PGD aufzuheben ist, wird später hinterfragt.

PGD und ESchG

Man kann das durch die Etablierung der PGD neue Machbare mit Blick auf das ESchG gleichsam positivistisch entscheiden und ohne die vorhergehende Prüfung einer etwaigen Kompatibilität fordern, das Gesetz habe sich dem neuen Machbaren anzupassen und sei ggf. zu ändern. Dieser Ansatz ist nach meiner Überzeugung ebenso wenig für das Zusammenleben der Menschen in einer Gesellschaft akzeptabel wie jenes in der ethischen Diskussion um die Fortschritte der assistierten Reproduktion erhobene Postulat: *„Ethics do not stand still, they have to move with technology"*[7].

Sowohl die Bioethik-Kommission des Landes Rheinland-Pfalz unter der Leitung des damaligen Justizministers *P. Caesar*[8], wie auch die Arbeitsgruppe des Wissenschaftlichen Beirates der Bundesärztekammer (BÄK) gingen in ihren Diskussionen von dem in unsrem Land gültigen, den Embryonenschutz regelnden Gesetz aus.

Zunächst ist festzuhalten, daß die IVF mit anschließendem Embryotransfer als ärztliches Standardverfahren zur Behandlung der Sterilität nach Abs. B IV, Nr. 15 in der 1998 überarbeiteten neuen Musterberufungsordnung (MBO) zulässig ist, wenn die nach § 13 MBO maßgebenden Richtlinien der Ärztekammer eingehalten werden.

Die Frage, ob die Präimplantationsdiagnostik, die eine IVF als diagnostische Einstiegstechnik zur Voraussetzung hat, mit dem seit 1. 1. 1991 gültigen ESchG kompatibel ist, wird unter Juristen kontrovers diskutiert. Zunächst geht es um die Frage, ob die PGD ein Verstoß gegen § 2, I ESchG darstellt. Nach diesem Paragraphen ist es verboten, einen extrakorporal erzeugten Embryo zu einem nicht seiner Erhaltung dienenden Zweck zu verwenden. Würde die Diagnostik an einer noch totipotenten Zelle erfolgen, also an einem zum Zweck der Diagnostik klonierten Zwilling, wodurch dieser vernichtet wird, wäre der Tatbestand des § 2, I ESchG erfüllt und die PGD schon von diesem Ansatz her strafrechtlich verboten. Jede Zelle, soweit sie noch Totipotenz besitzt, ist über § 8, I ESchG als Embryo strafrechtlich geschützt. Denn als Embryo im Sinne des § 8 gilt bereits die befruchtete, entwicklungsfähige menschliche Eizelle vom Zeitpunkt der Kernverschmelzung an, ferner jede, einem Embryo entnommene totipotente Zelle, die sich bei Vorliegen der dafür erforderlichen weiteren Voraussetzungen zu teilen und zu einem Individuum entwickeln vermag. Der Schutzbereich des Art. 2, Abs. 2, Satz 1, GG ist also bereits für die befruchtete Eizelle markiert. Erfolgt die Diagnostik nach Entnahme an einer nicht mehr totipotenten Blastomere, die also nach § 8, I. ESchG nicht als „Embryo" geschützt ist, liegt kein Verstoß gegen § 2, I. ESchG im Sinne einer verbrauchenden Forschung vor[9].

Die Frage, ab wann eine aus einer befruchteten Eizelle hervorgehende Zelle ihre Totipotenz verliert, scheint mittlerweile wissenschaftlich eindeutig beantwortet. Dies soll spätestens nach Abschluß des Acht-Zellstadiums des Embryos der Fall sein[10]. Neuere Untersuchungen lassen den Schluß zu, daß wahrscheinlich bereits im Vier-Zellstadium nicht mehr alle Blastomeren totipotent bzw. soweit differenziert sind, daß sie ihre Totipotenz verloren haben. Eine Biopsie im späteren Teilungsstadium ist im Hinblick auf die optimale Chance der Nidation von Nachteil. Je später der Transfer des in Warteposition stehenden „Restembryos" erfolgt, desto schlechter wird die Synchronisation mit der hormonalen Situation der Frau und somit die Chance der Nidation.

Abschließend ist festzustellen, daß mit der PGD an nicht totipotenten Zellen kein Embryoverbrauch erfolgt, vorausgesetzt der „Restembryo" wird aufgrund der genetisch unauffälligen Diagnose im gleichen Zyklus transferiert. Auf den Nichttransfer des Embryos wegen der Feststellung der die PGD indizierten Erkrankung ist später einzugehen.

Im Mittelpunkt der juristischen Diskussion hinsichtlich einer Kompatibilität der PGD mit dem ESchG steht die Frage des Verstoßes, vor allem gegen § 1 I Nr. 2 ESchG. Dort heißt es: „Mit Freiheitsstrafe bis zu drei Jahren oder mit Geldstrafe wird bestraft, wer es unternimmt, eine Eizelle zu einem anderen Zweck künstlich zu befruchten, als eine Schwangerschaft der Frau herbeizuführen, von der die Eizelle stammt." Für *Laufs* ist eine In-vitro-Fertilisation im Sinne einer bedingten Zeugung bzw. unter dem „Vorbehalt der Tötung bei Qualitätsmängeln" unzulässig[11]. In die gleiche Richtung denkt *Beckmann*, wenn er ausführt, daß bei einer IVF zwecks Durchführung einer PGD diese ausschließlich zum Zweck der präimplantatorischen Qualitätskontrolle geschehe und daher gegen § 1 I. Nr. 2 ESchG verstoße[12]. *Ratzel* und *Heinemann* argumentieren dagegen: „Auch wenn feststeht, daß ein belasteter Embryo nicht übertragen werden soll, ist die Verwerfung dieses Embryos doch nicht Ziel der künstlichen Befruchtung bzw. der Weiterentwicklung des Embryos. Die Verwerfung des Embryos ist lediglich als eine dem Täter höchst unerwünschte Nebenfolge oder als ein Fehlschlag gegenüber dem eigentlich erstrebten Ziel, nämlich dem der Herbeiführung der Schwangerschaft, anzusehen." Eine Absicht im Sinne zielgerichteten Wollens liegt nicht vor.

Die durch eine schwer belastete Anamnese betroffenen Eltern entscheiden sich nach eingehender humangenetischer Beratung, die in jedem Falle zu fordern ist, für das Ziel Schwangerschaft. Von Beginn an handeln die Betroffenen in Antizipation des Konflikts mit dem Bewußtsein, daß die IVF mit PGD darauf ausgerichtet ist, eine Schwangerschaft herbeizuführen[9].

Ratzel und *Heinemann* ergänzen diesen Gedankengang mit dem Argument, daß bei jeder IVF der nachfolgende Transfer von Bedingungen abhängt, z. B. körperliche und psychische Befindlichkeit der Frau, pathologische Veränderungen am Embryo, die keine Nidation erwarten oder eine spontane Fehlgeburt prognostizieren lassen etc.:

„Die bloße Inkaufnahme des Untergangs gezeugter Embryonen führt nicht zur Strafbarkeit der künstlichen Befruchtung, so lange das Motiv des Handelns die Herbeiführung der Schwangerschaft ist"[13]. Das Unterlassen eines Transfers bedeutet demnach keinen Embryonenverbrauch, der nach § 2, I einen strafbewehrten Tatbestand darstellen würde und verstößt auch nicht gegen § 1, I Nr. 2. Auch nach Meinung von *Schreiber* und *Schneider* geht aus § 1, I Nr. 2, nicht hervor, daß die Absicht der Herbeiführung einer Schwangerschaft durch die gleichzeitige absichtliche Verfolgung eines anderen Zweckes ausgeschlossen ist.

Zusammenfassend ist festzustellen, daß die PGD bei Entnahme und Diagnostik an einer nicht mehr totipotenten Zelle *nicht* nach § 1 I, Nr. 2 ESchG und § 2, I Nr. 2 verboten und so mit dem seit 1. 1. 1991 gültigen ESchG kompatibel ist.

Status des Embryos und ethische Implikationen

Im Zentrum der ethischen Diskussion steht der Status des Embryos. Die Rechtsordnung geht im ESchG davon aus, daß die Schutzwürdigkeit des Embryos vom Zeitpunkt der Kernverschmelzung an besteht und begründet diese mit den Wertentscheidungen des Grundgesetzes für Menschenwürde und Lebensschutz.

Die Frage ist, ob die PGD die Menschenwürde berührt, nachdem nach unserer Rechtsordnung menschliches Leben bereits mit der Befruchtung unter das Gebot der Achtung der Menschenwürde fällt und daher zu schützen ist. Jede medizinische Diagnostik und Forschung an und mit Embryonen, die – im Sinne einer Einstiegstechnik – durch IVF erst möglich wurde, wirft die Frage nach dem Menschen und dem Menschenbild des Forschers auf. Es geht um den Status dessen, an dem wir handeln. Das Problem liegt also nicht in der Forschung selbst, sondern im „Objekt" der Forschung.

Es stellen sich zwei zentrale Fragen:

- Ab wann ist dem neuen menschlichen Leben „Würde und damit Lebensrecht und Schutz zuzubilligen"?

- Worin liegt die Begründung und wie ist der Umfang der zu gewährenden Grundrechte bemessen?

Naturwissenschaftliche Fakten

Nach *naturwissenschaftlicher Erkenntnis* beginnt neues menschliches Leben mit der Vereinigung des mütterlichen haploiden Chromosomensatzes der Eizelle und des väterlichen haploiden Chromosomensatzes der Samenzelle, d. h. nach Abschluß der Befruchtungskaskade[14]. Diese beginnt mit dem Eindringen eines Spermiums in die Eizelle (Imprägnation) und endet mit der Fusion der Zellkerne (Konjugation). In den Zellkernen liegt nach der ersten Teilung das neue Genom in seiner definitiven Form vor. Mit dem neuen diploiden Genom ist der gegenüber väterlichem und mütterlichem Organismus genetisch neue Mensch konstituiert.

Nach *Braude* beginnt die erste Genexpression zwischem dem Vier- und Acht-Zellstadium[15]. Bis zu diesem Stadium hat die einzelne Blastomere, aus dem Verband herausgelöst, die Fähigkeit, sich zu einem neuen Embryo zu entwickeln. Der Vorgang ist identisch mit der spontanen Bildung eines eineiigen Zwillings. Das bedeutet, daß in dieser frühen Phase der Entwicklung die einzelnen Zellen des Embryos noch totipotent sind.

In der Diskussion um den *Beginn der Schutzwürdigkeit* beziehen sich einzelne auf diese Möglichkeit der Zwillingsbildung und meinen, daß der Terminus à quo *personaler* menschlicher Existenz frühestens mit dem Ende der orthischen Teilbarkeit gegeben sein kann. So stellt auch *Fuchs* fest: *„So lange Zellen noch teilbar sind, können sie nicht schon menschliches Individuum und Person sein, diese Möglichkeit besteht aber gemäß der Biologie im allgemeinen bis zum 14. Tag"*[16]. Für *Fuchs* wäre die Eliminierung des Embryos in diesem frühen Stadium oder die Verhinderung der Implantation nicht tötender Abortus, könnte jedoch nur aus wichtigen Gründen gestattet sein; sie stände zwischen Empfängnisverhütung und Schwangerschaftsabbruch. Die „Individuation" nach der ersten Zellteilung wäre danach potentielles, aber nicht zwangsläufig in jedem Falle individuelles menschliches Leben, wenngleich auch im Regelfalle die damit ausgelöste Dynamik für die individuelle Menschwerdung bestimmend ist. In philosophischem Sinne besagt Individualität, daß etwas nicht mehr auf kleinere Einheiten rückführbar ist, ohne daß es seine Qualität verliert. Diesen Gedanken führte *Wuermeling* konsequent fort und zeigte auf, daß biologisch die Teilung eines frühen Embryos keine Aufteilung in kleinere Einheiten, sondern eine Form der Lebensäußerung „Vermehrung" darstellt[17]. So auch *Rager: „Wenn aus einem Individuum mehrere Individuen hervorgehen können, wie das bei jeder Zellteilung der Fall ist, so folgt daraus, daß das ursprünglich eine Individuum die Möglichkeit für eine Mehrzahl für Individuen in sich trägt"*[18]. Der Zeitpunkt des Ungeteiltsein des Embryos erweist sich danach als unzureichend zur Definition des Beginns individuellen menschlichen Lebens.

Über die Frage des Beginns menschlichen Lebens in naturwissenschaftlicher Sicht besteht Konsens. Die Frage nach dem Beginn personalen Lebens ist mit den Denkkategorien der Naturwissenschaft nicht zu denken. Es geht hierbei nach meiner Überzeugung um die Einführung eines Wertaxioms: Ob und inwieweit wir neuem artspezifischen und in seiner Potentialität auf personales Leben hin angelegten Leben Wertschätzung und damit Schutzwürdigkeit zuerkennen und vor allem, wie absolut wir diese setzen.

Schutzwürdigkeit des Embryos

So besteht auch ein weitgehender Konsens darüber, daß sich die Schutzwürdigkeit des Embryos auf seine Natur als früheste Form einer individuellen menschlichen Existenz gründet. Ebenso besteht weitgehend Übereinstimmung darüber, daß die Schutzwürdigkeit des Embryos mit der Bildung des Genoms beginnt, wenngleich einzelne für den Umfang der Schutzwürdigkeit und damit des Rechtsschutzes terminologische Abstufungen – Zygote, Konzeptus oder Präembryo – einführen, um hiermit im Falle einer gebotenen ethischen Güterabwägung auch Abstufungen des Rechtsschutzes einzufordern. In Art. 2 Abs. 2 S. 1 des GG ist verankert: *„Das Leben des Menschen ist von Anfang an in seinen Schutz genommen."*

Bei der Bemessung des *Umfangs der Schutzwürdigkeit* menschlicher Embryonen sind wir heute im nationalen und vor allem im internationalen Dialog mit zwei Positionen konfrontiert. Die einen anerkennen das Lebensrecht und den Schutz im umfassenden Sinne kategorisch an, was jede Güterabwägung hinsichtlich eines Ziels – auch von hohem medizinischen Range – ausschließt. Die anderen relativieren in grundsätzlicher Anerkennung des Lebensschutzes dieses Prinzip im Sinne einer Güterabwägung auf Zwecke hin, was nach sorgfältiger Prüfung eines nachgewiesenen hochrangigen Zieles eine Forschung an und mit Embryonen zuläßt. Diese Position beruft sich auf die „prozeßhafte" Verwirklichung individuellen personalen Seins in Realisierungsstufen (Abschluß der zellulären Totipotenz, Möglichkeit zur Mehrlingsbildung etc.)und plädiert daher für einen diesen Stufen entsprechenden abgestuften Rechtsschutz.

Die Menschenrechtskonvention zur Biomedizin des Europarats von 1997 („Bioethik-Konvention") verbietet in Artikel 18, 2 die Herstellung von Embryonen zu Forschungszwecken. Art. 18, 1 fordert von den Mitgliedstaaten, in denen Embryonenforschung zugelassen ist, die Gewährleistung eines „angemessenen Schutzes" des Embryos. Ein explizites Verbot zur verbrauchenden Forschung an Embryonen, die im Deutschen Embryonenschutzgesetz strafrechtlich untersagt ist, enthält die Regelung in 18,1 nicht, doch betrachtet sie den Embryo als schützenswertes Rechtsgut und schiebt die Beweislast für den Nachweis „angemessenen Schutzes" dem nationalen Gesetzgeber zu[19].

Die Richtlinien zur Forschung an frühen menschlichen Embryonen des Wissenschaftlichen Beirats der Bundesärztekammer[20], wie auch der Bericht der Benda-Kommission[21], hatten sich für ein „grundsätzliches" Verbot der Erzeugung von Embryonen zu Forschungszwecken ausgesprochen. Dieses bedeutete kein kategorisches Nein. Einigkeit bestand darüber, daß über etwaige Ausnahmen – ohne daß seinerzeit die Präimplantationsdiagnostik speziell im Blick war –, sofern überhaupt zulässig, die zentrale Kommission der Bundesärztekammer zu entscheiden hätte. Das Votum der Benda-Kommission bezog sich, wie jenes der Max-Planck-Gesellschaft und der DFG, vor allem auf die etwaige Zulassung einer Forschung an überzähligen Embryonen.

Im Zentrum der ethischen Diskussion über die PGD steht die Tatsache, daß der während der Diagnostik in Warteposition befindliche Embryo wegen seines Geschädigtseins selektiv „stehengelassen" und so dem Untergang preisgegeben wird.

Konkret auf die PGD abgestellt heißt daher die Frage, ob mit Rücksicht auf die gesundheitlichen und/oder sozialen Lebensinteressen der Mutter die Schutzwürdigkeit einer positiven Güterabwägung unterworfen werden darf und daraus ein abgestufter Rechtsschutz resultiert.

Wie bei der konventionellen PND gibt es bei Einsatz der PGD Argumente *für* wie auch *gegen* deren Anwendung. Die im Thesenpapier der Bioethik-Kommission des Landes Rheinland-Pfalz aufgeführten Pro- und Kontra-Argumente im Umgang mit der Präimplantationsdiagnostik sind in Tab. 1 zusammengefaßt.

Die Argumente definieren den Interessenkonflikt, in den dieser medizinische Fortschritt das betroffene Paar, die betreuuenden Ärzte und die Gesellschaft stürzt. So-

Tab. 1   Argumente pro und kontra für die Anwendung der PGD an nicht totipotenten Zellen*

Pro	Kontra
Wunsch des Paares mit starker genetischer Belastung auf ein gesundes Kind	Bewertung embryonalen menschlichen Lebens unter dem Aspekt eventuell gezielter Selektion
Psychische und physische Belastung durch späten Schwangerschaftsabbruch nach „Schwangerschaft auf Probe"	Entscheidung zur Selektion u. U. leichter in vitro als später in vivo-Reduktion der Ehrfurcht vor dem menschlichen Leben
Diagnose einer genetischen Störung des Embryos *vor* Eintritt der Schwangerschaft	Öffnung zur allgemeinen Akzeptanz und Anspruch auf das „Kind nach Maß" – Dammbruch zur Eugenik
	Diskriminierung von Leid und Behinderung. Rückzug der Solidargemeinschaft
	Eventuell Verminderung der Lebenschance des „Restembryos"durch diagnostische Manipulation

* in gekürzter Form nach Bioethik-Kommission des Landes Rheinland-Pfalz (1999)

wohl die Pro- wie auch die Kontra-Argumente sind von hohem Gewicht und lassen hinsichtlich der ethischen Zulässigkeit der PGD keine Rangordnung zu. Der Interessenskonflikt wird bestimmt durch die Interessen der betroffenen Paare, den Therapieauftrag der behandelnden Ärzte, den in Art. 2 Abs. 2 S. 1 des Grundgesetzes verankerten anerkannten Status des Embryo und den daraus abgeleiteten Lebensschutz „von Anfang an". Eine klare ethische Lösung des Konflikts ist nur über den Verzicht auf eine weitere Schwangerschaft möglich. Ob der Gesetzgeber mit Rücksicht auf die Interessenskollision eine derartige persönliche Entscheidung verlangen kann, ist zumindest fraglich. Im Zentrum der ethischen Abwägung steht die Frage, ob das für ein friedliches Zusammenleben einer Gesellschaft höchste Gut, nämlich die Achtung des Lebensrechts von Anfang an, in Anerkennung der Antizipation des etwaigen Konfliktes relativiert und eine PGD zugelassen werden darf. Das Lebensrecht würde nicht generell in Frage gestellt und menschliches Leben nicht generell wegen seiner genetischen Schädigung als lebensunwertes Leben zur Disposition gestellt.

Dies setzt voraus, daß die PGD nur für Paare zugelassen wird, die um ihr Risiko der Weitergabe einer unheilbaren genetischen Krankheit wissen und mit Hilfe der Präimplantationsdiagnostik eine Schwangerschaft auf Probe mit Spätabbruch vermeiden wollen.

Man kann einwenden, daß hierbei die Befürwortung der PGD über den ethisch zumindest fragwürdigen Ansatz einer PND nach Schwangerschaft auf Probe versucht wird. Nach *Hanak* verbietet jedenfalls das geltende Recht der Frau nicht, das Risiko eines kranken Kindes unter den Vorbehalt einer gesetzlichen Korrektur zu stellen[22]. Zugegeben, im ethischen Diskurs ist diese, die Tötung bzw. „Stehenlassen" oder „Aussondern" in das Therapiekonzept einbeziehende Handlungsweise anders zu beurteilen, als wenn die Patientin durch die PND in Not und Panik gerät und der Abbruch nach § 218 a Abs. 2 die Not wendet[15]. Aber für ein Hochrisikopaar ist der Konflikt auch ohne Schwangerschaft antizipierbar, vergleichbar jenem Paar, das erst durch die PND in einen Konflikt gestürzt wird. In der geistigen Vorwegnahme des zu erwartenden schweren Konflikts nimmt das Hochrisikopaar beim Wunsch nach einer PGD das auch nicht vollkommen risikofreie Verfahren der IVF auf sich. Unstrittig ist, daß ein später Schwangerschaftsabbruch für die Betroffenen wie auch für den tötenden Arzt psychisch und körperlich eine außerordentliche Belastung darstellt.

Die Anerkennung und Zulassung der PGD in streng definierten Indikationsbereichen ist mit Blick auf die Handhabung der PND nur über eine Güterabwägung bzw. in Anerkennung des kleineren anstelle des größeren Übels möglich.

Dem schwerwiegenden Argument gegen eine Zulassung der PGD, nämlich der Öffnung einer weiteren Tür zur Selektion und einem Dammbruch hin zur verbrauchenden Embryonenforschung ist durch die gesetzgeberische Festlegung auf engumschriebene Sonderfälle entgegenzuwirken. Diesem Ziel dienen u. a. die von der Arbeitsgruppe des Wissenschaftlichen Beirats der BÄK vorgelegten Vorschläge von Richtlinien für die Anwendung der PGD. Die Tatsache, daß die Pro-Argumente einer Einführung der PGD identisch sind mit jenen seinerzeit für die Einführung der PND vorgebrachten Begründungen zur Bewertung von PND und PGD führen zur Diskussion der beiden Verfahren.

PGD und PND

Die PGD kann nicht, wie vielfach geäußert, schlichtweg als eine vorverlegte PND angesehen werden. Zunächst hat die PGD das mit körperlichen und seelischen Risiken für die Mutter behaftete Verfahren der In-vitro-Fertilisation – hormonelle Stimulation, Follikelpunktion und IVF – zur Voraussetzung. Darüber hinaus weist die PGD, wie aus den Pro- und Kontraargumenten ablesbar, eine andere ethische Handlungsqualität auf: Die konventionelle PND hat – in der Regel – nicht primär einen selektiven oder sogar eugenischen Ansatz. Im Zentrum der PND steht der informative, über Beratung nicht selten lebenserhaltende und zunehmend auch intrauterin-therapeutische Ansatz. Pränataldiagnostik mit einem primär und ausschließlich selektiven Ansatz ist ethisch fragwürdig – wenn wohl rechtlich zulässig[22]. Der Gesetzgeber hat die „embryopathische Indikation" zum Schwangerschaftsabbruch im reformierten § 218 StGB gerade deshalb gestrichen und deren Inhalte in der medizinischen Indikation „versteckt"[23], da er aus der Gesetzessystematik jeden selektiven Ansatz bzw. jedes Urteil über Lebenswert und Lebensunwert nehmen wollte, – was jedoch, wie von mir mehrfach gezeigt, utopisch ist. Die PND ist heute ein Verfahren, durch das die Eltern unerwartet in Not und Panik geraten, und der Abbruch der Schwangerschaft ohne primär selektiven Ansatz, d. h. ohne bereits vor der Empfängnis antizipierten Konflikt erfolgt. Es ist jedoch unbestreitbar, daß mit der Entwicklung immer subtilerer Verfahren der PND in der Gesellschaft das Bewußtsein über die Möglichkeit der Selektion menschlichen Lebens hin zum Anspruch auf das unbehinderte Kind gewachsen ist, auch wenn der Gesetzgeber diesen selektiven Ansatz durch die Subsumierung in die mütterlich-medizinische Indikation verstecken oder verneinen wollte.

Die klinische Wirklichkeit läßt uns immer wieder erleben, wie Paare im Wissen um die medizinischen Möglichkeiten der PND, z. B. bei Bestehen eines deutlich erhöhten Altersrisikos für die Empfängnis eines Kindes mit Down-Syndrom eine „Schwangerschaft auf Probe" anstreben, erleben und nach „positiver" PND den Schwangerschaftsabbruch durchführen lassen. Man kann mit Hilfe der PND die Geburt eines gesunden Kindes gleichsam erzwingen, indem man aufeinanderfolgende Schwangerschaften so lange abbricht, bis ein nachweislich gesundes Kind empfangen wird.

In diesen Fallkonstellationen wird der Konflikt auf dem Boden der Autonomie der Mutter und der ihr durch ein krankes Kind nicht zumutbar erscheinenden Belastung für die Phase nach der Geburt gleichsam antizipiert. Die Antizipation dieses schweren Konfliktes erfolgt für Eltern eines genetisch und auf den Tod hin schwer erkrankten Kind aus der erlebten Wirklichkeit. Aufgrund der anamnestischen Erfahrung eines genetisch schwerkranken Kindes steht das Lebensrecht des Embryos bzw. Feten gegen eine antizipierte gesundheitliche Gefährdung der zukünftigen Mutter und bewirkt so eine Analogie von Embryoselektion in vitro nach PGD und Schwangerschaftsabbruch nach PND, da ... *„die real existierende Schwangerschaft für das Bestehen des Konfliktes nicht konstitutiv ist"*.[24] Es gibt demnach nicht nur die unter Vorbehalt stehende (bedingte) Zeugung, sondern im Hinblick auf die Möglichkeiten der PND auch die unter Vorbehalt stehende Schwangerschaft. Bei diesem Ansatz ist die PGD tatsächlich eine zeitlich vorverlegte PND – mit anders gearteten und derzeit höheren medizinischen Risiken.

Nimmt man diese medizinische Wirklichkeit zur Kenntnis und bejaht in bestimmten Fallkonstellationen die aufgezeigte Analogie von PND zu PGD, dann ist in einem zu erwartenden Fortpflanzungsmedizingesetz die PGD nur dann strafrechtlich zu verbieten, wenn auch eine „Schwangerschaft auf Probe" *expressis verbis* als ein Verstoß gegen § 218 a Abs. 2 geahndet wird. Anderenfalls bestünde ein Wertungswiderspruch zwischen § 218 a Abs. 2 und ESchG, wobei die Beweisführung für eine „illegale Schwangerschaft auf Probe" mit Abbruch der Schwangerschaft wohl sehr schwierig sein dürfte.

PGD: In Deutschland nicht erlaubt – aber notwendig?

Der Bedarf und die klinische Notwendigkeit einer PGD sind kein ethisches Argument. Der Zweck bzw. das Ziel heiligt nicht das Mittel. Im Zentrum der ethischen Pro- und Kontra-Diskussion steht der Status des Embryo. In der Präambel des Vorschlags einer Richtlinie zur PGD hat die Kommission des Wissenschaftlichen Beirates der BÄK die Frage, ob es sich bei „positiver" PGD und dem von diesem Ergebnis abgeleiteten Nichttransfer des Embryos um eine Ausnahme vom Tötungsverbot handelt – z. B. vor dem Hintergrund eines abgestuften Schutzkonzepts, oder ob keine Tötung vorliegt, nicht abschließend beantwortet und eine weitere rechtliche Diskussion und ethische Würdigung gefordert. Der Richtlinienvorschlag wird als wichtiger Beitrag zu dieser notwendigen Diskussion verstanden und soll „dazu dienen, eine sachgerechte Regelung herbeizuführen"[25].

In Berücksichtigung des sehr ernst zu nehmenden Kontra-Arguments eines mit Zulassung der PGD eintretenden Dammbruchs hält die Kommission des Wissenschaftlichen Beirates der BÄK, wie die Bioethik-Kommission des Landes Rheinland-Pfalz, die PGD nur unter eng gefaßten Voraussetzungen für zulässig. Ein Wertungswiderspruch zum EschG § 1 I Nr. 2 EschG und § 2 I wird nicht erkannt.

In dem Vorschlag der Richtlinien wird unmißverständlich gefordert, daß mit der PGD keine eugenischen Ziele verfolgt werden dürfen. Keine Indikation für eine PGD sind insbesondere

• die Geschlechtsbestimmung ohne Krankheitsbezug,

• das Alter der Eltern,

• eine Sterilitätstherapie durch assistierte Reproduktion.

Der Vorschlag beschreibt die Zulassungsbedingungen für die PGD mit den berufsrechtlichen Voraussetzungen, gibt Anweisungen für das Antragsverfahren an die bei der Landesärztekammer gebildete Kommission, die ihr Ergebnis der der Bundesärztekammer assoziierten Kommission mitteilt. In dieser „Kommission Präimplantationsdiagnostik" sollen die Disziplinen Humangenetik, Gynäkologie, Andrologie, Pädiatrie, Ethik und Recht vertreten sein.

Neben der Festlegung der fachlichen, personellen und technischen Voraussetzungen sind in einem Kapitel „Durchführungsbedingungen" die Richtlinien über Aufklärung, Beratung, Einwilligung, Gewinnung von Blastomeren, Transfer und Nichttransfer von Embryonen sowie die Verfahrens- und Qualitätskontrolle beschrieben.

Literatur

[1] *Edwards, R. G.:* Maturation in vitro of human ovarian oocytes. Lancet *II:* 926 (1965).

[2] *Ludwig, M., S. Al Hasani, K. Diedrich:* Präimplantationsdiagnostik, „Preimplantation genetic diagnosis" (PGD). In: *Diedrich, K.* (ed.): Weibliche Sterilität, Ursachen, Diagnostik und Therapie. Heidelberg 1998.

[3] *Handyside, A. H., J. G. Lesko, J. J. Tarin, R. L. M. Winston, M. Huges:* Birth of a normal girl after in vitro fertilization and preimplantation diagnostic testing for cystic fibrosis. NEJM *327:* 905 (1992).

[4] *Ludwig, M., K. Diedrich:* Die Sicht der Präimplantationsdiagnostik aus der Perspektive der Reproduktionsmedizin. Ethik Med. *11:* 38 (1999).

[5] *Laufs, A.:* Zur rechtlichen Problematik der Fortpflanzungsmedizin. Geburtsh. u. Frauenheilk. *49:* 606 (1989).

[6] *Keller, R., H.-L. Günter, P. Kaiser:* Embryonenschutzgesetz. Kommentar zum Embryonenschutzgesetz. Stuttgart 1992.

[7] *Edwards, R. G.:* European bioethics conference on human embryo and research. Mainz 7.–9. 11. 1988.

[8] *Caesar, P.:* Bericht der Bioethikkommission des Landes Rheinland-Pfalz. Präimplantationsdiagnostik – Thesen zu den medizinischen, rechtlichen und ethischen Problemstellungen. Ministerium der Justiz Rheinland-Pfalz 1999.

[9] *Schreiber, H.-L., S. Schneider:* Embryonenschutzgesetz und Präfertilisations- bzw. Präimplantationsdiagnostik – offene Auslegungsfragen. DFG-Symposium, Köln 6. 9. 1999.

[10] *Beier, H. M.:* Die Phänomene Totipotenz und Pluripotenz: Von der klassischen Embryologie zu neuen Therapiestrategien. Reproduktionsmed. *15:* 190 (1999).

[11] *Laufs, A.:* Fortpflanzungsmedizin und Arztrecht 79 (1992).

[12] *Beckmann, R.:* Rechtsfragen der Präimplantationsdiagnostik. ZfL. *2:* 65 (1999).

[13] *Ratzel, K., N. Heinemann:* Zulässigkeit der Präimplantationsdiagnostik. Nach Abschnitt D.IV Nr. 14, Satz 2 (Muster-)Berufsordnung – Änderungsbedarf? Der Gynäkologe *4:* 364 (1998).

[14] *Beier, H. M.:* Die molekulare Biologie der Befruchtungskaskade und der beginnenden Embryonalentwicklung. Annals of Anatomy *174:* 491 (1992).

[15] *Braude, P. R.:* Gene activity in early human development. Hum. Reprod. 2, Suppl. 1 (1987).

[16] *Fuchs, J.:* Seele und Beseelung im individuellen Werden des Menschen. Stimmen der Zeit *207:* 522 (1989).

[17] *Wuermeling, H.-B.:* Rechtspflichten der Schwangeren für das neugeborene Kind? Symposium Bamberg 16.–18. 3. 1990.

[18] *Rager, G.:* Zur Frage der Individualität und Personalität des Ungeborenen. In: *Berg, D., H. Hepp, R. Pfeiffer, H.-B. Wuermeling* (eds.): Würde, Recht und Anspruch des Ungeborenen. München 1992.

[19] *Honnefelder, L.:* Bioethik in Europa. Orientierungslinien und Desirate – Thesen – Tagung der Kath. Akademie in Bayern 27. 11. 1998.

[20] Bundesärztekammer: Richtlinien zur Forschung an frühen menschlichen Embryonen. Dtsch. Ärztebl. *50:* 3757 (1985).

[21] Benda-Kommission: Bericht zur In-vitro-Fertilisation, Genomanalyse und Gentherapie. München (1986).

[22] *Hanak, E.-E.:* Zum Schwangerschaftsabbruch aus sog. kindlicher Indikation als Grenzproblem. In: *Hauser R., J. Rehberg, G. Stratenberth* (eds.): Gedächtnisschrift für Peter Noll. Zürich 1984.

[23] *Hepp, H.:* Pränatalmedizin – Anspruch auf ein gesundes Kind? Januskopf medizinischen Fortschritts. Jahres- und Tagungsbericht der Görresgesellschaft p. 75 (1997).

[24] *Woopen, C.:* Präimplantationsdiagnostik und selektiver Schwangerschaftsabbruch. Zur Analogie von Embryonenselektion in vitro und Schwangerschaftsabbruch nach Pränataldiagnostik im Rahmen der medizinischen Indikation des § 218 a, Abs. 2 StGB aus ethischer Perspektive. Zeitschrift M. Ethik *45:* 3 (1999).

[25] Diskussionsentwurf zu einer Richtlinie zur Präimplantationsdiagnostik. Deutsches Ärzteblatt *97:* A-525 (2000).

Anschrift des Verfassers:
Prof. Dr. med. Hermann Hepp
Klinikum Großhadern
Frauenklinik und Geburtshilfe
Marchioninistraße 15
81379 München

Präfertilisationsdiagnostik: Ein Ausweg aus dem rechtlichen Dilemma

E. Schwinger, Diana Tomi

Das Spektrum pränataler invasiver Untersuchungsmöglichkeiten hat sich in den letzten 20 Jahren ausgeweitet. War in den 70er Jahren eine pränatale Chromosomendiagnostik oder beginnende molekulargenetische Diagnostik nur nach Amniozentese und Amnionzellkultur möglich, begann in den 80er Jahren die Diagnostik an Chorionzotten zunächst aus dem ersten Trimenon. Später konnten diese Untersuchungsmöglichkeiten an Chorionzotten auch auf spätere Schwangerschaftsabschnitte ausgedehnt werden. Auch die Benutzung von fetalen Blutzellen nach fetaler Blutentnahme für chromosomale oder molekulargenetische Untersuchungen ist in einzelnen Zentren relativ risikoarm möglich. Präimplantationsdiagnostik oder Präfertilisationsdiagnostik gehört zur Zeit in Deutschland nicht zum Spektrum vorgeburtlicher Untersuchungen zum Ausschluß spezieller kindlicher genetischer oder chromosomaler Risiken (Tab. 1).

Präimplantationsdiagnostik oder *Preimplantation Genetic Diagnosis* (PGD) ist eine genetische Diagnostik an frühesten embryonalen Zellen vor der Implantation des Embryos. Diese spezielle Art einer vorgeburtlichen Diagnostik wird in Deutschland zur Zeit nicht durchgeführt, da auch für Untersuchungen von nicht mehr totipotenten Zellen, die Bestimmungen des Embryonenschutzgesetzes unterschiedlich diskutiert werden.

Mit Verschmelzung des mütterlichen und väterlichen Vorkerns entsteht entsprechend der Definition des Embryonenschutzgesetzes ein Embryo, vorher liegt dieser nicht vor. Insofern werden Untersuchungen vor Verschmelzung der beiden Vorkerne, z. B. an Polkörperchen, vom Embryonenschutzgesetz nicht berührt. Die hierfür eingeführten Begriffe „Präfertilisationsdiagnostik"[1] oder wie im Englischen *„preconception diagnosis"*[2] für eine Diagnostik vor der Vorkernverschmelzung versuchen, dieser Abgrenzung Rechnung zu tragen. *Woopen* weist darauf hin, daß der Unterschied, ob eine einzelne Zelle untersucht wird oder Zellen eines Embryos auch unterschiedliche ethische Wertungen nach sich ziehen können. Diese gesamte Problematik scheint vor allem in Deutschland diskutiert zu werden, da nur hier auch rechtlich unterschiedliche Tatbestände resultieren. Ob man bei einer künstlichen Befruchtung einer Eizelle von einer „Konzeption" sprechen kann, müßte allerdings kritisch erörtert werden. Im folgenden wird der Begriff der Präfertilisationsdiagnostik für die Diagnostik am Polkörperchen verwendet, da entsprechend der Definition des Embryonenschutzgesetztes die Fertilisation zum Zeitpunkt des Ausstosses des ersten und zweiten Polkörperchens nicht abgeschlossen ist.

Pränatale Diagnostik, Präimplantationsdiagnostik und Präfertilisationsdiagnostik haben zum Ziel, Risiken für spätere kindliche Erkrankungen, die bedingt sind durch spezielle Situationen der Eltern, zu erkennen. Die Eltern sollen durch diese Untersuchungen eine Entscheidungsoption für oder gegen eine Schwangerschaft oder ein Kind erhalten. Während Pränataldiagnostik in einer Schwangerschaft erfolgt und die Eltern sich entscheiden können zwischen Austragen der Schwangerschaft oder Schwangerschaftsabbruch, kann bei einer Diagnose *vor* der Implantation oder *vor* Fertilisation eine Entscheidung ohne Schwangerschaftsabbruch erfolgen. Im Rahmen der Präfertilisationsdiagnostik wird bei auffälligem Befund eine Oozyte im Vorkernstadium nicht

Tab. 1 Spektrum pränataler, invasiver Diagnosemöglichkeiten	Tab. 2 Nachteile der Polkörperchendiagnostik
Präfertilisations-/Präkonzeptionsdiagnostik Präimplantationsdiagnostik Diagnostik an Chorionzotten aus dem ersten Trimester (CVS I) Diagnostik an Amnionzellen (AC) Diagnostik an fetalen Blutzellen Diagnostik an Chorionzotten aus dem zweiten und dritten Trimester	technische Schwierigkeiten nur mütterliches Genom beurteilbar Möglichkeit von Fehldiagnosen durch *crossing over*

weiter entwickelt und bei der PGD ein frühester Embryo nicht transferiert. Es sei nochmals betont, daß PGD zur Zeit in Deutschland nicht durchgeführt wird. Für alle diese unterschiedlichen Diagnosearten – auch für die Pränataldiagnostik – gilt, daß sie möglichst nach einer genetischen Beratung auf der Basis einer individuellen autonomen Entscheidung der Ratsuchenden eingeleitet werden und keine Untersuchungen im Rahmen von Screening-Programmen sein können. Besonders hohe Anforderungen an die Rahmenbedingungen und insbesondere an die Beratung mit Abwägung von genetischen Risiken und den Problemen und Risiken der Untersuchungsmethode sind an PGD und Präfertilisationsdiagnostik zu stellen.

Die Entnahme von einer oder zwei Zellen der Blastomere oder der Entnahme von mehreren Zellen der Blastozyste wird im Ausland zur Praktizierung einer Präimplantationsdiagnostik durchgeführt. Diese Untersuchungen werden seit 1997 durch ein Konsortium dokumentiert und die Ergebnisse werden publiziert[3]. Bei einer Präimplantationsdiagnostik kann sowohl der embryonale Chromosomensatz als auch väterliche und mütterliche Veränderungen eines Gens des eventuell heranwachsenden Kindes bestimmt werden.

Nachteilig ist, daß bei der Polkörperchendiagnostik prinzipiell nur indirekt eine mütterliche Genveränderung oder der halbe mütterliche Chromosomensatz in der Oozyte bestimmt werden kann und daß es neben technischen Schwierigkeiten auch die biologische Möglichkeit von Fehldiagnosen durch genetischen Austausch zwischen homologen Chromosomen (sogenanntes *crossing-over*) geben kann. Vor der Reduktionsteilung im Verlauf der Oozyten- und Samenreifung verdoppelt sich zunächst der Chromosomensatz, so daß 92 Chromatiden vorliegen. Die einzelnen Chromosomen paaren sich homolog, hierbei kann es zum Austausch von homologen Chromosomenabschnitten kommen. In der ersten meiotischen Reifeteilung werden dann die homologen Chromosomen getrennt und auf die Tochterzellen verteilt (Tab. 2).

Betrachten wir den Fall, daß eine gesunde Frau auf einem Chromosom 7 eine Genveränderung trägt, die, wenn eine solche Mutation auf beiden Chromosomen 7 vorliegt, zur Mukoviszidose führt. Sie hat bereits ein Kind mit Mukoviszidose bekommen. Bei ihrem gesunden Ehemann wurde ebenfalls eine Mutation in diesem Gen gefunden. Bei ihrem betroffenen Kind hatten sich die beiden Chromosomen mit den Genveränderungen kombiniert. Ohne eingetretenes Crossing-over liegt dann in der Oozyte nach der ersten Reduktionsteilung auf beiden Chromatiden entweder die normale genetische Information oder der Gendefekt vor und im Polkörperchen entsprechend umgekehrt. Wenn aber ein Crossing-over eingetreten ist, kann in der Oozyte auf dem einen Chromosom die normale genetische Information und auf dem anderen Chromatid der Gendefekt vorliegen, entsprechendes gilt für das Chromosom im Polkörperchen.

Das kann dazu führen, daß man bei Untersuchung des Polkörperchens sowohl das Normalallel als auch das defekte Allel nachweist. Nun gibt es bei der Amplifikation mittels PCR von einzelnen Zellen oft ein sog. *allelic drop out*. Hierbei wird ein Allel nicht im Rahmen der PCR amplifiziert. Wenn eine solche Situation in dem beschriebenen Fall eintritt, kann, wenn das Normalallel ausfällt, vorgetäuscht werden, daß im Polkörperchen nur der chromosomale Abschnitt mit dem Gendefekt vorliegt. Man würde aus einem solchen Befund fälschlicherweise schließen, daß in der Oozyte das normale Allel vorhanden ist. Wie häufig solche Fehlermöglichkeiten entstehen können, ist derzeit unklar. Wenn auch das zweite Polkörperchen untersucht werden kann, kann diese Fehlermöglichkeit erheblich vermindert werden.

In den USA werden vor allem in einem Zentrum Präfertilisationsuntersuchungen in großem Umfang durchgeführt[4]. Leider gibt es für diese Untersuchungen noch keine zentrale Dokumentation, so daß eine genaue Übersicht über die durchgeführten Präfertilisationsdiagnosen nicht zu erhalten ist und insbesondere Angaben zu den genannten Fehlermöglichkeiten nicht vorliegen.

Nur das mütterliche Genom oder der mütterliche Chromosomensatz kann durch Präfertilisationsdiagnostik untersucht werden. Insofern kann nur im Fall von X-gebundenen rezessiv verursachten Erkrankungen, mütterlichen Chromosomentranslokationen oder autosomal rezessive Erkrankungen, diese Art der Diagnostik versucht werden (Tab. 3).

Beispiele hierfür sind z. B. die autosomal rezessiv verursachte Mukoziszidose oder der Morbus Tay-Sachs, oder geschlechtsgebunden rezessiv vererbte Erkrankungen wie die Muskeldystrophie Duchenne, das Lesh-Nyhan-Syndrom oder das fragile X-Syndrom (Tab. 4).

Voraussetzung für die molekulargenetische Untersuchung von Einzelzellen ist eine sichere Technik. Man kann spezifische Abschnitte der DNA aus einer Zelle mittels PCR amplifizieren und Mutationen erkennen. Wir bevorzugen eine unspezifische Amplifizierung der gesamten DNA einer Zelle mit zufällig ausgewählten Penta-Deka-Nukleotiden als Primer. Mittels dieser Technik können unterschiedliche DNA-Abschnitte einer einzelnen Zelle untersucht werden. Auf diese Weise können z. B. unterschiedliche Exons im großen Muskeldystrophie-Duchenne-Gen auf Mutationen hin beurteilt werden. Wir haben zur Evaluation dieser Technik am Polkörperchen intragenische DNA-Polymorphismen im Mukoviszidose-Gen zunächst nach Amplifikation von DNA aus einzelnen Fibroblasten und dann aus Polkörperchen getestet.

Wir sind der Ansicht, daß man bei sehr vorsichtigem Vorgehen (zunächst Testung der vorliegenden Mutation anhand von amplifizierter DNA aus einzelnen Fibroblasten der Frau) für einzelne genetisch bedingte Erkrankungen eine Polkörperchen-Diagnostik mit hinreichender Sicherheit anbieten kann. Wegen der Möglichkeit eines *allelic drop*

Tab. 3 Mögliche gezielte Untersuchungen an Polkörperchen im Rahmen der Präfertilisationsdiagnostik

X-gebundene rezessiv verursachte Erkrankungen
Mütterliche Chromosomentranslokation
Autosomal rezessive Erkrankungen (Frau ist Anlageträgerin)

Tab. 4 Krankheiten, für die eine Präfertilisationsdiagnostik in Frage kommt

Mukoviszidose
Morbus Tay-Sachs
Muskeldystrophie Duchenne
Lesch-Nyhan-Syndrom
Fragile-X-Syndrom

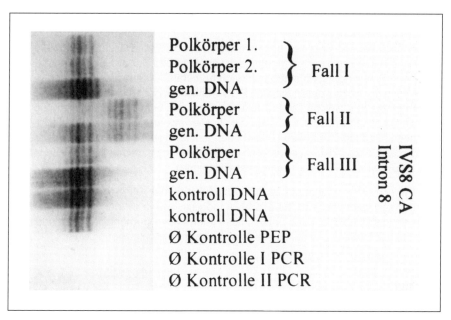

Abb. 1 Elektrophoretische Auftrennung genomischer DNA und der DNA aus Polkörperchen nach „primer extension preamplification" (PEP) und PCR für polymorphe Marker innerhalb des Mukoviszidose-Gens sowie Kontrollen. Polyacrylamid-Gel und Silberfärbung. Im Fall 2 sind beide Allele des Markers im Polkörperchen amplifiziert. Es liegt entweder eine Verunreinigung oder ein „crossing over" vor. Fall 1 ist heterozygot (die Allele unterscheiden sich nur durch eine Bande), Fall 3 ist homozygot und damit für eine Aussage ungeeignet.

out kann die Diagnostik nicht so sicher sein wie eine Präimplantationsdiagnostik an mehreren Zellen oder eine sichere Pränataldiagnostik. Ein Vorgehen unter Berücksichtigung der geschilderten Vorsichtsmaßnahmen senkt aber mit Sicherheit sehr deutlich das Risiko, daß eine betroffene Eizelle fertilisiert und transferiert wird. Solange diese Risikosenkung zahlenmäßig nicht sicher erfaßt ist, müssen die Eheleute über die bestehende Restunsicherheit intensiv aufgeklärt werden. Sie können sich dann, nach eventuell eingetretener Schwangerschaft, zur Absicherung des Befundes dazu entschließen, eine pränatale Diagnostik nach CVS oder Amniozentese durchführen zu lassen.

Eine Chromosomendiagnostik an Polkörperchen mittels Fluoreszenz in-situ Hybridisierung (FISH) erscheint ungleich schwieriger als eine molekulargenetische Untersuchung zu sein. Eine solche Diagnostik ist überhaupt nur sinnvoll bei Vorliegen einer Chromosomentranslokation bei der Frau mit deutlich erhöhtem Abortrisiko und erhöhtem Risiko für angeborene kindliche Fehlbildungen. Inwieweit hier die sehr aufwendigen Techniken der "multicolour FISH-Analyse" mittels Spektralkaryotypisierung methodische Verbesserungen bieten, bleibt abzuwarten[6]. Im Ausland wird vereinzelt bei einer in vitro-Fertilisation (IVF) wegen weiblicher Sterilität und gleichzeitig erhöhtem Alter der Frau, wegen des erhöhten Risikos einer kindlichen Chromosomenstörung, eine chromosomale PGD empfohlen. Das Argument ist, daß durch die Selektion von chromosomal abnormen Embryonen die Rate der erfolgreich verlaufenden Schwangerschaften nach IVF verbessert werden kann. In Deutschland sind sich Humangenetiker und Gynäkologen einig, daß Präimplantations- und Präfertilisationsdiagnostik keine Screening-Methoden sein und daher nicht bei erhöhtem mütterlichen Alter als Untersuchungsmethoden eingesetzt werden können.

Bei einer Beschränkung von Präfertilisations- und Präimplantationsdiagnostik auf strenge Indikationsstellungen wird die Anzahl der gewünschten Untersuchungen in Deutschland gering sein. Sie wird sich sinnvollerweise auf die Fälle beschränken, bei denen eine hohe Wahrscheinlichkeit für eine schwere kindliche Störung besteht und die Eltern einen Schwangerschaftsabbruch nach pränataler Diagnostik vermeiden wollen. Wenn auch die Anzahl derer, die eine PGD wünschen, gering sein wird, stammen die Personen, die eine solche Diagnostik wünschen, aus betroffenen Familien. Sie kennen die Krankheiten und sie kennen die Problematik und sind deshalb häufig ganz besonders an allen pränatalen Untersuchungsmöglichkeiten interessiert. Wegen der gemachten Einschränkungen wird sich der Personenkreis, da nur Veränderungen der Frau erfaßt werden können, noch weiter verkleinern.

Eine Präfertilisationsdiagnostik kann durchgeführt werden, ohne daß das Embryonenschutzgesetz geändert wird. Es erscheint möglich, daß in einigen wenigen Zentren, für ganz spezielle Fälle, nach notwendigen intensiven Voruntersuchungen und nach einer intensiven Beratung der Eheleute eine Präfertilisationsdiagnostik versucht wird.

Literatur

[1]*Woopen, C.:* Prefertilization diagnosis – a proposal for a revised nomenclature. Fertility and Sterility *72:* 5 (1999).

[2]*Munné, S., R. Scott, D. Sable, J. Cohen:* First pregnancies after preconception diagnosis of translocations of maternal origin. Fertility and Sterility *69:* 4 (1998).

[3]ESHRE Preimplantation Genetic Diagnosis (PGD) Consortium: Preliminary assessment of data from January 1997 to September 1998, Hum. Reprod. *14:* 3138 (1999).

[4]*Verlinsky, Y., J. Cieslak, V. Ivakhnenko* et al.: Prevention of age-related aneuploidies by polar body testing of oocytes. J. Assist. Reprod. Genet. *16:* 165 (1999).

[5]*Zhang, L., X. Cui, K. Schmitt* et al.: Whole genome amplification from a single cell: implications for genetic analysis. Proc. Natl. Acad. Sci. (USA) *89:* 5847 (1992).

[6]*Márquez, C., J. Cohen, S. Munné:* Chromosome identificaton in human oocytes and polar bodies by spectral karyotyping. Cytogenet. Cell Genet. *81:* 25 (1998).

[7]*Munné, S., C. Magli, J. Cohen* et al.: Positive outcome after preimplantation diagnosis of aneuploidy in human embryos. Hum. Reprod. *14:* 2191 (1999).

Anschrift der Verfasser:
Prof. Dr. med. Eberhard Schwinger
Diana Tomi
Institut für Humangenetik der Medizinischen Universität
Ratzeburger Allee 160
23538 Lübeck

Totipotente und pluripotente Zellen als Objekte der Forschung

H. M. Beier

Die klassische Embryologie als Wegbereiter für neue Perspektiven in der Transplantationsmedizin

Die Differenzierung ist ein grundlegendes zellbiologisches Problem. Totipotenz und Pluripotenz sind wesentliche Phänomene auf dem Weg zur Differenzierung. *Totipotenz* ist definiert als die Fähigkeit einer Zelle, ein ganzes Individuum zu bilden. In Analogie zu dieser Definition spricht man bei weiteren natürlichen und experimentellen embryonalen Entwicklungsverläufen auch von Totipotenz eines Gewebes. Die Regulationsfähigkeit einer geteilten Keimscheibe kann als Totipotenz verstanden werden, dabei gründet sich diese Fähigkeit auf die Kommunikation einer artspezifischen Mindestzahl von pluripotenten Embryoblastzellen. Von Totipotenz eines Zellkerns allein sollte man nicht reden, denn einem transplantierten Zellkern wird diese Potenz vom Zytoplasma einer totipotenten Zelle erst verliehen. *Pluripotenz* wird als Fähigkeit von Zellen definiert, sich zu allen Gewebetypen zu entwickeln, jedoch haben diese Zellen nicht mehr die Fähigkeit, ein ganzes Individuum zu bilden. Die Möglichkeit, pluripotente menschliche Stammzellen in vitro zu halten, eröffnet neue Dimensionen für Forschung und Therapie. Es ist vorstellbar, daß man künftig durch Kerntransfer erzeugte totipotente Zellen für die Produktion von embryonalen Stammzell-Linien (ES-Zell-Linien) verwenden wird. Diese pluripotenten Stammzellen werden z.B. Cardiomyozyten, Nervenzellen, Knochenzellen oder hämatopoetische Stammzellen bilden. Aber auch aus primordialen Keimzellen (EG-Zellen) werden Zell-Linien gezüchtet, die pluripotenten embryonalen Stammzellen gleichen. Die klassische Embryologie liefert somit die Basis für neue Potentiale in der Transplantationsmedizin. Reproduktives Klonen ist unnötig und unsinnig, therapeutisches Klonen erscheint jedoch sinnvoll, berücksichtigt man die Perspektiven für eine Erneuerung verschiedenster Gewebe und Organteile.

Das Phänomen Totipotenz

Für die wissenschaftliche Embryologie wurde das Phänomen der Totipotenz embryonaler Zellen im ausgehenden 19. und zu Beginn unseres 20. Jahrhunderts aktuell. *Hans Spemann,* Nobelpreisträger 1935, schrieb in seiner Monographie[1] über die Erforschung der Entwicklungspotenz von Blastomeren, die Methode der Durchtrennung sei anfangs recht grob gewesen, die Seeigeleier wären im Zweizellenstadium einige Minuten lang sehr heftig geschüttelt worden, bis ihr Verband sich löste. *Hans Driesch* (1891) erzielte bei diesen Versuchen mit dem Seeigel Parechinus aus völlig voneinander getrennten Blastomeren des 2-Zell-Stadiums harmonische Ganzbildungen von Zwillingen[2]. *Oskar Hertwig* (1893) führte ein Experiment durch, welches ihm selbst keinen Erfolg brachte, aber wegen der erstmaligen Verwendung einer neuen Methode

Dieses Manuskript basiert auf einer Veröffentlichung, die in der Zeitschrift Reproduktionsmedizin (1999) erschienen ist. Den Herausgebern und dem Springer-Verlag, Heidelberg, sei für die Genehmigung gedankt, wesentliche Teile dieser Publikation zu übernehmen. Weitere Manuskriptanteile wurden aus einem Artikel einbezogen, der in der Nova Acta Leopoldina (2000) erschienen ist. Den Herausgebern und der Deutschen Akademie der Naturforscher Leopoldina, Halle/Saale, sei ebenfalls für diese Genehmigung zur erneuten Publikation gedankt.

und der Einführung eines hervorragend geeigneten Versuchsobjektes bedeutungs-voll wurde[3]. Er schnürte Eier des gewöhnlichen Molchs, *Triton taeniatus,* im Zwei-zellenstadium längs der ersten Furche mit einer Haarschlinge ein, um die Blastome-ren ganz voneinander zu trennen. Das erste Experiment schlug zwar fehl, aber weni-ge Jahre später gelang es *Endres*[4] (1895) und *Herlitzka*[5] (1897) auf diese Weise, aus getrennten Blastomeren Zwillinge zu erzielen, ganz entsprechend denen von Driesch aus Seeigeleiern. Später nahm Spemann diese Technik auf und führte sie in zahlrei-chen Studien weiter[6–10] (Abb. 1).

Nachdem *Mangold* und *Seidel*[11] (1927) ganz im Sinne der Spemann'schen Schule die Entwicklungs- und Regulationspotenzen von Amphibien-Embryonen mit Isolierungs-und Fusionsexperimenten umfassend erforscht hatten, begannen amerikanische Wis-senschaftler, die Entwicklungspotenzen isolierter Säugetierblastomeren zu untersu-chen[12]. Diese kausalanalytischen Studien an Furchungsstadien der Ratte hatten ge-zeigt, daß es zwar möglich war, aus isolierten Blastomeren des Zwei- oder Vierzell-stadiums eine Weiterentwicklung bis zur Bildung der Somiten zu erzielen, jedoch hat-ten die amerikanischen Forscher nicht den durchschlagenden Erfolg, den Friedrich Seidel schließlich zu Beginn der fünfziger Jahre mit Kaninchen-Embryonen erzielte, indem er zum ersten Mal zeigte, daß aus isolierten Blastomeren des Zweizellstadiums eines Säugetiers normale, lebens- und fortpflanzungsfähige Nachkommen entstehen können[13].

Schließlich stellte sich die grundlegende Frage, bis zu welchem Teilungsschritt in der Frühentwicklung Blastomeren ihre Totipotenz behalten, wieder höchstaktuell, als durch die Pionierarbeiten britischer Wissenschaftler die Möglichkeit einer „Präimplantations-diagnostik" für die moderne Reproduktionsmedizin geschaffen wurde[14, 15]. Besonders für die deutschen Reproduktionsmediziner zeigten sich die Schranken des Embryonen-schutzgesetzes, denn Forschung an Blastomeren des Zwei- und Vierzellstadiums sind strafrechtlich verboten, da ihre mögliche Totipotenz als unbestritten gilt[16, 17]. Selbst einige wenige Blastomeren eines Achtzellstadiums können noch als totipotent einge-

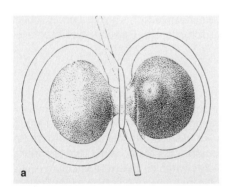
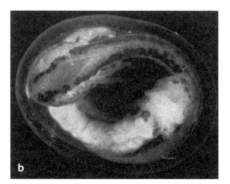
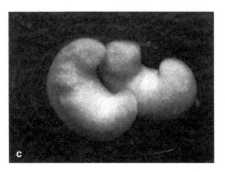

Abb. 1   (a) Experimentelle Zwillingsbildung beim Molch (Triton taeniatus). Einige Zeit nach der Befruchtung sind Eikapsel und die darin liegende Eizelle mit einer Haarschlinge stark eingeschnürt worden[9]. (b) Experimentelle Zwil-lingsbildung aus einem median durchge-schnürten Ei von Triton taeniatus[10]. (c) Experi-mentelle Zwillingsbildung bei Triton taeniatus in fortgeschrittenem Stadium der Entwick-lung[10].

Tab. 1   Das Phänomen Totipotenz in der Embryologie und in der experimentellen, reproduktionsbiologischen und genetischen Zellforschung

---

Totipotenz einer Zelle

- natürliche Totipotenz (befruchtete Eizelle, isolierte Blastomere)
- experimentell erzeugte Totipotenz (Kerntransfer in eine entkernte Eizelle)

Totipotenz eines Gewebeverbands

- natürliche Totipotenz (Embryoplast-Teilung mit Vierlingsbildung beim Gürteltier, monozygotische Zwillingsbildung beim Menschen)
- experimentell erzeugte Totipotenz (Embryo-Splitting zur Herstellung identischer Mehrlinge in der Tierzucht und in der Grundlagenforschung der Medizin, Zell-Cluster von ES-Zell-Linien zur Herstellung identischer Mehrlinge in der Stammzellforschung)

---

stuft werden, wenn auch mit extrem eingeschränkter Wahrscheinlichkeit. Die experimentell ermittelte Rate, mit der sich isolierte einzelne Blastomeren von Achtzellern des Kaninchens, des Schweins oder des Schafes zu ganzen Individuen entwickeln, liegt bei etwa 8 bis 12% aller Versuche. Wie bereits früher dargestellt[16], scheint die Totipotenz-Rate von isolierten Blastomeren mit deren Zytoplasmavolumen (Zellmasse) korreliert zu sein. Falls es zur Entstehung eines Individuums aus experimentell isolierten Blastomeren eines Achtzellers kommen soll, verwendet man deutlich erfolgreicher 2 solcher Blastomeren („Pärchen"-Experiment), wie es erstmals von *Willadsen*[18] beim Schaf und jüngst beim Rhesus-Affen von der Arbeitsgruppe um *Gerald P. Schatten*[18] demonstriert wurde.

Mit der konfokalen Laserscanningmikroskopie gelang es *Antczak* und van *Blerkom*[19] phantastische Bilder der Frühentwicklung der Maus und des Menschen vorzulegen (Abb. 2). Als Markermoleküle dienen Leptin und STAT3, zwei sehr gut charakterisierte Moleküle. Leptin (Molekulargewicht16.000) wird vom *obese*-Gen exprimiert und wirkt als Hormon und Zytokin. STAT3 ist ein gut definierter Faktor bei der Signaltransduktion und Transkription. Für beide Marker zeigt sich eine polare Verteilung bereits in der Oozyte und setzt sich während der Furchungsteilungen konsequent fort. Aus diesen Befunden wird deutlich, daß bereits im 4-Zell-Stadium, ganz sicher schließlich im 8-Zell-Stadium, nicht mehr alle Blastomeren totipotent sein können, sondern die meisten von ihnen bereits so weit für die Trophoblastzelllinie oder die Embryoblastzelllinie differenziert sind, daß sie ihre Totipotenz verloren haben.

Der wissenschaftliche, klassische embryologische Begriff „Totipotenz" kann auf unterschiedliche biologische Kompartimente, auf unterschiedliche zellbiologische oder histologische Einheiten bezogen werden. Je nach biologischer und embryologischer Erkenntnis können wir die Totipotenz einer Zelle oder die Totipotenz eines umschriebenen Gewebeverbandes unterscheiden[21] (Tab.1).

Totipotenz einer Zelle

Das Phänomen „Totipotenz einer Zelle" oder „Totipotenz einer Blastomere" ist fundamental, und wenn wir in der Embryologie davon sprechen, dann ist diese Form der Totipotenz die eigentlich allein zutreffende biologische Erscheinung[16]. Der deutsche Gesetzgeber hat klargestellt, daß er in der gegenwärtigen Diskussion gemäß dem Text des Embryonenschutzgesetzes *„jede einem Embryo entnommene totipotente Zelle, die sich bei Vorliegen der dafür erforderlichen weiteren Voraussetzungen zu teilen und zu einem Individuum zu entwickeln vermag"* verfassungsrechtlich einem

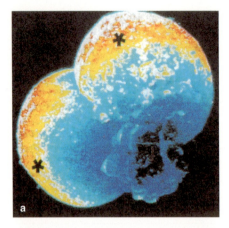
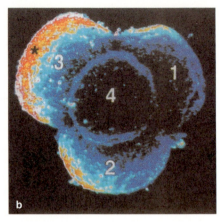
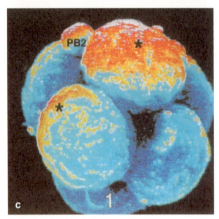

Abb. 2 Polare Verteilung von Leptin in Furchungsstadien der menschlichen Entwicklung. (a) Leptinverteilung im Zweizeller, (b) Leptinverteilung im Vierzeller. Die Blastomere Nr. 4 erscheint frei von Leptin. Es wird vermutet, daß diese Zelle die erste Vorläuferzelle für die Embryoblast-Zelllinie ist, also den ersten Differenzierungsschritt sichtbar vollzogen hat und somit möglicherweise bereits den Weg zur Pluripotenz beschritten hat. (c) Leptin-Immunfluoreszenz im Acht-Zell-Stadium. Die maximale Leptinkonzentration findet sich in der am weitesten oben gelegenen Blastomere neben einem Polkörper (PB2). Die Blastomere Nr. 1 am unteren Pol des Achtzellers scheint völlig frei von Leptin zu sein. Konfokale Laserscanning-Mikroskopie[20].

Embryo gleichstellt. Damit hat sich der Gesetzgeber, da er ausdrücklich von einer „entnommenen Zelle" spricht, definitiv festgelegt. Diese Totipotenz wird wissenschaftlich auch international als „zelluläre Totipotenz" bezeichnet: *„Totipotency and cloning in mammals help to clarify several aspects of regulation. Full or cellular totipotency is the ability of a cell other than an oocyte to develop into an entire offspring including the germ line[22]"*.

Totipotenz kann experimentell geschaffen werden

Grundlegende embryologische und zellbiologische Studien zeigen, daß die „Totipotenz eines Zellkerns" stets nur dadurch demonstriert und erzielt werden kann, daß ein isolierter, transplantierter Zellkern (Nukleus) sich in einer totipotenten entwicklungsfähigen Zelle, in der Regel in einer Eizelle, deren eigener Zellkern entfernt worden war, weiterentwickelt und schließlich zu einem Individuum heranbildet (Abb. 3). Hierbei handelt es sich unter anderem um grundlegende experimentelle Fragen der molekularen Genetik und um aktuellste, längst noch nicht beantwortete entwicklungsphysiologische Fragen der Kern-Plasma-Interaktionen. Ein Zellkern einer pluripotenten oder einer ausdifferenzierten Zelle ist allein betrachtet niemals „totipotent", sondern er kann ausschließlich durch das Zytoplasma einer anderen, zuvor totipotenten Zelle zu einem Zellkern einer dann neuen totipotenten Zelle gemacht werden. Die „Totipotenz" eines Zellkerns ist im Vergleich zur Totipotenz einer Zelle nur experimentell zu verwirklichen. Beide zellbiologischen Situationen stellen am Beginn einer ungeschlecht-

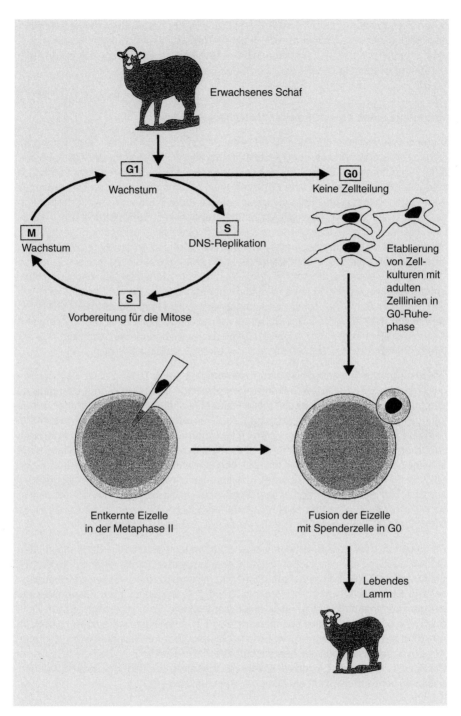

Abb. 3   Schematische Darstellung der Methode des Klonens von Schaf „Dolly" aus dem Genom einer adulten Körperzelle eines sechs Jahre alten Mutterschafes: Diese Technik war angeblich erfolgreich, weil die Zellkultur von Milchdrüsenzellen (Fibroblasten) durch drastische Reduktion der Proteinkonzentration der Nährlösung in die Zellzyklusphase G0 gebracht worden war, bevor jeweils eine dieser in vitro gezüchteten Zellen mit einer entkernten Eizelle eines Spender-Schafes fusioniert wurde. Der auf diese Weise ungeschlechtlich geschaffene Schafsembryo wurde auf ein Empfänger-Schaf („Leihmutter-Schaf") transferiert und von diesem ausgetragen und geboren[64].

lichen Fortpflanzung gleichermaßen Klonierungen dar und werden mit fortschreitender Zelldifferenzierung zunehmend erfolgloser. Tab. 2 gibt den heutigen Kenntnisstand experimenteller Kerntransplantationen bei verschiedenen Säugerspezies wieder, d. h. den Stand des Erfolges bei dieser Form des Klonens[23, 24].

Totipotenz eines umschriebenen Gewebeverbandes

Wenn wir die zweite embryologische Beobachtung zur individuellen Ganzbildung abwägen, so stellen wir fest, daß Untersuchungen zur „Totipotenz der Keimscheibe" bzw. „Totipotenz des Embryoblasten" einen grundsätzlich anderen Sachverhalt beschreiben. Hierbei geht es um die Fähigkeit eines zusammenhängenden Zellverbandes, eine Organogenese und Entwicklung zu einem Individuum zu verwirklichen, nachdem die Gesamtgröße oder die Gesamtzellzahl dieses Gewebes reduziert wurde. Der Mechanismus, welcher einer solchen nach inzwischen erforschten biologischen Grundgesetzen ablaufenden embryonalen Entwicklung zugrunde liegt, ist ein grundlegend anderer als beim Totipotenzphänomen einer einzelnen Zelle. Beim Gürteltier teilt sich die Keimscheibe stets in vier Teile, um normalerweise genetisch identische Vierlinge hervorzubringen (Abb. 4). Experimentell konnten Seidel[25] und *Mootz*[26] zeigen, daß der Schlüssel zur Entwicklungsbefähigung einer reduzierten oder teilgeschädigten Keimscheibe in der kritischen minimalen Zellzahl (z. B. > 50 Zellen beim Kaninchen) und in der Regulationsfähigkeit dieser intakten Zellen liegt, die sich aus ihrer Kommunikation und Interaktion, quasi einer „Teamarbeit" ergibt.

Die erstaunliche Tatsache, daß man experimentell durch Teilung einer Keimscheibe oder einer ganzen Blastozyste monozygote Zwillinge erzeugen kann (besonders gut durchführbar beim Rind), beweist diese Regulationskapazität. Dies darf aber keinesfalls mit der Totipotenz einer einzelnen Zelle verwechselt werden. Auch wenn eine halbe Keimscheibe sich zu einem ganzen Individuum entwickeln kann, so zeigen zahlreiche embryologische Experimente, daß die einzelnen Zellen dieser halben Keimscheibe für sich genommen, keinesfalls noch totipotent sind. Isoliert könnte aus einer solchen Embryoblastzelle ein ganzes Individuum nicht hervorgehen. Der begrifflichen, sprachlichen und ethisch-moralischen Klarheit ist es dienlich, wenn wir in der wissenschaftlichen Diskussion die zwei erwähnten, deutlich unterschiedlichen Ansätze zur Definition des Phänomens Totipotenz logisch voneinander trennen.

Es entspricht dem gegenwärtigen wissenschaftlichen Verständnis, daß man in Übereinstimmung mit dem deutschen Gesetzgeber unter „Totipotenz einer einem Embryo entnommenen Zelle" die Entwicklungspotenz einer einzelnen, isolierten Furchungszelle (= Blastomere) versteht. Semantisch wäre es folgerichtig, im Zusammenhang mit der Präimplantationsdiagnostik unter „einer einem Embryo entnommenen Zelle" auch eine einzelne, isolierte Keimblasenzelle, d. h. eine Blastozystenzelle zu betrachten. Eine solche Zelle könnte vom Embryoblasten oder vom Trophoblasten stammen. Wie zuvor bereits dargestellt, besteht indessen Konsens darüber, daß diese isolierten Blastozystenzellen als Einzelzellen nicht die Totipotenz zur Bildung eines Individuums besitzen, sondern allesamt als pluripotent einzustufen sind.

Stammzellen

Mit dem Begriff der Stammzelle wird jede noch nicht ausdifferenzierte Zelle bezeichnet, die Teilungs- und spezifische Entwicklungsfähigkeit besitzt. Auf dem Weg der Spezialisierung nimmt das Differenzierungspotential dieser Zellen immer weiter ab. Während aus der *totipotenten* befruchteten Eizelle und noch aus den totipotenten Embryonalzellen bis spätestens zum 8-Zellstadium ein ganzes Individuum, d. h. auch

Tab. 2 Erfolgreiches Klonen bei verschiedenen Säugetierarten nach Transfer eines diploiden Zellkerns aus embryonalem, fetalem oder adultem Gewebe

Säuge-tierart	Ursprung des trans-ferierten Zellkerns	Geborene Nachkommen Anzahl pro Versuch (%)	Autoren (Publikationen)
Maus	Embryoblastzellen (Inner Cell Mass)	3/16 (19%)	*Illmensee* et al.[42]
Maus	Embryoblastzellen (partho-genetisch)	4/7 (57%)	*Hoppe* et al.[43]
Maus	Primordiale Keimzellen	keine nachgeborenen Nach-kommen, jedoch bis zu 20% Blastozysten	*Tsunoda* et al.[44]
Maus	Cumulus-Zellen	31/1838 (1,6%) „Cumulina"	*Wakayama* et al.[45]
Ratte	Blastomere (2- bis 8-Zeller)	keine geborenen Nachkom-men, jedoch 55 bis 70% Zwei-Zell-Stadien	*Kono* et al.[46]
Kaninchen	Blastomeren (8-Zeller)	6/164 (3,6%)	*Stice* et al.[47]
Kaninchen	Blastomeren (32-Zeller)	8/207 (3,9%)	*Heyman* et al.[48]
Schaf	Blastomeren (8-Zeller)	3/4 (75%)	*Willadsen*[18]
Schaf	Blastomeren (16-Zeller)	3/19 (15,8%)	*Campbell* et al.[49]
Schaf	Embryoblast-Zellen	1/8 (12,5%)	*Smith* et al.[50]
Schaf	Fibroblasten eines 35 Tage alten Fetus	6/62 (9,6%)	*Schnieke* et al.[51]
Schaf	Mammaepithelzellen eines 6 Jahre alten Schafs	1/29 (2,4%) „Dolly"	*Wilmut* et al.[52]
Ziege	Blastomeren (32-Zeller)	90/282 (31,9%)	*Young* et al.[53]
Rind	Embryoblast-Zellen	4/26 (15,4%)	*Keefer* et al.[54]
Rind	Embryoblast-Zellen nach Zellkultur (4 Wochen)	4/34 (11,8%)	*Sims* et al.[55]
Rind	Primordiale Keimzellen von männlichen Feten	keine geborenen Nachkom-men, jedoch 4% Blasto-zystenbildung	*Delhaise* et al.[56]
Rind	Primordiale Keimzellen von weiblichen 50–70 Tage alten Feten	keine geborenen Nachkom-men, jedoch bis 25% Schwangerschaftsrate	*Lavoir* et al.[57]
Rind	Fibroblasten eines 55 Tage alten Fetus	3/28 (10,7%)	*Cibelli* et al.[58]
Rind	Fibroblasten eines Fetus (Reklonierung)	1/xxx (x.x%) „Gene"	*Robertson*[31]
Rind	Haut- oder Muskelzellen eines 50–80 Tage alten Fetus	Geburtenrate nicht unter-sucht, jedoch bis zu 25% Graviditätsrate	*Vignon* et al.[59] *Kato* et al.[60]
Rind	Zellen eines adulten Rinds (Cumulus- und Eileiter-epithelzellen)	8/125 (6,4%)	
Schwein	Blastomeren (4-Zeller)	1/46 (2,2%)	*Prather* et al.[61]
Schwein	Primordiale Keimzellen	keine geborenen Nachkom-men, jedoch bis zu 60% Blastozysten	*Liu* et al.[62]
Rhesus-Affe	Blastomeren (4- bis 32-Zeller)	2/29 (6,8%)	*Meng* et al.[63]

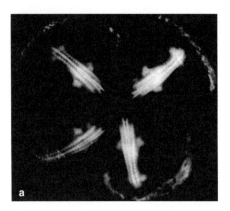 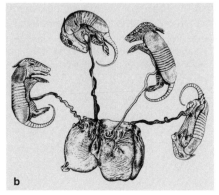

Abb. 4 (a) Frühembryonale Entwicklung beim Gürteltier (Dasypus novemcinctus). Auf dem eröffneten Chorion sieht man 4 Embryonalanlagen von dorsal, jede in ihrer eigenen Amnionhöhle. (b) Ein spätes Entwicklungsstadium des Gürteltiers zeigt, daß die identischen Vierlinge mit jeweils einer eigenen Nabelschnur an die gemeinsame Plazenta angeschlossen sind. Präparate (a) und (b) von *K. Benirschke,* San Diego (USA). (Die Publikation der Abbildungen erfolgt mit freundlicher Genehmigung von Cambridge University Press, Austin and Short 1982[65].)

ein ganzer Mensch entstehen kann, entwickeln sich aus den *pluripotenten* Stammzellen in der darauffolgenden Embryonalentwicklung die verschiedenen Gewebetypen des Körpers. Die schließlich im Feten und im erwachsenen Menschen anzutreffenden organspezifischen Stammzellen, z. B. des Knochenmarks, des Verdauungstraktes, der Haut oder des Zentralnervensystems sind in ihrer Differenzierungspotenz erheblich eingeschränkt, da sie bereits die Determination für einen ganz bestimmten Zelltypus erreicht haben. Sie erfüllen wesentliche Funktionen bei der ständigen Regeneration von Gewebe und Organen und scheinen nach älteren Vorstellungen mit fortschreitender Spezialisierung eher als unipotent betrachtet zu werden, wenngleich eine erstaunliche Plastizität, d.h. ein breites Differenzierungs-Repertoire bei einigen der organspezifischen Stammzellen vermutet und bereits wissenschaftlich bewiesen wurde. Das beste Beispiel lieferte jüngst die Arbeitsgruppe um *Jonas Frisen* vom Karolinska Institut Stockholm[27] für adulte neurale Stammzellen der Maus, aus denen sich Zellen aller drei Keimblätter in vitro differenzierten.

Pluripotenz der embryonalen Stammzellen (ES-Zellen)

Embryonale Stammzellen sind pluripotente Zellen, die aus jüngsten Embryonalstadien (aus Morulazellen oder aus Embryoblastzellen einer Blastozyste) isoliert und unter besonderen Bedingungen in vitro unbegrenzt kultiviert werden können[28–32]. Diese „besonderen" Bedingungen beinhalten z. B. bei der Maus die Effekte des Wachstumsfaktors LIF, der auf eine in vitro-Differenzierung dieser Zellen hemmend wirkt. Zur Definition embryonaler Stammzellen (ES) gehört ihr weitgehend noch nicht differenzierter Zustand, d. h. ihre Pluripotenz. Bei ES-Zellen der Maus gelingt es routinemäßig, diese in Blastozysten zu injizieren, so daß zum Beweis ihrer Pluripotenz eine Integration in die vorhandenen Embryoblastzellen nachgewiesen werden kann. Es gelingt indessen nicht, aus einzelnen isolierten ES-Zellen ganze, individuelle „geklonte Embryonen" herzustellen[33]. Diese Form experimenteller Totipotenz von Zell-Clustern rechnen wir zur Totipotenz von Gewebeverbänden (Tab. 1).

Die schottische Arbeitsgruppe um *Campbell*[34] war erfolgreich, aus einer über längere Zeit kultivierten ES-Zellinie beim Schaf (13 Passagen), lebensfähige Klone nach Kerntransplantationen zu erzeugen. Bei dieser Klonierungstechnik wurden die ES-Zellkerne in enukleierte Schafsoocyten transplantiert. Die beiden von 5 geborenen Lämmern überlebenden, geklonten Schafe „Megan" und „Morag" sind in Bezug auf die experimentellen Ausgangszahlen noch als seltener Erfolg zu bezeichnen, denn die Forschergruppe hatte diesen Versuch mit 244 Kerntransplantationen begonnen[23].

Zur Definition der Entwicklungspotenz von ES-Zellen müssen wir also klarstellen, daß diese Zellen als pluripotent zu bezeichnen sind. Es gibt Berichte und Diskussionen aus der internationalen Literatur, in denen ES-Zellen gelegentlich auch als *totipotent* eingestuft wurden. Diese Verwirrung basiert auf der Beobachtung, daß ES-Zellen der Maus sich nach Transplantation in Blastozysten völlig integrieren konnten und ihre Tochterzellen sich in allen untersuchten Organsystemen der Feten oder der neugeborenen Mäuse wiederfanden. Diese Fähigkeit der ES-Zellen wurde mißverständlich ebenfalls *totipotent* genannt. Wir sollten diesen Fehler nicht wiederholen, denn semantisch und klassisch-embryologisch ist diese Fähigkeit der ES-Zellen als *integrativ und tolerant,* bezüglich der Beteiligung an mehreren Organogeneseschritten als *pluripotent* zu definieren. ES-Zellen können, um es im Umgangssprachgebrauch zu veranschaulichen, alles, was in der Embryonalentwicklung und Organogenese abläuft, mitmachen, jedoch nicht selbst machen. Dieser Unterschied in der Entwicklungspotenz stellt semantisch klar, daß ES-Zellen nicht allein eine Entwicklung zum Ganzen realisieren können, sich jedoch bei der Entwicklung zum Ganzen total integrativ beteiligen. Gerade diese bedeutungsvolle Unterscheidung unterstreichen *Campbell* und *Wilmut* in ihrer Übersichtsarbeit[35], in der sie das Problem der Differenzierung und Potenz von in vitro kultivierten embryonalen Zellen erörtern: *„Some cell types (notably the ICM) remain multi- or pluripotent in that they are able to contribute to all tissues of the foetus and in some cases the extraembryonic tissues when used for embryo manipulation".*

Ziele der Forschung an embryonalen Stammzellen

Die Möglichkeit, pluripotente menschliche Stammzellen in Kultur zu halten, eröffnet eine neue Dimension medizinischer Forschung[32, 36]. Erstmals wird es möglich, die weitgehend unverstandenen, komplexen Prozesse der menschlichen Gewebedifferenzierung und Organbildung in vitro zu untersuchen. Die molekularen Mechanismen der Zelldifferenzierung müssen wir als Grundlage embryonaler Entwicklung studieren. Im speziellen verstehen wir darunter die Identifizierung eines Markers für die Unterscheidung von differenzierten und undifferenzierten Zellen, die Untersuchung der möglichen Unterschiede zwischen embryonalen Stammzellen *(embryonic stem cells)* und embryonalen Keimzellen *(embryonic germ cells)* sowie die Entwicklung von Methoden zur kontrollierten, künstlichen Induktion der Zelldifferenzierung. Weiterhin könnte es möglich werden, bislang nicht nachweisbare, die Regeneration spezifischer Gewebetypen bestimmenden Stammzellen im erwachsenen Menschen zu identifizieren. Diese könnten analog den heute schon verwendeten Stammzellen des Blutes therapeutisch eingesetzt werden. Schließlich ist es denkbar, Prinzipien und Faktoren zu verstehen, die das eingeschränkte genetische Programm ausdifferenzierter Körperzellen auf das breite Differenzierungspotential von Stammzellen zurückführen können. Langfristig zielt diese Forschung darauf ab, die Arbeit mit Embryoblastzellen aus Blastozysten zu ersetzen und pluripotente Stammzellen aus spezialisierten Zellen zu gewinnen.

Eine besondere visionäre Forschungsperspektive bietet die mögliche Therapieentwicklung von Zelltransplantationen für Erkrankungen, für die derzeit noch keine Therapieverfahren zur Verfügung stehen, wie die Alzheimer'sche Krankheit und für Erkrankungen, für die eine Verbesserung der Behandlungsmöglichkeiten unbedingt erforderlich wäre, wie Herz-Kreislauf-Erkrankungen, Krebs, Diabetes und Krankheiten des Nervensystems, z. B. der Parkinson'schen Krankheit. Ein langfristiges Ziel besteht in der Herstellung komplexer Gewebeverbände, welche die derzeitigen Engpässe und immunologisch bedingten Probleme sowie die Risiken einer Infektionsübertragung bei der Organtransplantation umgehen könnten. Im Tierexperiment sind bereits aus ES-Zellen entstandene Kardiomyozyten, Nervenzellen, Gliazellen und hämatopoetische Stammzellen erfolgreich transplantiert worden[37, 39].

Nicht zuletzt wäre an die Erforschung von äußeren Faktoren, wie Medikamenten und Umwelteinflüssen auf die Embryonalentwicklung zu denken, somit auch an die möglichen exogenen Ursachen von Entwicklungsstörungen. Weiterhin wäre die Entwicklung neuartiger Medikamente aus der Kenntnis der Wirkungsmechanismen der Stoffe, die an der Zelldifferenzierung beteiligt sind, möglich. Schließlich bietet sich die Perspektive, detaillierte Tests neuer Medikamente und toxikologische Untersuchungen in vitro zu entwickeln. Solche an humanen Zellkulturen erzielten Daten würden zuverlässiger auf den Menschen übertragbar sein, als die bislang in Tierversuchen gewonnenen Ergebnisse.

Herstellung von embryonalen Stammzell-Linien des Menschen

Gewinnung von embryonalen Stammzellen (ES-Zellen) aus Blastozysten, die nach In-vitro-Fertilisation entstanden

Nach der Vereinigung der Vorkerne durchläuft die befruchtete Eizelle einige Zellteilungen, bis nach 4 Tagen das Blastozystenstadium erreicht ist (Abb. 5). Aus dem Embryoblasten können embryonale Stammzellen isoliert werden. Die Entnahme dieser Zellen kann innerhalb einer Zeitspanne von etwa 3 Tagen weiteren in-vitro-Wachstums erfolgen.

Während die Blastomeren nach den ersten beiden Teilungen noch totipotent sind, tritt spätestens bis zum 8-Zellstadium (3. Tag) eine Differenzierung ein, welche die totipotente Entwicklungsmöglichkeit der einzelnen Blastomere begrenzt. In welcher Weise von 4- zum 8-Zellstadium sich dieser Übergang von einem totipotenten in ein pluripotentes Differenzierungsstadium vollzieht, ist beim Menschen noch nicht molekular erforscht. Nach derzeitigem Kenntnisstand sind diese ES-Zell-Linien pluripotent.

Gewinnung von primordialen Keimzellen aus abortierten Feten

Primordiale Keimzellen, die Vorläufer von Ei- bzw. Samenzellen (Abb. 6) werden nach induziertem oder spontanem Abort aus 5–9 Wochen alten Feten isoliert und unter Kulturbedingungen zu Stammzellen (EG-Zellen; *embryonic germ cells*) weiterentwickelt. Die Arbeitsgruppe um *Gearhart*[36] hat Hinweise darauf, daß aus den von ihr generierten pluripotenten Stammzell-Linien u. a. neuronale oder auch myocardiale Zellverbände entstehen können.

Herstellung individualspezifischer embryonaler Stammzellen für „therapeutisches Klonieren"

Die Natur verwirklicht einerseits eine ungeschlechtliche, andererseits die für Säugetiere und den Menschen charakteristische geschlechtliche Fortpflanzung. Neben der geschlechtlichen Entwicklung aus einer männlichen und einer weiblichen Keimzelle wurde in jüngster Zeit die experimentell realisierte Möglichkeit der ungeschlechtlichen Fortpflanzung durch Zellkerntransfer in eine enukleierte Eizelle gezeigt. Diese am geklonten Schaf Dolly gemachte Erfahrung wurde inzwischen an anderen Spezies

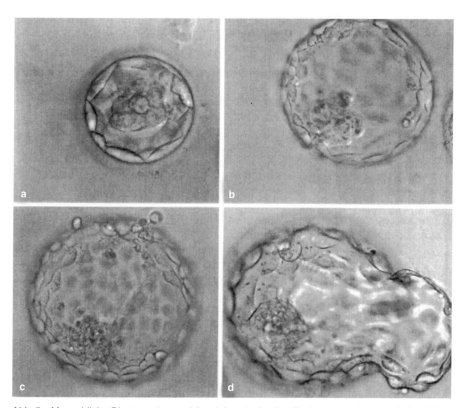

Abb. 5   Menschliche Blastozysten, welche sich unter in vitro-Bedingungen in serumfreiem Medium entwickelten. (a) Eine frühe Blastozyste mit einer deutlich ausgebildeten Blastozystenhöhle, die von flach ausgezogenen Trophoblastzellen umsäumt wird. Embryoblastzellen liegen im Zentrum der Aufnahme. (b) Expandierte Blastozyste, die bereits eine deutlich stärkere Flüssigkeitsfüllung der Blastozystenhöhle zeigt. Der Embryoblast liegt dezentral unter dem Trophoblasten. (c) Voll expandierte Blastozyste unmittelbar mit dem Beginn der ersten ausschlüpfenden Trophoblastzellen. (d) Schlüpfende Blastozyste, deren Trophoblast sich bereits etwa zur Hälfte aus der geöffneten Zona pellucida hervorwölbt. Die hier abgebildeten Blastozysten wurden in vitro bis zum 5. Tag kultiviert. Sämtliche Embryoblastzellen (Embryoblast = Innere Zellmasse), die in diesen Stadien sichtbar sind, könnten als Ursprungszellen für die Produktion einer embryonalen Stammzell-Linie dienen (mit freundlicher Genehmigung aus *Jones*[66]).

bestätigt. Das hochdifferenzierte genetische Programm eines Körperzellkerns kann nach der Übertragung in das Eizellplasma eine weitgehende Reprogrammierung erfahren. Dabei entsteht eine neue totipotente Zelle, die sich analog einer befruchteten Eizelle zur Blastozyste entwickeln kann. Diese Methode könnte die Möglichkeit eröffnen, aus einer Körperzelle eines Patienten und einer enukleierten Eizelle embryonale Stammzellen mit dem Erbgut des Patienten herzustellen. Aus diesen individualspezifischen Stammzellen ließen sich gesunde Zell-Cluster und Gewebe produzieren, die bei Übertragung auf den Patienten keine immunologischen Probleme hervorrufen und somit als Träger des Genoms des „Transplantat"-Empfängers ideale Erneuerer von defekten, zerstörten oder nekrotischen Gewebe- und Organteilen wären[40].

Modifikationen dieses Verfahrens sind denkbar, etwa der Transfer eines Zellkerns von einer differenzierten Körperzelle in eine enukleierte embryonale Stammzelle oder primordiale Keimzelle. Versuche, die enukleierte Eizelle durch entkernte Blastomeren des 2-Zellstadiums zu ersetzen, sind bereits publiziert worden[41].

Die Gewinnung funktionstüchtiger primordialer Keimzellen aus Abortgewebe wird   81 wegen der mit dem Absterben des Feten verbundenen autolytischen Prozesse und dem zeitlich sehr variablen Abortverlauf technisch problematischer sein als die Herstellung von ES-Zellen aus einer Blastozyste.

Der Weg über primordiale Keimzellen vermeidet die in Deutschland rechtlich nicht zulässige Verwendung von totipotenten Zellen. Für die Gewinnung individualspezifischer ES-Zellen böte allerdings der Zellkerntransfer in enukleierte Eizellen Vorteile. Es ist indessen heute nicht absehbar, welche Strategie für die jeweiligen Fragestellungen besonders geeignet ist. Auch die Qualität der jeweils generierten bzw. bereits vorhandenen Stammzell-Linien ist derzeit noch nicht abschätzbar.

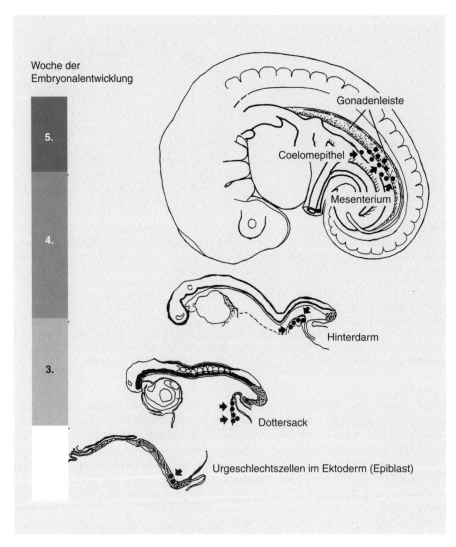

Abb. 6 Wanderung der primordialen Geschlechtszellen (Keimzellen) im menschlichen Embryo von der dritten bis zur fünften Woche der Entwicklung. Die Keimzellen entstehen nicht in den Keimdrüsen (Gonaden), sondern im Dottersackepithel. Sie haben also einen extragonadalen Ursprung. Vom Dottersack- und Hinterdarmepithel wandern sie in der fünften Woche in das Coelomepithel der Mesenterien und schließlich in die Gonadenanlagen (Gonadenleisten) ein. In der fünften Woche hat der Embryo eine Größe von 5–7 mm (mit freundlicher Genehmigung aus K. V. Hinrichsen[67]).

Warum ist die Forschung
an menschlichen embryonalen Stammzellen vorteilhaft?

Die vergleichende Analyse der Struktur und Wirkungsweise von Genen verschiedener Spezies hat zahlreiche Übereinstimmungen, aber auch erhebliche Unterschiede bei Mensch und Tier ergeben. So können die seit 15 Jahren gesammelten Erkenntnisse über die Differenzierung von ES- und EG-Zellen der Maus wertvolle Hinweise für die Richtung der Studien an menschlichen Zellen liefern; sie lassen sich im konkreten Fall aber nicht unbedingt auf die Situation beim Menschen übertragen, wie dies für die artspezifische Hemmung der Differenzierung durch den Wachstumsfaktor LIF deutlich wurde.

Wollen wir die völlig neuen Perspektiven für die Transplantationsmethoden weiter realisieren, müssen wir diese komplexen Forschungsarbeiten an menschlichen Zellen durchführen. Die molekularen Grundlagen der frühen Embryonalentwicklung beim Menschen sind nahezu unbekannt. Dies gilt insbesondere für die Differenzierungspotentiale unterschiedlicher embryonaler Zellverbände. Auch die Prinzipien der Reprogrammierung der nach Differenzierung fixierten Genprogramme nach einem Kerntransfer in enukleierte Eizellen verstehen wir noch nicht. Um die Steuerprogramme von Stammzellen zu entschlüsseln, wird es nötig, ihre Funktionszustände in frühen Stadien der Embryonalentwicklung zu studieren. Kenntnisse dieser Steuerprogramme könnten künftig auch eine gezielte Modifikation von genetischen Programmen weiter differenzierter Körperzellen ermöglichen, ohne den Weg über Embryoblastzellen der Blastozyste oder den Kerntransfer in enukleierte Eizellen gehen zu müssen.

Die Etablierung menschlicher embryonaler Stammzell-Linien aus embryonalen Blastozystenzellen und aus fetalen primordialen Keimzellen hat völlig neue Forschungsaspekte eröffnet. Um diese wissenschaftliche Arbeit sinnvoll aufzunehmen, empfiehlt es sich, tief in die klassische Embryologie einzudringen. In Deutschland ist allerdings eine detaillierte Kenntnis des Embryonenschutzgesetzes und seiner Auslegung für die wissenschaftliche Arbeit mit Embryonen und embryonalen bzw. fetalen Zellen erforderlich. Es bedarf einer rechtlichen Klärung, welcher Arbeitsbereich für diese Forschung in Deutschland offensteht. Zellbiologisch und molekulargenetisch interessierte Nachwuchswissenschaftler werden auf dem Gebiet der Stammzellforschung ein unerschöpfliches und extrem spannendes neues Arbeitsfeld entdecken.

Literatur

[1]*Spemann, H.:* Experimentelle Beiträge zu einer Theorie der Entwicklung. Springer Verlag, Berlin 1936.

[2]*Driesch, H.:* Entwicklungsmechanische Studien I. Der Werth der beiden ersten Furchungszellen in der Echinodermenentwickelung. Experimentelle Erzeugung von Theil- und Doppelbildungen. Zeitschr. wiss. Zool. *53:* 160 (1891).

[3]*Hertwig, O.:* Über den Werth der ersten Furchungszellen für die Organbildung des Embryo. Experimentelle Studien am Frosch- und Triton-Ei. Archiv Mikroskop. Anat. *42:* 662 (1893).

[4]*Endres, H.:* Über Anstich- und Schnürversuche an Eiern von Triton taeniatus. Schles. Ges. vaterländ. Kultur, 73. Jahresbericht, Sitzung zool.-botan. Sektion vom 18. Juli 1895.

[5]*Herlitzka, A.:* Sullo sviluppo di embrioni completi da blastomeri isolati di uova di tritone (Molge cristata). Arch. Entw. mechan. *4:* 624 (1897).

[6]*Spemann, H.:* Entwicklungsphysiologische Studien am Tritonei, I. Arch. Entw.mechan. *12:* 224 (1901).

[7]*Spemann, H.:* Entwicklungsphysiologische Studien am Tritonei, II. Arch. Entw.mechan. *15:* 448 (1902).

[8]*Spemann, H.:* Entwicklungsphysiologische Studien am Tritonei, III. Arch. Entw.mechan. *16:* 551 (1903).

[9]*Spemann, H.:* Experimentelle Forschungen zum Determinations- und Individualitätsproblem. Naturwiss. *7:* 2 (1919).

[10]*Spemann, H.:* Die Entwicklung seitlicher und dorso-ventraler Keimhälften bei verzögerter Kernversorgung. Z. Zool. *132:* 105 (1928).

[11]*Mangold, O., F. Seidel:* Homoplastische und heteroplastische Verschmelzung ganzer Tritonkeime. Roux' Arch Entwicklungsmechanik *111:* 593 (1927).

[12]*Nicholas, J., B. Hall:* Experiments on developing rats. II. The development of isolated blastomeres and fused eggs. J. Exp. Zool. *90:* 441 (1942).

[13]*Seidel, F.:* Die Entwicklungspotenzen einer isolierten Blastomere des Zweizellstadiums im Säugetierei. Naturwissenschaften *39:* 355 (1952).

[14]*Handyside, A. H., R. J. A. Penketh, R. M. L. Winston, J. K. Pattinson, J. D. A. Delhanty, E. G. D. Tuddenham:* Biopsy of human preimplantation embryos and sexing by DNA amplification. Lancet *I:* 347 (1989).

[15]*Handyside, A. H.:* Preimplantation diagnosis by DNA amplification. In: *Chapman, M., G. Grudzinskas, T. Chard* (eds.): The Embryo. Normal and Abnormal Development and Growth, p. 81. Springer-Verlag, London, Berlin, Heidelberg, New York 1991.

[16]*Beier, H. M.:* Definition und Grenze der Totipotenz. Aspekte für die Präimplantationsdiagnostik. Reproduktionsmedizin *14:* 41 (1998).

[17]*Beier, H. M.:* Die Phänomene Totipotenz und Pluripotenz: Von der klassischen Embryologie zu neuen Therapiestrategien. Reproduktionsmedizin *15:* 190 (1999).

[18]*Willadsen, S. M.:* Nuclear transplantation in sheep embryos. Nature *320:* 63 (1986).

[19]*Edwards, R. G., H. K. Beard:* Oocyte polarity and cell determination in early mammalian embryos. Mol. Hum. Reprod. *10:* 863 (1997).

[19]*Chan, A. W. S., T. Dominko, C. M. Luetjens* et al.: Clonal propagation of primate offspring by embryo splitting. Science *287:* 317 (2000).

[20]*Antczak, M., J. van Blerkom:* Oocyte influences on early development: The regulatory proteins leptin and STAT3 are polarized in mouse and human oocytes and differentially distributed within the cells of the preimplantation embryo. Molecular Human Reprod. *3:* 1067 (1997).

[21]Beier, H. M.: Zur Problematik von Totipotenz und Pluripotenz. Statusseminar „Die Verwendung humaner Stammzellen in der Medizin – Perspektiven und Grenzen", p. 53. Bundesministerium für Bildung und Forschung, Projektträger DLR, Bonn (2000).

[23]*McCreath, K. J., J. Howcroft, K. H. S. Campbell* et al.: Production of gene-targeted sheep by nuclear transfer from cultured somatic cells. Nature *405:* 1066 (2000).

[24]*Lanza, R. P., J. B. Cibelli, C. Blackwell* et al.: Extension of cell life-span and telomere length in animals cloned from senescent somatic cells. Science *288:* 665 (2000).

[24]Doetschmann, T. C., H. Eistetter, M. Katz, W. Schmidt, R. Kemler: The in vitro development of blastocyst-derived embryonic stem cell lines: formation of visceral yolk sac, blood islands and myocardium. J. Embryol. exp. Morph. *87:* 27 (1985).

[25]*Seidel, F.:* Die Entwicklungsfähigkeiten isolierter Furchungszellen aus dem Ei des Kaninchens Oryctolagus cuniculus. Roux' Arch. Entwicklungsmechanik *152:* 43 (1960).

[26]*Mootz, U.:* Die Regulationsbefähigung der Keimscheibe von Oryctolagus cuniculus nach totaler Röntgenbestrahlung. Zool. Jb. Anat. *88:* 587 (1971).

[27]*Clarke, D. L., C. B. Johansson, J. Wilbertz* et al.: Generalized potential of adult neural stem cells. Science *288:* 1660 (2000).

[28]*Evans, M. J., M. H. Kaufman:* Establishment in culture of pluripotential cells from mouse embryos. Nature *292:* 154 (1981).

[30]*Robertson, E. J.:* Pluripotent stem cell lines as a route into the mouse germline. Trends Genet. *2:* 9 (1986).

[31]*Robertson, E. J.:* Embryo-derived stem cell lines. In: *Robertson, E.J.* (ed.): Teratocarcinomas and Embryonic Stem Cells: A Practical Approach., p. 71. IRL Press, Oxford, Washington, D.C. 1987.

[32]*Thomson, J. A., J. Itskovitz-Eldor, S. S. Shapiro, M. A. Waknitz, J. J. Swiergiel, V. S. Marshall, J. M. Jones:* Embryonic stem cell lines derived from human blastocysts. Science *282:* 1145 (1998).

[33]*Nagy, A., J. Rossant, R. Nagy, W. Abramow-Newerly, J. C. Roder:* Derivation of completely cell culture-derived mice from early-passage embryonic stem cells. Prodc. Natl. Acad. Sci. USA *90:* 8424 (1993).

[34]*Campbell, K. H. S., J. McWhir, W. A. Ritchie, I. Wilmut:* Sheep cloned by nuclear transfer from a cultured cell line. Nature *380:* 64 (1996).

[35]*Campbell, K. H. S., I. Wilmut:* Totipotency or multipotentiality of culured cells: applications and progress. Theriogenology *47:* 63 (1997).

[36]*Shamblott, M. J., J. Axelman, S. Wang, E. M. Bugg, J. W. Littlefield, P. J. Donovan, P. D. Blumenthal,*

G. R. Huggins, J. D. Gearhart: Derivation of pluripotent stem cells from cultured human primordial germ cells. Proc. Natl. Acad. Sci. USA 95: 13726 (1998).

[37] Keller, G., H. R. Snodgrass: Human embryonic stem cells. The future is now. Nature Med. 5: 151 (1999).

[38] Brüstle, O., K. N. Jones, R. D. Learish et al.: Embryonic stem cell-derived glial precursors: a source of myelinating transplants. Science 285: 754 (1999).

[39] McKay, R.: Mammalian deconstruction for stem cell reconstruction. Nature Med. 6: 747 (2000).

[40] Gurdon, J. B., A. Colman: The future of cloning. Nature 402: 743 (1999).

[41] Kono, T., Y. Tsunoda: Development of single blastomeres from four- and eight-cell-mouse embryos fused into the enucleated half of a two-cell embryo. Gamete Research 22: 427 (1989).

[42] Illmensee, K., P. C. Hoppe: Nuclear transplantation in Mus musculus: developmental potential of nuclei from preimplantation embryos. Cell 23 :9 (1981).

[43] Hoppe, P. C., K. Illmensee: Full-term development after transplantation of parthenogenetic embryonic nuclei into fertilzed mouse eggs. Proc. Natl. Acad. Sci. USA 79: 1912 (1982).

[44] Tsunoda, Y., T. Tokunaga, H. Imai, T. Uchida: Nuclear transplantation of male primordial germ cells in the mouse. Development 107: 407 (1989).

[45] Wakayama, T., A. C. F. Perry, D. Zuccotti, K. R. Johnson, R. Yanagimachi: Full-term development of mice from enucleated oocytes injected with cumulus cell nuclei. Nature 394: 369 (1998).

[46] Kono, T., Y. Shioda, Y., Y. Tsunoda: Nuclear transplantation in rat embryos. J. Exp. Zoology 248: 303 (1988).

[47] Stice, S. L., J. M. Robl: Nuclear reprogramming in nuclear transplant rabbit embryos. Biol. Reprod. 39: 657 (1988).

[48] Heyman, Y., P. Chesne, J. P. Renard: Full-term reprogramming of frozen embryonic nuclei after nuclear transfer in the rabbit species. C. R. Acad. Sci. Paris, Serie III, 311: 321 (1990).

[49] Campbell, K. H. S., P. Loi, P. Cappai, I. Wilmut: Improved development to blastocyst of ovine nuclear transfer embryos reconstructed during the presumptive S-phase of enucleate activated oocytes. Biol. Reprod. 50: 1385 (1994).

[50] Smith, L. C., I. Wilmut: Influence of nuclear and cytoplasmic activity on the development in vivo of sheep embryos after nuclear transplantation. Bio. Reprod. 40: 1927 (1989).

[51] Schnieke, A. E., A. J. Kind, W. A. Ritchie, Mycock, A. R. Scott, M. Ritchie, I. Wilmut, A. Colman, K. H. S. Campbell: Human factor IX transgenic sheep produced by transfer of nuclei from transfected fetal fibroblasts. Science 278: 2130 (1997).

[52] Wilmut, I., A. E. Schnieke, J. McWhir, A. J. Kind, K. H. S. Campbell: Viable offspring derived from fetal and adult mammalian cells. Nature 385: 810 (1997).

[53] Yong, Z., L. Yuqiang: Nuclear-cytoplasmic interaction and development of goat embryos reconstructed by nuclear transplantation: production of goats by serially cloning. Biol. Reprod. 58: 266 (1998).

[54] Keefer, C. L., S. L. Stice, D. L. Matthews: Bovine inner cell mass as donor nuclei in the production of nuclear transfer embryos and calves. Bio. Reprod. 50: 935 (1994).

[55] Sims, M., N. L. First: Production of calves by transfer of nuclei from cultured inner cell mass cells. Proc. Natl. Acad. Sci. USA 90: 6143 (1993).

[56] Delhaise, F., F. J. Ectors, R. D. E. Roover, F. Ectors, F. Dessy, R. de Roover: Nuclear transplantation using bovine primordial germ cells from male fetuses. Reprod. Fertil. Dev. 7: 1217 (1995).

[57] Lavoir, M. C., N. Rumph, A. Moens, A. King, Y. Plante, W. H. Johnson, J. Ding, K. J. Betteridge: Development of bovine nuclear transfer embryos made with oogonia. Biol. Reprod. 56: 194 (1997).

[58] Cibelli, J. B., S. L. Stice, P. J. Golueke, J. J. Kane, J. Jerry, C. Blackwell, F. Abel Ponce de Leon, J. M. Robl: Cloned transgenic calves produced from nonquiescent fetal fibroblasts. Science 280: 1256 (1998).

[59] Vignon, X., P. Chesne, D. LeBourbis, Y. Heyman, J. P. Renard: Developmental potential of bovine embryos reconstructed with somatic cell nuclei from cultured skin and muscle fetal cells. Theriogenology 49: 392 (1998).

[60] Kato, Y., T. Tani, Y. Sotomaru, K. Kurokawa, J.-Y. Kato, H. Doguchi, H. Yasue, Y. Tsunoda: Eight calves cloned from somatic cells of a single adult. Science 282: 2095 (1998).

[61] Prather, R.S., M. M. Sims, N. L. First: Nuclear transplantation in early pig embryos. Biol. Reprod. 41: 414 (1989).

[62] Liu, L., R. M. Moor, S. Laurie, E. Notarianni: Nuclear remodelling and early development of cryopreserved, porcine primoridal germ cells following nuclear transfer into in-vitro matured oocytes. Int. J. Dev. Biol. 39: 639 (1995).

[63] Meng, L., J. J. Ely, R. L. Stouffer, D. P. Wolf: Rhesus monkeys produced by nuclear transfer. Biol. Reprod. 57: 454 (1997).

[64]*Beier, H. M.:* Klonen – Fortpflanzung ohne Befruchtung. Zum Stand der Klonierungstechniken 1997. Bundesministerium der Justiz, Bonn 1997.

[65]*Austin, C. R., R. V. Short:* Reproduction in mammals, 2nd edn. Cambridge University Press, Cambridge, London, New York 1982.

[66]*Jones, G. M., A. O. Trounson, D. K. Gardner, A. Kausche, N. Lolatgis, C. Wood:* Evolution of a culture protocol for successful blastodyst development and pregnancy. Hum. Reprod. *13:* 169 (1998).

[67]*Hinrichsen, K. V.:* Humanembryologie. Lehrbuch und Atlas der vorgeburtlichen Entwicklung des Menschen. Springer Verlag Heidelberg Berlin New York 1990.

Anschrift des Verfassers:
Prof. Dr.med. Dr. rer. nat. Henning M. Beier
Institut für Anatomie und Reproduktionsbiologie
Universitätsklinikum der RWTH Aachen
Wendlingweg 2
52072 Aachen

Embryonale Stammzellen: neue Perspektiven für den Zellersatz im zentralen Nervensystem

O. Brüstle, K. Karram, R. Buschwald, O. D. Wiestler

Die moderne Transplantationsmedizin hat enorme Fortschritte gemacht. Gleichwohl werden die Verfügbarkeit und der langfristige Erfolg von Organtransplantaten durch verschiedene Probleme empfindlich eingeschränkt. An erster Stelle steht nach wie vor der prekäre Mangel an Spenderorganen. Weiter kann bis heute das Risiko von akuten und chronischen Abstoßungsreaktionen bei einigen Patienten nicht befriedigend beherrscht werden. Schließlich bleibt die Transplantation für verschiedene komplexe Gewebe des menschlichen Organismus eine große wissenschaftliche Herausforderung. Dies gilt in besonderer Weise für das zentrale Nervensystem, in welchem der Bedarf für erfolgreichen Zellersatz besonders groß wäre.

Mit embryonalen Stammzellen (ES-Zellen) steht nun erstmalig eine Spenderquelle zur Verfügung, mit der sich die Kernprobleme der Transplantationsmedizin – die limitierte Verfügbarkeit von Spendergewebe und die Abstoßung nicht kompatibler Transplantate – langfristig möglicherweise lösen lassen. Darüber hinaus bieten ES-Zellen die einzigartige Möglichkeit, krankheitsverursachende Gene vor Transplantation gezielt aus den Spenderzellen zu entfernen. Diese entscheidenden Vorteile zeichnen ES-Zellen vor allen anderen bisher zur Verfügung stehenden Spenderquellen aus. Erste Transplantationsstudien an Tiermodellen weisen darauf hin, daß von ES-Zellen abgeleitete neurale Vorläuferzellen großes Potential für die Behandlung häufiger neurologischer Erkrankungen wie der Multiplen Sklerose besitzen. Durch die Verfügbarkeit humaner ES-Zellen erschließt sich für mögliche Anwendungen in der Medizin eine neue Dimension.

Ursprung und Eigenschaften embryonaler Stammzellen

Embryonale Stammzellen (ES-Zellen) werden aus einem sehr frühen Embryonalstadium, der sogenannten Blastozyste, gewonnen und als permanente Zellinien etabliert. Bei der Blastozyste handelt es sich um ein Embryonalstadium kurz nach der Befruchtung und noch vor der Einnistung des Keimbläschens in die Gebärmutter.

Die aus solchen Blastozysten entnommenen embryonalen Stammzellen haben zwei herausragende Eigenschaften. Zum einen sind sie pluripotent, das heißt, sie haben die Fähigkeit, noch in alle Gewebe- und Zelltypen auszureifen[1, 2]. Zum anderen lassen sie sich unter entsprechenden Bedingungen in der Zellkultur in nahezu unbegrenzten Mengen vermehren, ohne diese Pluripotenz zu verlieren. Im Gegensatz zu befruchteten Eizellen sind sie jedoch allein nicht in der Lage, einen intakten Embryo auszubilden. Pluripotenz und uneingeschränkte Vermehrbarkeit machen ES-Zellen zu einer im Grunde unerschöpflichen Quelle für ganz verschiedene Zell- und Gewebetypen. In der Tat wurde in Kulturen differenzierender ES-Zellen eine Vielzahl von Zelltypen beschrieben, zum Beispiel Nervenzellen, Zellen des Blut bildenden Systems, Insulin bildende Zellen, Herz- und Skelettmuskel- sowie Knorpel- und Hautzellen[3]. Bei einer spontanen Ausreifung von ES-Zellen in der Zellkulturschale bilden sich diese Zellformen in ungerichteter Weise. Voraussetzung für eine therapeutische Anwendung ist, aus diesem Zellgemisch den für die Behandlung der jeweiligen Erkrankung erforderlichen Zelltyp zu isolieren. Alternativ wird versucht, die Ausreifung der Gesamtpopulation gezielt in Richtung einer spezifischen Zellart zu steuern. Beide Verfahren werden momentan intensiv erforscht und haben bereits zur Gewinnung hoch aufgereinigter Zellpopulationen aus verschiedenen Organsystemen geführt. Besonders vielverspre-chend ist dieser Ansatz für solche Gewebe, die beim erwachsenen Menschen ein nur mehr geringes oder gänzlich fehlendes Regenerationsvermögen haben. Ein typisches Beispiel hierfür ist das zentrale Nervensystem.

Rekonstruktive Eingriffe am Nervensystem des Menschen

Die klinischen Neurowissenschaften zählen zu den Gebieten der biomedizinischen Forschung, welche in den vergangenen Jahren bemerkenswerte Errungenschaften erzielt haben. So ist es möglich geworden, Grundzüge der Pathogenese zahlreicher Erkrankungen des Nervensystems zu entschlüsseln. Die Diagnostik neuropsychiatri-scher Störungen hat von modernen bildgebenden Verfahren erheblich profitiert, und mit der funktionellen Bildgebung zeichnet sich hier eine neue Dimension ab. Auch therapeutische Fortschritte sind zu verzeichnen. Mit Hilfe des Operationsmikroskops und Verfahren der Neuronavigation sind neurochirurgische Eingriffe schonend, präzi-se und mit nur noch geringem Risiko für den Patienten durchführbar.

Unser zentrales Nervensystem hat einen Differenzierungsgrad erreicht, welcher eine Regeneration zentralnervöser Strukturen beim Erwachsenen nicht mehr in nennens-wertem Umfang erlaubt. Neurone, die als Folge von Erkrankungen oder Verletzungen zugrunde gegangen sind, bleiben in der Regel unwiederbringlich verloren. Die Ent-wicklung von Verfahren zur Wiederherstellung ausgefallener Funktionen des ZNS stellt damit eine der größten Herausforderungen für die Gehirnforschung im kommenden Jahrhundert dar.

Prinzipiell erscheinen zwei Wege erwägenswert, um untergegangene zentralnervöse Zellen zu ersetzen. Auf der einen Seite könnte es möglich sein, eine latent vorhande-ne Fähigkeit zur Neubildung von Neuronen auch in adulten Gehirnen zu stimulieren. Dies würde voraussetzen, daß ein solches Potential wirklich besteht und die erforder-lichen Signale entschlüsselt werden. Zwar wird neuerdings über eine sehr begrenzte Fähigkeit zur Neurogenese auch in erwachsenen Gehirnen berichtet. Bislang zeich-nen sich jedoch keine Strategien ab, welche in absehbarer Zeit eine klinische Anwen-dung versprechen würden. Der zweite Ansatz besteht darin, verloren gegangenes Gewebe durch Transplantation geeigneter Spenderzellen in das ZNS zu ersetzen.

Das Kernproblem einer geeigneten Quelle für Spenderzellen

Transplantationsansätze im Nervensystem unterscheiden sich grundlegend von der Verpflanzung anderer Organe wie zum Beispiel Herz, Niere, Lunge oder Pankreas. Aufgrund der komplexen Gewebestruktur ist es nicht möglich, Teile eines ausgereiften zentralen Nervensystems zu transplantieren. Vielmehr müssen geeignete Spender-zellen in einem noch unreifen Stadium gewonnen und in das betroffene Gehirn oder Rückenmark eingebracht werden. Falls diese Zellen hier in der erwarteten Weise aus-reifen, sich in die Strukturen des Gehirns einfügen, Anschluß an andere Nervenzellen gewinnen und ihre Funktionen aufnehmen, sind Behandlungserfolge möglich. Mehr als in anderen Sparten der Transplantationsmedizin stellt die Spenderzellquelle für den Zellersatz im Nervensystem daher eine zentrale Frage dar.

Da das erwachsene Gehirn nicht mehr über ein geeignetes Reservoir an entwick-lungsfähigen, unreifen Zelltypen zu verfügen scheint, hat man bereits frühzeitig damit begonnen, embryonales Gehirngewebe oder embryonale Zellen zu verwenden. Auf dem Sektor der Parkinson-Krankheit, bei der es zum Untergang dopaminerger Neurone im Mittelhirn kommt, wurde in den vergangenen Jahren bei mehr als 100 Patienten Hirngewebe aus dem Mittelhirn menschlicher Feten in die von der Krankheit betroffenen Basalganglien transplantiert. Bei einigen Patienten konnte eine deutliche Besserung der klinischen Symptome beobachtet werden. In anderen Fällen trat dagegen kaum eine Linderung ein. Neben der fraglichen Wirksamkeit besteht ein entscheidendes Problem bei diesem Ansatz in der sehr beschränkten Verfügbarkeit von Spendergewebe und der mit dieser Quelle verbundenen bioethischen Problematik. Es ist zum Beispiel erforderlich, Gehirngewebe aus bis zu acht menschlichen Föten zu kombinieren, um einen einzelnen Patienten zu behandeln. Schon aus diesem Grunde wird dieses Verfahren niemals für die Behandlung einer größeren Anzahl von Patienten mit der Parkinson-Krankheit zum Einsatz kommen können.

Auf der Suche nach Alternativen wurden verschiedene Möglichkeiten erprobt (Tab. 1). Einige Arbeitsgruppen haben sich bemüht, Zellen aus embryonalem Gehirn in Kultur zu vermehren, um sie in ausreichender Zahl verfügbar zu machen. Große Hoffnung wurde hier auf die Verwendung von Wachstumsfaktoren gesetzt. Allerdings haben diese Bemühungen bislang nicht zu nennenswerten Erfolgen geführt. In jedem Fall würden sie weiterhin fetales menschliches Hirngewebe als Ausgangsmaterial mit nur begrenzter Verfügbarkeit und bioethischen Einschränkungen erforderlich machen. Eine weitere Strategie stützt sich darauf, Zellen des sich entwickelnden Nervensystems durch Einführen immortalisierender Onkogene dauerhaft teilungsfähig zu halten und anzureichern. Hier bestehen nicht unerhebliche Bedenken, daß die genetische Manipulation das Entstehen von Tumoren aus den Spenderzellen begünstigen könnte. Wiederum wäre für die Gewinnung von Ausgangszellen zunächst fetales menschliches Gewebe erforderlich. Manche Arbeitsgruppen sind dazu übergegangen, Zellen tierischen Ursprungs für Transplantate in das menschliche Nervensystem einzusetzen. Die Angst vor nicht beherrschbaren Abstoßungsreaktionen sowie Befürchtungen, tierische Pathogene auf den Menschen zu übertragen, sprechen jedoch gegen einen klinischen Einsatz solcher Xenotransplantate.

Embryonale Stammzellen als Spenderquelle für neurale Transplantate

Mit ES-Zellen steht nun eine Spenderquelle zur Verfügung, welche viele der aufgeführten ungünstigen Eigenschaften nicht aufweist und faszinierende Perspektiven für den Zellersatz im Nervensystem eröffnet. So ist es unserer Arbeitsgruppe vor kurzem gelungen, mit einem mehrstufigen Behandlungsprotokoll aus ES-Zellen die drei wesentlichen Zellformen des Gehirns herzustellen: Neurone sowie Astrozyten und Markscheiden bildende Oligodendrozyten. Man geht dabei so vor, daß die noch unreifen, sich rasch teilenden ES-Zellen zunächst zu Zellaggregaten umgebildet werden. In

Tab. 1   Mögliche Quellen des Donorgewebes für den Zellersatz im ZNS

Embryonale Transplantate

Xenotransplantate (tierischer Herkunft)

Genetisch veränderte embryonale Spenderzellen

Wachstumsfaktor-behandelte embryonale Spenderzellen

Stammzellen aus adulten Geweben

Embryonale Stammzellen

diesen Aggregaten findet spontan eine ungerichtete Ausreifung in verschiedene Gewebevorläufer statt, weshalb man sie auch als Embryoidkörperchen bezeichnet. Durch weitere Kultivierung dieser Embryoidkörperchen in wachstumsfaktorhaltigen Nährmedien ist es möglich, Vorläuferzellen des Nervensystems in unbegrenzter Zahl zu erhalten. Aus diesen lassen sich Nervenzellen sowie Astrozyten und Oligodendrozyten für Zelltransplantate gewinnen (Abb. 1). Da die Zellen keiner genetischen Veränderung unterzogen wurden, verfügen sie über ein intaktes Erbgut.

Nach den erstaunlichen ersten Befunden in der Zellkultur war es wichtig zu klären, ob von ES-Zellen abgeleitete neurale Zellen auch nach Verpflanzung in das Gehirn und Rückenmark sich wie Nervenzell- oder Gliazellvorläufer verhalten und im Gehirn regulär ausreifen. Um diese Grundsatzfragen zu klären, haben wir die Zellen in das Gehirn embryonaler Empfängertiere implantiert[4]. Dabei zeigt sich, daß die Zellen vom

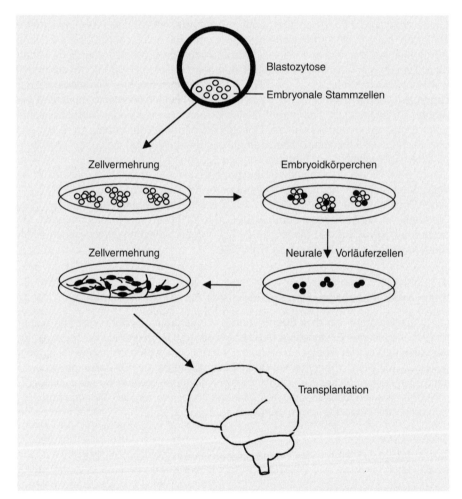

Abb. 1 Schematische Darstellung der Gewinnung von Vorläuferzellen des Nervensystems aus embryonalen Stammzellen: Die der inneren Zellmasse von Blastozysten entnommenen ES-Zellen können unter entsprechenden Kulturbedingungen zu nahezu unbegrenzten Mengen vermehrt werden. Durch Aggregation zu sog. Embryoidkörperchen wird die Differenzierung induziert. Die Embryoidkörperchen werden in einem serumfreien Medium plattiert, welches das Überleben neuraler Vorläuferzellen begünstigt. So gewonnene Vorläuferzellen können durch spezifische Wachstumsfaktorkombinationen weiter vermehrt und für Transplantationszwecke verwendet werden[4].

Hirnkammersystem aus weite Teile des Gehirns besiedeln und in verschiedenen Regionen des zentralen Nervensystems sowohl in Neurone als auch in Astrozyten und Oligodendrozyten ausdifferenzieren können. Offensichtlich hat die Umgebung des sich entwickelnden Empfängergehirns einen wesentlichen Einfluß auf das Reifungsprogramm. Vielfach konnten die ausdifferenzierten Spenderzellen auch mit ausgefeilten mikroskopischen Methoden nicht von ihren Nachbarzellen aus dem Empfängergehirn unterschieden werden. Damit war gezeigt, daß die Abkömmlinge embryonaler Stammzellen nicht nur in der Kulturschale, sondern auch im lebenden Gehirn zu allen drei Zelltypen des zentralen Nervensystems ausreifen und sich regulär in das zentralnervöse Gewebe einfügen[5].

Einsatz ES-Zell abgeleiteter glialer Vorläufer für den Myelinersatz im ZNS

Dieses Verfahren zur Herstellung von Neuronen, Astrozyten und Oligodendrozyten aus embryonalen Stammzellen eröffnet den Neurowissenschaften zwei große Perspektiven. Zum einen wird es hiermit möglich sein, Prozesse der Entwicklung, Differenzierung und Integration verschiedener Zellformen des Nervensystems sowohl in Zellkultur als auch nach Verpflanzung im lebenden Gehirn systematisch zu studieren. Insbesondere in Kombination mit der Möglichkeit einer gezielten Veränderung von Genen in den Ausgangs-ES-Zellen verspricht dieser Ansatz wesentlich neue Erkenntnisse.

Zum anderen haben wir mit embryonalen Stammzellen und ihren Abkömmlingen eine potente neue Population von Spenderzellen für den Zellersatz bei Erkrankungen des Nervensystems zur Verfügung. In den kommenden Jahren wird es zunehmend gelingen, Differenzierungssignale, welche die Ausreifung von ES-Zellen zu den zahlreichen Unterformen von Nervenzellen steuern, zu entschlüsseln und für diesen Ansatz nutzbar zu machen. Damit sollte es theoretisch möglich werden, Spenderzellen für wichtige und häufige zentralnervöse Erkrankungen zu gewinnen und in einem geeigneten Reifungsstadium in das betroffene Gehirn oder Rückenmark zu transplantieren.

Aus eigenen Untersuchungen können wir bereits über vielversprechende erste Erfolge in tierexperimentellen Modellen berichten. Da die entwicklungssteuernden Signale für die Herstellung zahlreicher Subtypen von Nervenzellen noch nicht identifiziert sind, haben sich unsere ersten Bemühungen auf Erkrankungen mit Befall von Gliazellen konzentriert. Das Verfahren der Gewinnung von Zellen des zentralen Nervensystems aus embryonalen Stammzellen wurde zu diesem Zweck dahingehend weiterentwickelt, daß Vorläufer für Gliazellen in reiner Form hergestellt werden konnten. Sowohl in der Kulturschale als auch nach Verpflanzung in das Gehirn von Empfängertieren haben diese Zellen die Fähigkeit, sowohl in Astrozyten als auch in Markscheiden bildende Oligodendrozyten auszureifen (Abb. 2).

Um zu untersuchen, ob derartige Zellen für die Reparatur von Myelinkrankheiten eingesetzt werden können, haben wir sie in das Nervensystem von myelindefizienten Ratten implantiert. Bei diesen Tieren bleibt die Markscheidenbildung im ZNS aus. Sie stellen ein Tiermodell für die Pelizaeus-Merzbacher-Krankheit dar, eine angeborene Myelinerkrankung, die bei den betroffenen Kindern zu schweren neurologischen Ausfällen führt. Ursache sind Alterationen in einem Gen, welches das Myelin-Proteolipidprotein (PLP) kodiert.

Die Befunde an myelindefizienten Ratten waren außerordentlich ermutigend. Bereits zwei Wochen nach Transplantation in das Rückenmark zeigte sich, daß die verpflanzten Vorläufer nicht nur in dem Empfängergewebe überleben, sondern in das Rückenmark einwandern, Nervenzellfortsätze mit fehlender Markscheidenbildung aufsuchen, sich an die Nervenzellfortsätze anlagern, zu Oligodendrozyten ausreifen und ein dichtes

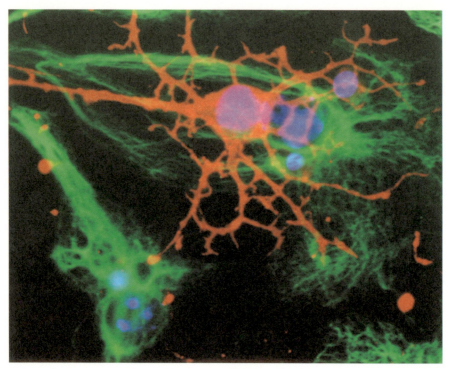

Abb. 2 Gewinnung von Glia aus pluripotenten ES-Zellen: ES-Zellen stellen eine nahezu unerschöpfliche Spenderquelle für die Transplantationsmedizin dar. Diese Abbildung zeigt in der Zellkulturschale aus ES-Zellen entwickelte Oligodendrozyten (rot) und Astrozyten (grün). Immunfluoreszenzmarkierung mit Antikörpern gegen das oligodendrogliale Antigen O4 und saures Gliafaserprotein.

Netz von Markscheiden ausbilden (Abb. 3). Sowohl lichtmikroskopisch als auch elektronenmikroskopisch waren diese Markscheiden nicht von den entsprechenden Strukturen gesunder Geschwistertiere zu unterscheiden. Unsere Studie verdeutlicht, daß von ES-Zellen abgeleitete neurale Vorläufer tatsächlich zur Reparatur eines spezifischen Defekts im zentralen Nervensystem eingesetzt werden können[4]. Diese erfolgversprechenden Befunde lassen darauf hoffen, ES-Zellen auch für die Behandlung häufigerer Entmarkungskrankheiten wie der Multiplen Sklerose einsetzen zu können.

ES-Zellen im bioethischen Spannungsfeld

Berichte aus dem Jahre 1998 haben großes Aufsehen auf dem Stammzellgebiet erregt. Zwei US-amerikanischen Arbeitsgruppen ist es gelungen, menschliche ES-Zellen aus frühen Embryonen von In-vitro-Fertilisationsprogrammen bzw. ES-artige Zellen aus Urkeimzellen abgetriebener Feten als permanente Zell-Linien zu gewinnen[7, 8]. Damit sind prinzipiell Untersuchungen an diesen Zellen menschlicher Herkunft durchführbar. So wäre es von großem Interesse zu prüfen, ob humane ES-Zellen mit den von uns entwickelten Protokollen gezielt in die drei wesentlichen Zellformen des ZNS überführt werden können. In einem nächsten Stadium ließe sich dann die Frage angehen, ob man auch aus humanen ES-Zellen abgeleitete Neurone und Glia-Vorläufer für die Reparatur von Krankheits-bedingten Läsionen in Gehirn und Rückenmark einsetzen kann. An einem noch weiter entfernt liegenden Horizont würde sich hier eine Lösung für eines der drängendsten Probleme der klinischen Neurowissenschaften, nämlich die Reparatur und Behebung permanenter neurologischer Defizite, ankündigen.

Neben großer Begeisterung in der wissenschaftlichen Fachwelt haben diese Berichte eine lebhafte und kontrovers geführte bioethische Diskussion entfacht. Nach dem in Deutschland geltenden Embryonenschutzgesetz ist jegliche Forschung an frühen menschlichen Embryonen, insbesondere jedoch die Herstellung und genetische Manipulation von Embryonen aus der Retorte (sog. Klonen) bei hoher Strafe untersagt. Ungeklärt bleibt momentan, ob deutsche Arbeitsgruppen die Möglichkeit erhalten sollen, in den USA gewonnene Zell-Linien zu importieren und hier unter strengen Auflagen für definierte wissenschaftliche Fragestellungen einzusetzen.

An einer besonderen historischen Verantwortung gegenüber dem Einsatz dieser neuen Technologie in unserem Land kann kein Zweifel bestehen. In der Tat bedarf die Verwendung solcher Zellen zu Forschungszwecken und die Entwicklung eines entsprechenden Regelwerks einer breiten öffentlichen Diskussion und sorgfältigen Abwägung. Auf der anderen Seite möchten wir nachdrücklich dafür werben, nach eingehender Erörterung mit allen gesellschaftlichen und wissenschaftlichen Gruppen Regularien dafür zu schaffen, diese faszinierende neue Perspektive für die Transplantationsmedizin auch in Deutschland nutzbar zu machen. Gerade auf dem klinisch und sozioökonomisch so bedeutsamen Feld der permanenten Beeinträchtigung zahlreicher Patienten mit neurologischen Erkrankungen müssen dringend neue Anstrengungen unternommen werden[9]. Wir sind zuversichtlich und plädieren nachhaltig dafür, nach Abwägung bioethischer Fragen und der ebenfalls zu berücksichtigenden ärztlichen Verpflichtung gegenüber Patienten mit unheilbaren Leiden Regelungen für den Einsatz dieser vielversprechenden Strategie zu schaffen.

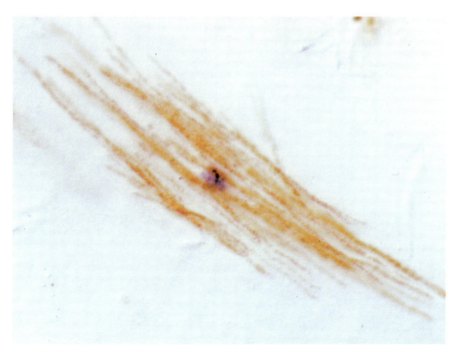

Abb. 3   Myelin-Reparatur durch transplantierte ES-Zell-abgeleitete gliale Vorläufer: Ein aus ES-Zellen der Maus gewonnener Oligodendrozyt bildet nach Transplantation ins zentrale Nervensystem einer Myelin-defizienten Ratte neue Myelinscheiden. Die transplantierte Zelle wurde mit Hilfe einer Spender-spezifischen DNA in situ Hybridisierung (schwarz) und Doppelmarkierung mit einem Antikörper gegen das Myelin-Proteolipidprotein (PLP; grau) identifiziert.

Danksagung: Unsere Arbeiten werden vom Land Nordrhein-Westfalen (MSWWF-Nachwuchs-gruppenförderung und Bennigsen-Foerder-Preis) und vom BONFOR-Programm grosszügig unterstützt.

Literatur

[1]*Evans, M. J., M. H. Kaufman:* Establishment in culture of pluripotential cells from mouse embryos. Nature *292:* 154 (1981).

[2]*Martin, G. R.:* Isolation of a pluripotent cell line from early mouse embryos cultured in medium conditioned by teratocarcinoma cells. Proc. Natl. Acad. Sci. (USA) *78:* 7634 (1981).

[3]*Keller, G.:* In vitro differentiation of embryonic stem cells. Curr. Opinion Cell Biol. *7:* 862 (1995).

[4]*Brüstle, O., K. N. Jones, R. D. Learish* et al.: Embryonic stem cell-derived glial precursors: A source of myelinating transplants. Science *285:* 754 (1999).

[5]*Brüstle, O., C. A. Spiro, K. Karram* et al.: In vitro-generated neural precursors participate in mammalian brain development. Proc. Natl. Acad. Sci. USA *94:* 14809 (1997).

[6]*Brüstle, O.:* Building brains: neural chimeras in the study of nervous system development and repair. Brain Pathol. *9:* 527 (1999).

[7]*Shamblott, M. J., J. Axelman, S. Wang* et al.: Derivation of pluripotent stem cells from cultured human primordial germ cells. Proc. Natl. Acad. Sci USA *95:* 13726 (1998).

[8]*Thomson, J. A., J. Itskovitz-Eldor, S. S. Shapiro* et al.: Embryonic stem cell lines derived from human blastocysts. Science *282:* 1145 (1998).

[9]*Brüstle, O., O. D. Wiestler:* Zellersatz aus embryonalen Stammzellen: Neue Perspektiven für die Transplantationsmedizin. Deutsches Ärzteblatt *97:* 1666 (2000).

Anschrift der Verfasser:
Dr. med. Oliver Brüstle, Prof. Dr. med. Otmar D. Wiestler
Institut für Neuropathologie
Universitätskliniken Bonn
Sigmund-Freud-Straße 25
53105 Bonn

Das Klonieren von Tieren: Bedeutung für Grundlagenforschung und Biotechnologie

E. Wolf

Im Zuge der Klonierung durch Kerntransfer wird der Zellkern einer Kernspenderzelle in das Zytoplasma einer Eizelle übertragen, aus der man vorher das genetische Material (mit Ausnahme der Erbinformation in den Mitochondrien) entfernt hat. Durch diesen Vorgang wird der Zellkern der Spenderzelle reprogrammiert, d. h. das genetische Programm wird vorübergehend gestoppt und dann durch komplexe Mechanismen, die bislang nur unvollständig verstanden sind, wieder in Gang gesetzt – vergleichbar mit den Vorgängen nach der Befruchtung einer Eizelle. Der Transfer des Zellkerns erfolgt in der Regel durch eine sog. Elektrofusion, wobei die sich berührenden Zellmembranen von Kernspender- und Kernempfängerzelle durch kurzzeitige Gleichstrompulse desintegriert werden. Dadurch wird ein Zusammenfließen der Zytoplasma-Anteile und die Übertragung des Kerns ermöglicht. Beim Rind werden die so rekonstituierten Kerntransferembryonen noch über einen Zeitraum von einer Woche in vitro kultiviert, um sie dann als Morulae oder Blastozysten auf synchronisierte Empfängertiere übertragen zu können. Die Effizienz der Klonierung ist von verschiedensten Faktoren abhängig, wobei das Entwicklungs- und Zellzyklusstadium der Kernspenderzelle sowie die Synchronität und der Zeitpunkt der Aktivierung der Kernempfängerzelle eine führende Rolle spielen.

Die klassischen Kerntransferexperimente bei Schaf und Rind, die Mitte der 80er Jahre durchgeführt wurden, verwendeten als Kernspenderzellen Blastomeren aus Embryonen vor dem Blastozytenstadium. Damals glaubte man, daß nur solche „totipotenten" Zellen für die Klonierung geeignet sein können. Man nahm an, daß es bei Zellen, die bereits differenziert sind, zu irreversiblen Veränderungen des Erbguts kommt, die eine vollständige Reprogrammierung des Zellkerns, wie sie für die Klonierung durch Kerntransfer erforderlich ist, unmöglich zu machen.

Pionierexperimente am *Roslin*-Institut in Edinburgh zeigten jedoch, daß unter bestimmten Bedingungen differenzierte Zellen bis hin zu Zellen aus erwachsenen Tieren für den Kerntransfer geeignet sind. Diese Experimente, deren Krönung das aus Euterzellen entstandene Schaf „Dolly" darstellt, widerlegten ein zentrales Dogma der Zellbiologie und wurden dementsprechend auch von vielen namhaften Wissenschaftlern angezweifelt. Mittlerweile sind diese Zweifel jedoch durch die eindeutige Klärung der genetischen Identität von Dolly und die erfolgreiche Wiederholung des Verfahrens bei Maus, Rind, Ziege und Schwein ausgeräumt.

Neben Arbeitsgruppen in Frankreich, Japan, USA und Neuseeland gelang auch unserer Arbeitsgruppe die Klonierung mit differenzierten fetalen Bindegewebszellen, Keimzellen sowie mit Zellen eines erwachsenen Tieres. Im letzteren Falle wurden Zellen aus dem Euter einer drei Jahre alten geschlachteten Fleckviehkuh in Kultur genommen und über vier Passagen kultiviert. Diese Zellen wurden dann mit entkernten Rindereizellen fusioniert, die entstandenen Kerntransferembryonen bis zur Blastozyste kultiviert und dann auf synchronisierte Empfänger übertragen. Von 93 erfolgreich fusionierten Spender-Empfängerzell-Komplexen entwickelten sich 32 (34%) bis zum Stadium der Blastozyste. In der Münchener Pilotstudie wurden nur vier der Embryonen auf zwei Empfängertiere übertragen. Beide Empfänger wurden trächtig, bei einem jedoch kam es im 5. Monat zum Abort. Die andere Trächtigkeit verlief problemlos und resultierte in der Geburt eines gesunden Kalbes („Uschi").

Im Gegensatz zu anderen Biotechniken der Reproduktion, wie dem Embryotransfer und der in vitro Produktion von Embryonen, befindet sich die Klonierung noch weitgehend im Stadium der Grundlagenforschung. Bevor diese Biotechnik routinemäßig für tierzüchterische Anwendungen zur Verfügung steht, müssen die biologischen Mechanismen zumindest weitgehend verstanden sein. Nur so können Probleme bei Trächtigkeiten bzw. Nachkommen aus der Klonierung, über die in der Literatur berichtet wird, gelöst werden. Der Schwerpunkt der Forschung liegt auf der effizienten Synchronisation von Kernspender und Empfängereizelle, um eine Reprogrammierung der embryonalen Genexpression und die Erhaltung eines intakten Chromosomensatzes zu gewährleisten. Die Entwicklung optimaler Kulturbedingungen für klonierte Rinderembryonen stellt einen weiteren Arbeitsschwerpunkt dar.

Klonierung mit kultivierten Zellen – Perspektiven für die Tierzucht

Auch wenn es im Bereich der Klonierung noch erheblichen Forschungsbedarf gibt, so bietet dieses Verfahren zweifellos enorme Perspektiven bis hin zur angewandten Tierzucht. Die Klonierung von Rinderembryonen ermöglicht eine bislang nie erreichte Genauigkeit der Zuchtwertschätzung für Fleischleistungs- und Qualitätsmerkmale und darüber hinaus die genaue Schätzung von Genotyp x Umwelt Interaktionen. In Abhängigkeit von der Effizienz der Klonierung könnte man die Vermehrungsrate genetisch überlegener Tiere und damit die Selektionsintensität auch auf der weiblichen Seite deutlich erhöhen. Hätte man routinemäßig Zellinien als Kernspender zur Verfügung, könnte die Embryoklonierung Bindeglied zwischen den Errungenschaften der Genomanalyse und den Fortpflanzungsbiotechniken werden. Zellinien von genetisch wertvollen Embryonen bzw. Tieren könnten auf erwünschte bzw. unerwünschte Erbanlagen untersucht werden, und aus selektierten Zellinien könnte man dann durch Embryoklonierung und -transfer genetisch identische Tiere für Produktionszwecke erstellen, um eine Freiheit von Erbfehlern und damit eine verbesserte Tiergesundheit zu gewährleisten und die Gewinnung hochwertiger Produkte zu sichern. Der Einsatz der Klonierung müßte dabei natürlich auf ein sinnvolles Maß beschränkt werden, um die genetische Vielfalt nicht zu gefährden.

Klonierung mit transfizierten Zellen – neue Möglichkeiten für den Gentransfer

Das klassische Gentransfer-Verfahren bei landwirtschaftlichen Nutztieren, die DNA-Mikroinjektion in die Vorkerne befruchteter Eizellen, wurde Mitte der 80er Jahre etabliert, ist jedoch vergleichsweise aufwendig und liefert nur einen geringen Anteil (1 bis 3%) transgener Tiere bezogen auf die injizierten und transferierten Embryonen. Aus der Möglichkeit der Klonierung mit kultivierten Zellen ergibt sich jedoch ein alternativer Ansatz für den Gentransfer. Das Einschleusen genetischer Information erfolgt nicht auf der Stufe des Embryos, sondern in den kultivierten Zellen. Dafür stehen mehrere etablierte Verfahren zur Verfügung. Durch geeignete Selektionsverfahren werden diejenigen Zellen angereichert, die die genetische Information eingebaut haben. Unter Umständen ist es auch möglich, bereits in der Zellkultur zu untersuchen, ob die übertragene genetische Information funktionell aktiv ist. Aus Zellen, die diese Kriterien erfüllen, werden über den Kerntransfer in entkernten Eizellen dann transgene Tiere erstellt. Im Gegensatz zur DNA-Mikroinjektion sollten alle Tiere, die aus transfizierten Zellen erstellt wurden, transgen sein. Diese Strategie wurde beim Schaf wie auch beim Rind bereits erfolgreich angewendet. Neben einem additiven Gentransfer mit zufälliger Integration werden damit auch gezielte Veränderungen in den Genomen von Nutztieren möglich.

Zielsetzungen des Gentransfers bei landwirtschaftlichen Nutztieren umfassen u. a. die Verbesserung von Produktmenge und -qualität sowie die Verbesserung von Konstitution und Krankheitsresistenz. Der Schwerpunkt der Forschung liegt derzeit allerdings auf der Produktion medizinisch oder verfahrenstechnisch wichtiger Proteine in der Milchdrüse (gene farming) sowie der genetischen Modifikation von Schweinen für die Xenotransplantation.

Literatur

Cibelli, J. B., S. L. Stice, P. J. Golueke et al.: Cloned transgenic calves produces from nonquiescent fetal fibroblasts. Science *280:* 1256 (1998).
Förster, M., E. Wolf: Grundlagenforschung in der Tierzucht. Naturwissensch. Rundsch. *51:* 314 (1998).
Garner, I., A. Colman: Therapeutic proteins from livestock. In: *Clark, A. J.* (ed.): Animal Bredding – Technology for the 21st Century, p. 215. Amsterdam 1998.
Platt, J. L.: New directions for organ transplantation. Nature *392:* 11 (1998).
Schnieke, A. E., A. J. Kind, W. A. Ritchie et al.: Human factor IX transgenic sheep produced by transfer of nuclei from transfected fetal fibroblasts. Science *278:* 2130 (1997).
Wall, R. J.: Transgenic livestock: progress and prospects for the future. Theriogenology *45:* 57 (1996).
Wilmut, I., A. E. Schnieke, J. McWhir, A. J. Kind, K. H. Campbell: Viable offspring derived from fetal and adult mammalian cells. Nature *385:* 810 (1997).
Wolf, E., V. Zakhartchenko, G. Brem: Nuclear transfer in mammals: recent developments and future perspectives. J. Biotech. *65:* 99 (1998).
Zakhartchenko, V., G. Durcova-Hills, W. Schernthaner et al.: Potential of fetal germ cells for nuclear transfer in cattle. Mol. Reprod. Developm. *52:* 421 (1999).
Zakhartchenko, V., G. Durcova-Hills, M. Stojkovic et al.: Effects of serum starvation and re-cloning on the efficiency of nuclear transfer using bovine fetal fibroplasts. J. Reprod. Fert. *115:* 325 (1999).
Zakhartchenko, V., R. Alberio, M. Stojkovic et al.: Adult cloning in cattle: potential of nuclei from a permanent cell line and from primary cultures. Mol. Reprod. Develop. *54:* 264 (1999).

Unsere Projekte im Bereich Klonierung beim Rind werden dankenswerter Weise durch die Deutsche Forschungsgemeinschaft (WO 685/2-1; WO 685/3-1) und durch die Bayerische Forschungsstiftung (76/93) gefördert.

Anschrift des Verfassers:
Prof. Dr. med. vet. Eckhard Wolf
Lehrstuhl für Molekulare Tierzucht und Haustiergentechnik
Genzentrum der Universität München
Feodor-Lynen-Straße 25
81377 München

Die iatrogenen Mehrlingsschwangerschaften: Reduktion aus mütterlicher und kindlicher Sicht – Vermeidungsstrategien

J. W. Dudenhausen

Die Häufigkeit von Mehrlingen unterliegt großen Schwankungen auf der Welt. *Hellin* hat 1895 folgende Regel aufgestellt über die Häufigkeit von Mehrlingen: Beträgt die Häufigkeit von Zwillingen 1:85 Geburten, so ist sie für Drillinge 1:85x85 und für Vierlinge 1:85x85x85 und sofort. In der Frühschwangerschaft ist die Zahl der Mehrlinge wesentlich höher, *Boklage* verfolgte 325 Zwillingsschwangerschaften, 19% endeten am Termin als Zwillinge, 39% als Einlinge, 43% ohne ein lebendes Kind.

In den meisten europäischen Ländern ist die Zwillingsrate in den 60er Jahren von etwa 12 auf 1.000 Schwangerschaften auf etwa 9,5 gesunken, um ab den frühen 80er Jahren wieder anzusteigen auf etwa 12 und um etwa 1990 auf 13 bis 14/1.000 Schwangerschaften[6]. Während der Verlauf der 60er und 70er Jahre im wesentlichen verursacht wurde durch die Veränderung der Altersstrukturen der Schwangeren (zuerst eine Zunahme der jüngeren Schwangeren, später eine Zunahme der über 35jährigen Schwangeren), wird der Anstieg ab 1990 als Folge reproduktionsmedizinischer Bemühungen gesehen.

Der Anstieg der Häufigkeit von höhergradigen Mehrlingen seit den späten 80er Jahren ist dramatisch. In den alten Bundesländern der Bundesrepublik Deutschland war der Anstieg der Drillingsrate zwischen 1975 und 1990 etwa 170%, in den Niederlanden etwa 300%. Ovulationsinduktion und in vitro Fertilisation werden hauptsächlich als Ursache dieser Steigerung angesprochen.

Mütterliche Adaptation an die Mehrlingsschwangerschaft

Die physiologischen Veränderungen des mütterlichen Organismus sind bei der Mehrlingsschwangerschaft im allgemein ausgeprägter als in der Einlingsschwangerschaft. So beträgt zum Beispiel die Steigerung des zirkulierenden Blutvolumens bei der Einlingsschwangerschaft bis zum Maximum in der 32. bis 36. SSW 25 bis 30%, die der Zwillingsschwangerschaft 50 bis 60%. Dies bedeutet ein Mehrvolumen von 500 ml gegenüber Einlingsschwangerschaften. Eine herzkranke Schwangere mit Mehrlingen ist demnach auch in der 32. bis 36. SSW den stärksten Belastungen ausgesetzt.

Die Zunahme der Blutmenge und der erhöhte Bedarf an Eisen und Folsäure durch die wachsenden Feten prädisponieren die Mehrlingsschwangeren zu der ohnehin in der Schwangerschaft häufigen Anämie.

Die größeren Ausmaße des Mehrlingsuterus fördern mechanische Funktionsstörungen der viszeralen Organe sowie der Lungenfunktion durch den Zwerchfellhochstand.

Schwangerschaftsdauer

Die durchschnittliche Schwangerschaftsdauer ist bei Mehrlingsschwangerschaften deutlich kürzer. 1987 war in den USA bei Zwillingen die Frühgeburtenrate 44,5% gegenüber 9,4% bei Einlingen. Die durchschnittliche Schwangerschaftsdauer war bei Zwillingen 36,1 Wochen gegenüber 39,2 bei Einlingen.

Das durchschnittliche Schwangerschaftsalter bei der Geburt von Drillingen betrug 32 Wochen, bei Vierlingen 30 Wochen[5].

Als Ursachen der verminderten Schwangerschaftsdauer werden die mechanische Belastung der Zervix, die relativ verminderte Uterusdurchblutung und die relativ verminderte Plazentafunktion zum Gewicht von Fet und Plazenta gesehen. Außerdem scheinen die Ausreifung der Gab junctions aufgrund der hohen Östrogenaktivität und Prostaglandinsynthese und die relative Abnahme der Progesteronaktivität bei der Mehrlingsschwangerschaft bedeutungsvoll für die verkürzte Schwangerschaftsdauer zu sein.

Die häufigsten und wichtigsten Gefahren für die Mehrlingsschwangerschaft sind die verkürzte Schwangerschaftsdauer und die erhöhten Gefahren für die Mutter (bei Drillingen: 20% Präeklampsie, 30% Anämie, 35% postpartale Blutungen; bei Vierlingen: 32% Präeklampsie, 25% Anämie, 21% postpartale Blutungen).

Prävention von Komplikationen während der Mehrlingsschwangerschaft

In der Absicht, die dargestellten Gefährdungen zu reduzieren und ausgehend von den Erfahrungen mit dem selektiven Fetozid bei Fehlbildung eines Mehrlings, wurde mit verschiedenen Methoden die unselektive Reduktion von höhergradigen Mehrlingsschwangerschaften begonnen. Der Sinn dieses Vorgehens ist:

• Die Senkung der mütterlichen Morbidität

• Die Senkung des Frühgeburtenrisikos

• Erhalt eines oder zwei Kinder, wenn die Mutter den Abbruch einer Mehrlingsgravidität beantragt

• Steigerung der Lebenswahrscheinlichkeit des einen Zwillings bei fehlgebildetem zweiten Zwilling (selektiver Fetozid)[3].

Für dieses Vorgehen wurden transvaginale (Absaugen in der frühesten Schwangerschaft)[1] oder transabdominale Methoden entwickelt. Bei dem transabdominalen Fetozid wird eine Asystolie des Feten erzeugt durch intrakardiale Injektion von 2–3 ml einer 15%igen KCL-Lösung, Luftembolisation, Exsanguination, Herztamponade. Erfahrene Gruppen empfehlen etwa in der 11. bis 12. Woche die transabdominale intrathorakale Kaliumchloridinjektion[2]. Der Gewinn für die überlebenden Mehrlinge rechtfertigt nach Meinung vieler Autoren das Vorgehen[7, 9]. Dabei ist vor der Injektion bei monozygoten Mehrlingen zu berücksichtigen, daß durch die Injektion in den betreffenden Zwilling ein Überfließen der kardiotoxischen Substanzen auf den anderen Zwilling und damit eine erhebliche Gefährdung dieses Zwillings möglich ist. Bei 10% der Schwangeren ist nach unselektivem Fetozid ein vollständiger Schwangerschaftsverlust zu erwarten.

Andererseits ist in diesem Zusammenhang aber auch ein großer Gewinn für die überlebenden Mehrlinge zu verzeichnen. *Berkowitz* et al. haben 1993 über Ergebnisse der unselektiven Reduktion im ersten Trimester berichtet[2]. In einer Gruppe von 88 Drillingen, 89 Vierlingen, 16 Fünflingen und 7 Sechs- bis Neunlingen wurden durch unselektiven Fetozid 189 Zwillinge, 5 Drillinge und 6 Einlinge erreicht. Mütterliche Komplikationen oder Infektionen traten nicht auf. Es wurden 181 Entbindungen jenseits von 24 SSW bei einem mittleren Schwangerschaftsalter von 35,7 SSW beobachtet, 19 Entbindungen erfolgten vor 24 SSW.

Der unselektive Fetozid sollte möglichst früh in der Schwangerschaft erfolgen. In einer multizentrischen multinationalen Untersuchung konnten *Evans* et al. 1994 zeigen[3], daß bei einem Fetozid unter 16 SSW mit einer Geburt jenseits von 33 Wochen in 90% zu rechnen ist. Bei einem Fetozid in der 21. bis 24. Woche dagegen nur in 61%. Die möglichst frühzeitige Diagnostik von höhergradigen Mehrlingen und – wenn denn gegeben – der unselektive Fetozid muß daher früh erfolgen. Außerdem ist zu berücksichtigen, daß offensichtlich die Ergebnisse bei Fetozid des vorangehenden Mehrlings schlechter sind als bei folgenden Mehrlingen[8].

Die Situation muß anders betrachtet werden bei einem selektiven Fetozid bei Fehlbildung eines Mehrlings. Zur Verdeutlichung zwei Kasuistiken:

Fall 1:

31-jährige Erstgebärende mit diamnialer und dichorialer Geminigravidität. In einem Schwangerschaftsalter von 13 SSW ultrasonographische Diagnostik des Anhydramnions des zweiten Zwillings. Bei 15 SSW findet sich neben dem Anhydramnion des zweiten Zwillings bei der Fetometrie ein- und zwei Wochen vermindertes Wachstum des zweiten Zwillings gegenüber dem ersten Zwilling. Bei der Beratung wird der Mutter mitgeteilt, daß mit dem intrauterinen Verlust dieses zweiten Zwillings zu rechnen sei.

In dem Schwangerschaftsalter von 21 Wochen findet sich neben den vorausbeschriebenen Befunden ein präpathologischer Blutfluß in der A. umbilicalis, der bei einem Schwangerschaftsalter von 23 Wochen sogar als entdiastolischer Block sich ausprägt bei intrauterinen mangelentwickeltem Kind mit einem Ultraschallschätzgewicht bei der 5. Perzentile. Die genetischen Untersuchungen beider Zwillinge sind normal. Eine Fehlbildung kann bei beiden Zwillingen nicht gefunden werden. Die Schwangere geht nach Beratung davon aus, daß mit einem Überleben des Zwillings nicht gerechnet wird. Da in den folgenden Wochen keine Änderung des klinischen Bildes dieses zweiten Zwillings auftritt, verlangt im Alter von 25. und 26. Woche die Mutter einen selektiven Fetozid. Diesem Wunsch kann aus ärztlicher Sicht nicht entsprochen werden, wobei die Prognoseaussagen zu dem Überleben des Kindes zweifelhaft sind.

Im Schwangerschaftsalter von 31 SSW wird die Schwangerschaft wegen einer schweren Blutung ex utero aus mütterlicher Indikation durch abdominale Schnittentbindung beendet. Der erste Zwilling wird aus BEL mit einem Geburtsgewicht von 1320 g und einem pH-Wert von 7,29 sowie Apgar 5/8/10, der zweite Zwilling aus SL mit einem Geburtsgewicht von 1120 g und einem pH-Wert von 7,28 sowie einem Apgar 3/5/8 entwickelt. Der erste Zwilling ist bis heute völlig unauffällig, der zweite Zwilling weist ausschließlich eine Fehlhaltung beider Hüften (Zwangshaltung bei Anhydramnie) bei neurologischer Unauffälligkeit auf.

Fall 2:

Es handelt sich um eine 30-jährige Erstgebärende mit einer diamnialen dichorialen Geminigravidität. In einem Schwangerschaftsalter von 21 SSW wird die Schwangere vorgestellt mit einer sakralen Meningozele des ersten Zwillings und gering erweiterten Seitenventrikeln. Der ursprünglich vorgetragene Wunsch eines selektiven Fetozid des ersten Zwillings bei fetaler Fehlbildung wird nicht aufrechterhalten, nachdem der Mutter neuropädiatrisch die weniger ungünstige Lokalisation der Meningozele und aus geburtshilflicher Sicht die Gefährdung der gesamten Schwangerschaft erläutert worden war.

Im Schwangerschaftsalter von 26 SSW und einem Muttermund von 4 cm sowie einen Fruchtblasenprolaps bei therapierefraktärer Wehentätigkeit mußte durch abdominale Schnittentbindung wegen BEL des vorangehenden Kindes entbunden werden.

Es wurde der erste Zwilling aus BEL mit einem Gewicht von 765 g, einem NapH 7,29 und einem APGAR 6/7/7 geboren. Das Kind wies eine Meningozele auf, die am 15. Lebenstag operativ verschlossen wurde. Die Bein- und Armbewegungen sind normal, die Ventrikelerweiterung ist stationär und nicht shuntpflichtig, der zweite Zwilling wog 860 g und wies einen NapH 7,27 und APGAR-Werte von 7/7/8 auf.

Diese Kasuistiken zeigen deutlich das ethische Dilemma, in dem Eltern und Arzt stehen, die mit dem selektiven Fetozid konfrontiert sind. *Shalef* et al. haben 1999 über 23 Fälle des selektiven Fetozid im 3. Trimester berichtet. Sie haben nach antenataler Lungenreifeförderung in der 28. bis 33. SSW KCL intrakardial gegeben und haben als Ergebnis berichtet, daß alle Neugeborenen mit einem Geburtsgewicht über 2.000 g geboren wurden[10].

Die Injektion von KCL intrakardial ist heute das meist gebrauchte Vorgehen zum selektiven Fetozid. Dabei ist bekannt, daß nach einer kurzen Asystolie es erneut zur Herzaktivität des Feten kommen kann. Dieses erfordert unter Umständen eine erneute Injektion.

Reproduktionsmedizinische Prävention

Der unselektive Fetozid ist ethisch höchst problematisch und sollte durch geeignete reproduktionsmedizinische Maßnahmen vermieden werden.

Das Embryonen-Schutzgesetz von 1990 schreibt vor, daß in einem Zyklus nicht mehr als drei Embryonen übertragen werden sollen. Die Empfehlung des wissenschaftlichen Beirates der Bundesärztekammer hat in letzter Zeit sogar die Beschränkung auf zwei Embryonen formuliert. In der Tat haben die Ergebnisse die nur gering schlechtere Schwangerschaftsrate nach Transfer von 2 Embryonen gegenüber der Übertragung von 3 Embryonen gezeigt[4]. Dabei muß allerdings berücksichtigt werden, daß außerhalb der Bundesrepublik Deutschland eine Auswahl von Embryonen möglich ist, ein Vorgehen, das in Deutschland nach dem Embryonen-Schutzgesetz verboten ist.

In der Bundesrepublik Deutschland ist die Komplikation der Mehrlingsschwangerschaft bei reproduktionsmedizinischen Maßnahmen weit mehr verursacht durch die ovarielle Stimulation mit Gonadotropinpräparaten als durch die Methode der in vitro Fertilisation. Die ovarielle Stimulation ist auch in sehr viel größerer Zahl in Hand der niedergelassenen Gynäkologenschaft als die aufwendigeren operativen Maßnahmen. Andererseits ist die Kontrolle der ovariellen Stimulation mit Gonadotropinpräparaten mit Hilfe des Ultraschalls sehr einfach. Zeigt die Ultraschalldiagnostik während des Zyklus mehrfach eingesetzt das Heranreifen von mehr als 3 bis 4 reifen Follikeln, so sollte auf eine Insemination verzichtet werden. Das möglicherweise vorgebrachte Argument, daß Frauen nach der Stimulation und der Empfehlung auf einen Verzicht der Insemination wegen zu vieler Follikel diesem Rat nicht folgen würden, ist in der Praxis sicherlich berechtigt, jedoch sollte der Reproduktionsmediziner gerade diesen Frauen sich verstärkt zuwenden, Aufklärung und Rat geben über die Komplikationsmöglichkeiten. Die Erfahrung zeigt, daß auf gerade diesem kleinen Ausschnitt reproduktionsmedizinischer Bemühungen ein größerer Nachholbedarf in der Bundesrepublik

Deutschland besteht. Eventuell sollten die Berufsorganisationen im Sinne einer Qualitätskontrolle auf einzelne Frauenärzte einwirken, bei denen wiederholt als Ergebnis ihrer reproduktionsmedizinischen Bemühungen höhergradige Mehrlingsschwangerschaften festzustellen waren.

Literatur

[1]*Bergh, C., A. Moller, L. Nilsson, M. Wikland:* Obstetric outcome and psychological follow-up of pregnancies after embryo reduction. Hum. Reprod. *14:* 2170 (1999).

[2]*Berkowitz, R. L., L. Lynch, R. Lapinski, P. Berger:* First trimester transabdominal multifetal pregnancy reduction: A report of two hundred completed cases. Am. J. Obstet. Gynecol. *169:* 17 (1993).

[3]*Evans, M. I., J. A. Goldberg, M. Dommer-Gues, R. J. Wagner:* Efficacy of second trimester selective termination for fetal abnormalities: International collaboratives experience among the world's lagest centers. Am. J. Obstet. Gynecol. *171:* 9 (1994).

[4]*Fujii, S., A. Fukui, E. Yamaguchi* et al.: Reducing multiple pregnancy by restricting the number of embryos transferred to two at the first embryo transfer attempt. Hum. Reprod. *13:* 3550 (1998).

[5]*Gonen, R., E. Heyman, E. V. Asztalos:* The outcome of tripled, quadruplet and quintuplet pregnancies managed in a perinatal unit. Obstetric, neonatal and follow-up data. Am. J. Obstet. Gynecol. *162:* 454 (1990).

[6]*Keith, L. G., E. Papiernik, A. M. Keith, B. Luke:* Multiple pregnancy. Epidemiology, gestation and perinatal outcome. New York, London 1995

[7]*Lipitz, S., B. Reichmann, J. Uval* et al.: A prospective comparison of the outcome of triplet pregnancies managed expectantly or by multifetal reduction to twins. Am. J. Obstet. Gynecol. *170:* 874 (1994).

[8]*Lynch, L., R. L. Berkowitz, J. Stone* et al.: Preterm delivery after selection termination in twin pregnancies. Obstet. Gynecol. *87:* 366 (1996).

[9]*Papiernik, E., G. Grange, J. Zeitlin:* Should multifetal pregnancy reduction be used for prevation of preterm deliveries in triplet or higher order multiple pregnancies? J. Perinat. Med. *26:* 365 (1998).

[10]*Shalev, J., I. Meizner, D. Rabinerson* et al.: Improving pregnancy outcome in twin gestations with one malformed fetus by postponing selective feticide in the third trimester. Fertil. Steril. *72:* 257 (1999).

Anschrift des Verfassers:
Prof. Dr. Joachim W. Dudenhausen
Klinik für Geburtsmedizin
Charité, Campus Virchow-Klinikum
Augustenburger Platz 1
13353 Berlin

Follow up von Kindern aus Schwangerschaften nach reproduktionsmedizinischen Maßnahmen

R. Felberbaum, M. Ludwig, K. Diedrich

Ohne Zweifel begann mit der Geburt von *Louise Brown* im Jahr 1978 eine neue Ära in der Behandlung ungewollt kinderloser Paare. Erstmals war es gelungen, eine reife Eizelle der an den Eileitern erkrankten, ansonsten gesunden Mutter zu gewinnen, diese im Reagenzglas durch den Samen des Vaters im Sinne der In Vitro Fertilisation (IVF) zu befruchten, und dann durch die Rücksetzung des entstandenen Embryos in die Gebärmutter der Frau eine Schwangerschaft zu erzielen, die schließlich zur Geburt eines gesunden Kindes führte[1]. Durch die in den folgenden Jahren erzielten Fortschritte in der Stimulationsbehandlung der menschlichen Eierstöcke gelang es, aus einer ursprünglich experimentellen eine klinisch fest etablierte Behandlungsform mit akzeptabler Erfolgswahrscheinlichkeit zu machen. Schließlich wurde es durch die 1992 erstmals publizierte Technik der Intracytoplasmatischen Spermieninjektion (ICSI) möglich, die Behandlung der männlich bedingten Unfruchtbarkeit zu revolutionieren[2].

Angesichts der Tatsache, daß die ebenfalls durch extrakorporale Befruchtung gezeugte Schwester von Louise Brown, Eileen, im letzten Jahr Mutter eines gesunden Kindes geworden ist, erleben wir die Geburt der zweiten Generation nach assistierter Reproduktion. Menschen, die ihre Existenz den Techniken der menschlichen Reproduktionsmedizin verdanken, pflanzen sich fort, geben ihr genetisches Erbe weiter, treten in die Folge der Generationen ein, was ihnen sonst hoffnungslos verwehrt geblieben wäre. Dies ist eine ganz außerordentliche Feststellung. Gleichzeitig führt sie den Betrachter direkt zur zentralen Thematik der Nachverfolgung des Lebens, des *follow up* von Kindern aus Schwangerschaften nach reproduktionsmedizinischen Maßnahmen.

Die Tatsache, daß die menschlichen Keimzellen und auch der menschliche Embryo medizinisch verfügbar geworden waren, weckten ein enormes öffentliches Interesse. Die moderne humane Reproduktionsmedizin focussiert auf die biologischen Grundlagen der menschlichen Existenz und führt damit zwangsläufig in Grenzgebiete der Rechtsprechung, Ethik und Religion. Gleichzeitig bestand von Anfang an die Sorge, daß die Schwangerschaftsmorbidität, ebenso wie die neonatale Morbidität und Mortalität dieser durch assistierte Reproduktion entstandenen Kinder erhöht und deren Entwicklung in psychischer wie physischer Hinsicht gestört sein könnten. Daher erscheint die Forderung der Öffentlichkeit nach Information und Transparenz in diesem hochsensiblen Bereich der Humanmedizin mehr als gerechtfertigt. Allein die zuverlässige Auswertung der durch die Fortpflanzungsmedizin erzielten Ergebnisse und deren öffentliche Diskussion, ebenso wie die langfristige Verfolgung und Untersuchung der geborenen Kinder kann es erlauben, die gesellschaftliche Akzeptanz der humanen Reproduktionsmedizin als sichere und erfolgreiche Behandlungsform zu erhöhen, und gleichzeitig Mißverständnissen vorzubeugen.

Um dieser Aufgabe gerecht zu werden, bemühen sich nationale Register in 19 europäischen Staaten um die Datenerhebung und Datenauswertung für die durchgeführten Behandlungen, erzielten Schwangerschaften und geborenen Kinder. Dabei nimmt das britische IVF-Register der *Human Fertilisation and Embrology Authority* (HFEA) eine Sonder- und Vorbildstellung ein. In diesem Fall wird das Register von einer behördlichen Einrichtung getragen, und die verpflichtende Datenübermittlung durch die praktizierenden Zentren mit einer strengen Kontrollfunktion verknüpft. Dies erlaubt eine unvergleichliche Qualität und Härte der erhobenen Daten[3]. Für Deutschland liegen Daten des Deutschen IVF Registers (D·I·R) zu reproduktionsmedizinischen Behandlungen seit 1982 vor. Über die Jahre hat die Zahl der teilnehmenden Zentren und die der registrierten Behandlungen dramatisch zugenommen. Die Tatsache, daß 91 Zentren im Jahre 1998 bereit waren, ihre Behandlungsergebnisse zur Verfügung zu stellen, zeigt, daß weitestgehend Einvernehmen in die Notwendigkeit einer solchen Maßnahme zur Qualitätssicherung besteht. Dies spiegelt sich auch in der hohen Zahl von 46.730 dokumentierten Behandlungen wider. Sicherlich hat die zweite Novellierung der Richtlinien zur Durchführung der assistierten Reproduktion durch die Bundesärztekammer mit der ausdrücklichen Einbindung des Deutschen IVF-Registers wesentlich zu diesem Resultat beigetragen[4]. Erstmals konnten im Jahre 1998 die Behandlungsergebnisse durch ein einheitliches Computerprogramm erhoben werden. Da dieses Erfassungsprogramm nur die Eingabe vollständig dokumentierter Behandlungen erlaubte, hat die Qualität der Daten ein hohes Niveau errreicht. Das Deutsche IVF-Register erlaubt neben einer hervorragenden Darstellung der historischen Entwicklung der Reproduktionsmedizin in Deutschland sehr exakte Aussagen zur aktuellen Situation[5-7].

Schwangerschaftsverlauf und Geburt nach assistierter Reproduktion

Man kann in etwa davon ausgehen, daß in einer Population gesunder Paare, die keine Antikonzeption betreiben, bei regelmäßigem Verkehr ca. 25% der Frauen innerhalb des ersten Monats schwanger werden[8]. Für die klassische In-Vitro-Fertilisation ergibt sich nach Daten des ART-World-Reports 1995 demgegenüber folgendes Bild:

1993 wurden 132.273 Stimulationszyklen begonnen, die zu 115.314 Follikelpunktionen führten. In 83,9% kam es zum Embryotransfer. Es konnten 22.899 klinische Schwangerschaften erzielt werden. Diese Schwangerschaften unterlagen einer sorgfältigen und engmaschigen Verlaufskontrolle. Bezogen auf die Zahl der durchgeführten Follikelpunktionen, entspricht dies einer Schwangerschaftsrate von 19,9%. Die Geburtenrate wurde mit 12,9% angegeben, bezogen auf die Zahl der Stimulationszyklen. Die Abortrate wird mit 22,6% angegeben[9]. Die Anzahl der Fehlgeburten, bezogen auf die Anzahl der Geburten in einem Normalkollektiv, wird im allgemeinen mit 10 bis 15% angegeben, wobei Frühestaborte nicht berücksichtigt werden[10].

Eine Abortrate von 22,6%, wie sie im ART-World-Report 1995 angegeben wird, imponiert auf den ersten Blick als hoch. Auf der anderen Seite gestaltet es sich grundsätzlich schwierig, Abortraten anzugeben. Pränatalmediziner zum Beispiel beklagen, daß zur exakten Risikoabschätzung invasiver Eingriffe wie der Amniozentese, Chorionzottenbiopsie und Fetalblutentnahme basale fetale Abortraten für die individuelle Schwangerschaftswoche, in der der Eingriff vorgenommen werden soll, nicht verfügbar sind[11-13]. Werden nach Spontankonzeption auftretende Aborte in sehr frühen Schwangerschaftswochen, die klinisch als verspätete Regelblutung imponieren können, eingeschlossen, ergibt sich eine Abortrate in der Größenordnung von über 40%[14]. Belegt ist das mütterliche Alter als prädisponierender Faktor für das Frühabortgeschehen: Für über Vierzigjährige, die einen nicht unerheblichen Anteil an der reproduktionsmedizinischen Klientel darstellen, wurde eine Spontanabortrate von 13,6% ermittelt[15]. Dem ART-World-Report 1995 zufolge lag die Rate vor der 20. Schwangerschaftswoche beendeter Schwangerschaften nach IVF-ET bei 21,5%, zwischen der 20. und 27. Schwangerschaftswoche bei 0,4% und als intrauteriner Fruchttod beendeter Schwangerschaften jenseits der 28. Schwangerschaftswoche bei 0,3 %.

Mehrlingsschwangerschaften

Die Inzidenz der Mehrlingsschwangerschaften ist direkt verknüpft mit der Inzidenz von Schwangerschaftspathologie, der Rate operativer Entbindungen, einem schlechteren *fetal outcome* und der neonatalen Morbidität und Mortalität der geborenen Kinder. Die Rate an Mehrlingsschwangerschaften ist sowohl nach HMG-Stimulation und anschließendem Verkehr zum optimalen Zeitpunkt (VZO) als auch nach IVF-ET deutlich gegenüber dem Normalkollektiv erhöht. Liegt die Mehrlingsrate im Normalkollektiv bei 1,19%, so beträgt sie nach HMG-VZO 31,1%[16]. Das bedeutet, daß das therapeutische Ziel einer ovariellen Stimulation zur Reifung und Ovulation möglichst nur eines einzelnen Follikels für die Befruchtung in vivo häufig nicht erreicht wird. Während Einlingsschwangerschaften entsprechend dem IVF-World Report 1995 nach IVF-ET in 71,8% erzielt wurden, machten Zwillinge 23,7%, Drillinge 4,3% und Vierlinge oder höhergradige Mehrlinge 0,3% aus[9]. In Deutschland ist die Rate der Zwillinge mit 23,06% und die Rate der Drillinge mit 3,93% entsprechend der Größenordnung von Ländern vergleichbaren reproduktionsmedizinischen Standards[7].

Entsprechend den Angaben des ART World Report 1991 (Kyoto 1993) betrug bei Zwillingen die Inzidenz einer EPH-Gestose 11,5% und stieg bei Drillingen auf 17,1%, während sie bei Einlingsschwangerschaften nur 6,7% betrug. Konkordant stieg die Rate intrauteriner Retardierung von 3,9% auf 7,4% bzw. 10,5%. Das Auftreten vorzeitiger Wehen nahm von 10,7% im Falle der Einlingsschwangerschaft auf 37,8% im Falle der Zwillingsschwangerschaft und auf 46,1% bei Drillingen zu. Dies hatte direkte Auswirkung auf die Rate der hospitalisierten Schwangeren, die bei Drillingsschwangerschaften 42,1% betrug (Tab. 1). Während der Prozentsatz der vor der 37. Schwangerschaftswoche geborenen Drillinge 83,3% betrug, sank dieser Anteil bei der Geminischwangerschaft auf 33,1% und auf 9,5% im Falle der Einlingsgravidität. Dabei betrug die Rate der zwischen der 27. und der 32. Schwangerschaftswoche geborenen Drillinge 60,3%, während dies nur in 14,4% der Einlinge der Fall war. Dies hatte direkte Konsequenzen für die Entbindungsart und den Zustand der Neugeborenen nach IVF. So wurden Drillinge in 96% der Fälle durch eine Sectio caesarea entbunden, bei Zwillingen waren es noch 66%, während die Rate bei den Einlingen auf 35% sank[16] (Tab. 2). Diese Zahl mag weiterhin überhöht erscheinen. Nimmt man jedoch zur Kenntnis, daß in vielen geburtshilflichen Abteilungen ohne ein IVF-Programm die Rate der Schnittentbindungen 20% übersteigt und bei der IVF-Patientin weitere emotionale Streßfaktoren und Ängste sowohl für die Schwangere als auch für den entbindenden Arzt hinzukommen, so erscheint diese Zahl legitim.

In Deutschland geborene Kinder nach assistierter Reproduktion 1997 bis 1999

Im Jahre 1999 war das Deutsche IVF-Register erstmals in der Lage, konkrete Angaben zum Geburtgewicht und dem Gestationsalter von insgesamt 6.191 zwischen 1997 und 1999 nach Maßnahmen der assistierten Reproduktion geborenen Kindern zu

Tab. 1   Schwangerschaftspathologie nach In-Vitro-Fertilisation[16]

	Einlinge (%)	Zwillinge (%)	Drillinge (%)
EPH-Gestose	6,7	11,5	17,1
Vorzeitige Wehen	10,7	37,8	46,1
SGA-Fetus	3,9	7,4	10,5
Hospitalisierung	11,2	28,1	42,1

Tab. 2   Entbindungsart nach In-Vitro-Fertilisation[16]

	Einlinge (%)	Zwillinge (%)	Drillinge (%)
spontan	52	24	3
vaginal-operativ	13	10	1
Sectio caesarea	35	66	96

machen. Dabei konnte gezeigt werden, daß bei 2.608 nach im Jahre 1998 durchgeführten reproduktionsmedizinischen Maßnahmen geborenen Einlingen das mediane Gestationsalter zum Zeitpunkt der Geburt 40 Schwangerschaftswochen betrug. Im Median wogen diese Einlinge zum Zeitpunkt der Geburt 3.465 Gramm (Abb.1). Dies sind erfreulich normale Werte, die sich mit den Ergebnissen von *Wennerholm* et al. decken, die für eine Population von ICSI-Kindern ein mittleres Geburtsgewicht von 3.470 Gramm errechneten[7]. Allerdings weisen die deutschen Daten eine Frühgeburtlichkeit vor der vollendeten 37. SSW von 11,5% auf, was deutlich gegenüber der Verteilung in einer Normalpopulation erhöht ist (5,6%). Dabei gilt es zu berücksichtigen, daß die Daten des D·I·R nicht nach IVF und ICSI differenzieren. Hier konnte wiederum die Gruppe von *Wennerholm* et al. eine höhere Inzidenz der Frühgeburtlichkeit im IVF-Kollektiv ermitteln gegenüber dem ICSI Kollektiv. Diese wurde auf das durchschnittlich höhere Lebensalter der IVF-Patientinnen zurückgeführt (Tab. 3, 4).

Bei Zwillingen und Drillingen verändern sich die Verhältnisse dramatisch. Während die Zwillinge im Median in der 36. SSW geboren wurden und zu diesem Zeitpunkt im Median 2.405 Gramm wogen, so lag der Median des Gestationsalters zum Zeitpunkt der Geburt bei den Drillingen bei nur 33. SSW. Die Drillinge wogen zu diesem Zeitpunkt im Median nur 1.745 Gramm. Dabei stieg die Frühgeburtlichkeit vor der vollen-

Tab. 3   Gestationsalter und Geburtsgewichte von Einlingen nach IVF und Kryokonservierung von Embryonen[7]

	Standard IVF	Kryo	Spontan
Schwangerschaften (n)	160	163	160
≤ 37 Wochen (%)	11,3*	5,6	5,6*
≤ 2.500 g (%)	7,5	5	4,7

* p < 0,05

Tab. 4   Gestationsalter und Geburtsgewicht von Einlingen nach ICSI[7]

	ICSI	Allgemeine Bevölkerung
Schwangerschaften (n)	140	9.753
Mittleres Gestationsalter (Wochen)	39,9	39,4
≤ 37 Wochen (%)	9,3	7,3
Mittleres Geburtsgewicht (g)	3.470	3.417
≤ 2.500 g (%)	6,4	6,1

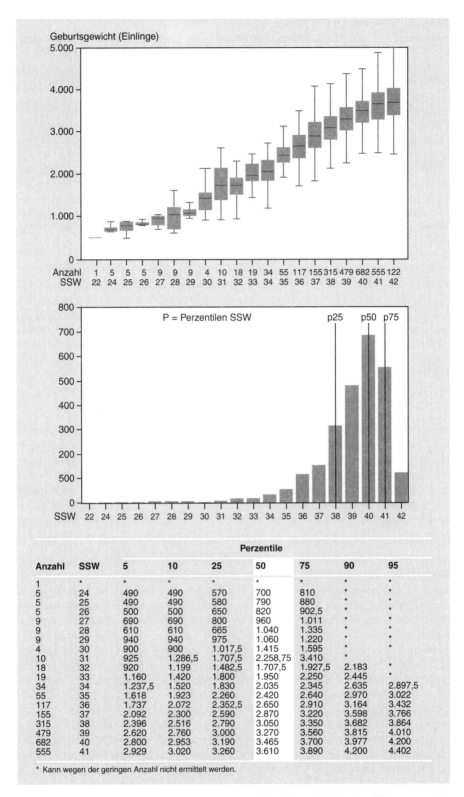

Geburtsgewicht (Einlinge)

| Anzahl | 1 | 5 | 5 | 5 | 9 | 9 | 9 | 4 | 10 | 18 | 19 | 34 | 55 | 117 | 155 | 315 | 479 | 682 | 555 | 122 |
| SSW | 22 | 24 | 25 | 26 | 27 | 28 | 29 | 30 | 31 | 32 | 33 | 34 | 35 | 36 | 37 | 38 | 39 | 40 | 41 | 42 |

P = Perzentilen SSW   p25   p50   p75

SSW 22 24 25 26 27 28 29 30 31 32 33 34 35 36 37 38 39 40 41 42

| Anzahl | SSW | Perzentile | | | | | | |
		5	10	25	50	75	90	95
1	*	*	*	*	*	*	*	*
5	24	490	490	570	700	810	*	*
5	25	490	490	580	790	880	*	*
5	26	500	500	650	820	902,5	*	*
9	27	690	690	800	960	1.011	*	*
9	28	610	610	665	1.040	1.335	*	*
9	29	940	940	975	1.060	1.220	*	*
4	30	900	900	1.017,5	1.415	1.595	*	*
10	31	925	1.286,5	1.707,5	2.258,75	3.410	*	
18	32	920	1.199	1.482,5	1.707,5	1.927,5	2.183	*
19	33	1.160	1.420	1.800	1.950	2.250	2.445	*
34	34	1.237,5	1.520	1.830	2.035	2.345	2.635	2.897,5
55	35	1.618	1.923	2.260	2.420	2.640	2.970	3.022
117	36	1.737	2.072	2.352,5	2.650	2.910	3.164	3.432
155	37	2.092	2.300	2.590	2.870	3.220	3.598	3.766
315	38	2.396	2.516	2.790	3.050	3.350	3.682	3.864
479	39	2.620	2.760	3.000	3.270	3.560	3.815	4.010
682	40	2.800	2.953	3.190	3.465	3.700	3.977	4.200
555	41	2.929	3.020	3.260	3.610	3.890	4.200	4.402

* Kann wegen der geringen Anzahl nicht ermittelt werden.

Abb. 1   Gestationsalter und Geburtsgewicht der nach im Jahre 1998 durchgeführten reproduktionsmedizinischen Maßnahmen geborenen Einlinge (Deutsches IVF-Register, Jahrbuch 1998)   107

deten 37. SSW bei den Zwillingen auf 53%. Bei den Drillingen wiesen nur 2,8% der geborenen Kinder ein Gestationsalter jenseits der abgeschlossenen 37. SSW auf. (Abb. 2, 3) Diese Daten bedürfen eigentlich keiner weiteren Kommentierung. Die Rate der Mehrlingsschwangerschaften nach assistierter Reproduktion muß gesenkt werden, um das Risiko der Behandlung, die Inzidenz der Schwangerschaftspathologie und der neonatalen Morbidität und Mortalität senken zu können.

Dabei konnte das Deutsche IVF Register im Jahre 1999 erstmals eine klare Korrelation zwischen der Zahl der geborenen Mehrlinge und der Zahl der zurückgesetzten Embryonen nachweisen. Bei der Rücksetzung von nur einem Embryo waren 97,7% der geborenen Kinder Einlinge und 2,3% Zwillinge, während keine Drillinge und Vierlinge auftraten. Wurden zwei Embryonen zurückgesetzt, so stieg die Rate der Zwillinge auf 17,5% und die der Drillinge auf 0,6%. Bei der Rücksetzung von drei Embryonen waren nur noch 68,07% der geborenen Kinder Einlinge, während die Rate der Zwillinge 26,5% und die der Drillinge 5,37% betrug. Eine Vierlingsgravidität wurde nach Rücksetzung von drei Embryonen beobachtet (Abb. 4).

Vor dem Hintergrund dieser Zahlen, und in Kenntnis der Risiken, die eine höhergradige Mehrlingsgravidität für Mutter und Kinder bedeutet, sollte die klare Empfehlung erfolgen, bei jüngeren Patientinnen unter 35 Jahren nicht mehr als zwei Embryonen zurückzusetzen. Allerdings muß man zur Kenntnis nehmen, daß diese Politik der Rücksetzung von weniger Embryonen auch zu einer reduzierten Schwangerschaftsrate führen kann. So betrug die Schangerschaftsrate nach Rücksetzung von drei Embryonen im Durchschnitt 26,15% pro durchgeführtem Embryotransfer, während nach Rücksetzung von nur zwei Embryonen die durchschnittliche Schwangerschaftsrate pro Embryotransfer auf 20,73% abfiel. Nach der Rücksetzung von nur einem Embryo fiel sie sogar auf nur 8,49% (Abb. 5).

Bei der Diskussion dieser Daten und Ergebnisse gilt es zweierlei zu berücksichtigen. Zum einen konnte das Deutsche IVF-Register nicht zwischen „erzwungenen" Transfers von nur einem oder zwei Embryonen (wenn keine weiteren befruchteten Eizellen zur Verfügung standen) und bewußt vorgenommenen Transfers von nur einem oder zwei Embryonen differenzieren. Bei einer solchen differenzierteren Auswertungen könnten etwas abweichende und für die Rücksetzung von nur zwei Embryonen günstigere Ergebnisse hinsichtlich der erzielten Schwangerschaftsraten zu erwarten sein[17, 18].

Auf der anderen Seite reflektieren diese Ergebnisse die Tatsache, daß in Deutschland die Embryoselektion nicht erlaubt ist. Dies bedeutet, daß in Deutschland die Entscheidung, welche befruchteten Einzellen sich zu Embryonen weiterentwickeln dürfen, in dem frühen Stadium der Pronukleusbildung gefällt werden muß. Entsprechend dem Deutschen Embryonenschutzgesetz ist die Eizelle im Pronukleusstadium keine befruchtete Eizelle, und darf sowohl kryokonserviert als auch verworfen werden. Auch wenn dies eine rein akademische Definition darstellt, so hat sie doch massiven Einfluß auf die Resultate der Behandlung. In Ländern, in denen die Embryoselektion gestattet ist, können für den Embryotransfer die nach mikroskopisch-morphologischen Kriterien besten Embryonen mit der höchsten Implantationswahrscheinlichkeit für den Transfer ausgesucht werden, was die Erfolgsaussichten eines Transfers von nur zwei oder auch nur einem Embryo deutlich erhöht[19]. Sollte im Rahmen eines neuen Fortpflanzungsmedizingesetzes das ganze Paket des Embryonenschutzgesetzes neu aufgeschnürt werden, so würde eine Zulassung der Embryoselektion vor dem Embryotransfer einen wesentlichen Gewinn für die betroffenen Patientinnen darstellen. Ob Beurteilungskriterien im Pronukleusstadium die Selektion im Embryonalstadium gleichwertig ersetzen können, muß zum jetzigen Zeitpunkt als noch nicht endgültig entschieden bezeichnet werden.

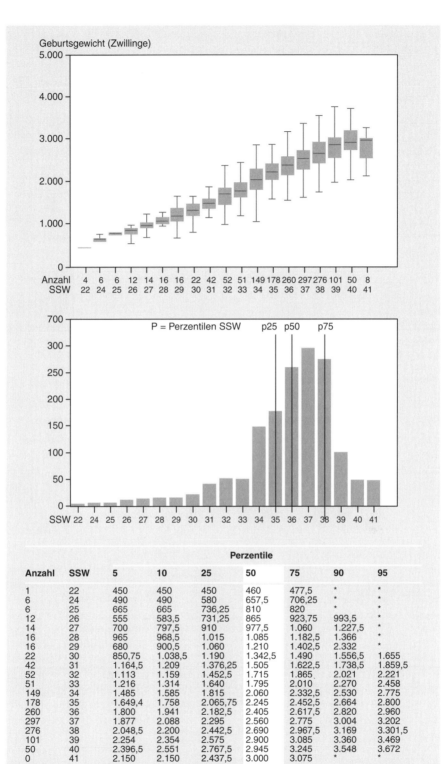

		Perzentile					
Anzahl	SSW	5	10	25	50	75	90	95
1	22	450	450	450	460	477,5	*	*
6	24	490	490	580	657,5	706,25	*	*
6	25	665	665	736,25	810	820	*	*
12	26	555	583,5	731,25	865	923,75	993,5	*
14	27	700	797,5	910	977,5	1.060	1.227,5	*
16	28	965	968,5	1.015	1.085	1.182,5	1.366	*
16	29	680	900,5	1.060	1.210	1.402,5	2.332	*
22	30	850,75	1.038,5	1.190	1.342,5	1.490	1.556,5	1.655
42	31	1.164,5	1.209	1.376,25	1.505	1.622,5	1.738,5	1.859,5
52	32	1.113	1.159	1.452,5	1.715	1.865	2.021	2.221
51	33	1.216	1.314	1.640	1.795	2.010	2.270	2.458
149	34	1.485	1.585	1.815	2.060	2.332,5	2.530	2.775
178	35	1.649,4	1.758	2.065,75	2.245	2.452,5	2.664	2.800
260	36	1.800	1.941	2.182,5	2.405	2.617,5	2.820	2.960
297	37	1.877	2.088	2.295	2.560	2.775	3.004	3.202
276	38	2.048,5	2.200	2.442,5	2.690	2.967,5	3.169	3.301,5
101	39	2.254	2.354	2.575	2.900	3.085	3.360	3.469
50	40	2.396,5	2.551	2.767,5	2.945	3.245	3.548	3.672
0	41	2.150	2.150	2.437,5	3.000	3.075	*	*

* Kann wegen der geringen Anzahl nicht ermittelt werden.

Abb. 2 Gestationsalter und Geburtsgewicht der nach im Jahre 1998 durchgeführten reproduktionsmedizinischen Maßnahmen geborenen Zwillinge (Deutsches IVF-Register, Jahrbuch 1998)

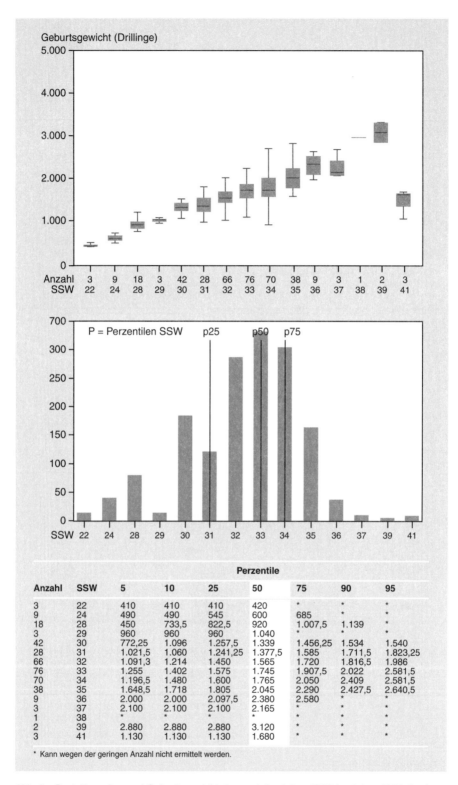

Anzahl	SSW	5	10	25	50	75	90	95
3	22	410	410	410	420	*	*	*
9	24	490	490	545	600	685	*	*
18	28	450	733,5	822,5	920	1.007,5	1.139	*
3	29	960	960	960	1.040	*	*	*
42	30	772,25	1.096	1.257,5	1.339	1.456,25	1.534	1.540
28	31	1.021,5	1.060	1.241,25	1.377,5	1.585	1.711,5	1.823,25
66	32	1.091,3	1.214	1.450	1.565	1.720	1.816,5	1.986
76	33	1.255	1.402	1.575	1.745	1.907,5	2.022	2.581,5
70	34	1.196,5	1.480	1.600	1.765	2.050	2.409	2.581,5
38	35	1.648,5	1.718	1.805	2.045	2.290	2.427,5	2.640,5
9	36	2.000	2.000	2.097,5	2.380	2.580	*	*
3	37	2.100	2.100	2.100	2.165	*	*	*
1	38	*	*	*	*	*	*	*
2	39	2.880	2.880	2.880	3.120	*	*	*
3	41	1.130	1.130	1.130	1.680	*	*	*

Perzentile

* Kann wegen der geringen Anzahl nicht ermittelt werden.

Abb. 3   Gestationsalter und Geburtsgewicht der nach im Jahre 1998 im Jahre 1998 durchgeführten reproduktionsmedizinischen Maßnahmen geborenen Drillinge (Deutsches IVF-Register, Jahrbuch 1998)

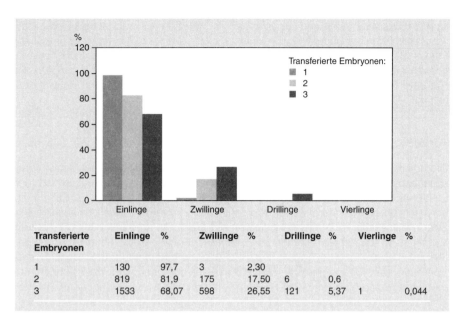

Transferierte Embryonen	Einlinge	%	Zwillinge	%	Drillinge	%	Vierlinge	%
1	130	97,7	3	2,30				
2	819	81,9	175	17,50	6	0,6		
3	1533	68,07	598	26,55	121	5,37	1	0,044

Abb. 4   Mehrlingsgeburten in Abhängigkeit von der Zahl der zurückgesetzten Embryonen nach im Jahre 1998 durchgeführten reproduktionsmedizinischen Maßnahmen (Deutsches IVF-Register, Jahrbuch 1998)

Keine Unterschiede zwischen IVF und ICSI

Gestationsalter und Geburtsgewicht

Beim Vergleich der im Zeitraum von 1997 bis 1999 in Deutschland nach IVF oder nach IVF mit ICSI geborenen Kinder konnte kein Unterschied hinsichtlich der Vertei-

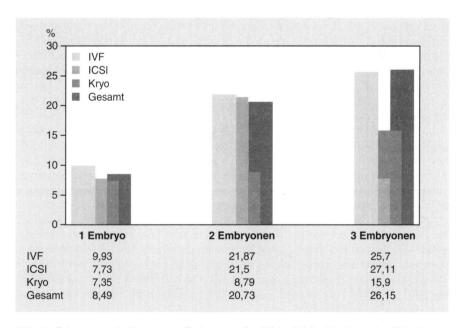

	1 Embryo	2 Embryonen	3 Embryonen
IVF	9,93	21,87	25,7
ICSI	7,73	21,5	27,11
Kryo	7,35	8,79	15,9
Gesamt	8,49	20,73	26,15

Abb. 5   Schwangerschaftsraten pro Embryotransfer (%) in Abhängigkeit von der Zahl der zurückgesetzten Embryonen (Deutsches IVF-Register, Jahrbuch 1998)

lung von Gestationsalter und Gewicht zum Zeitpunkt der Geburt nachgewiesen werden. Hinsichtlich der Bedeutung der Mehrlingsschwangerschaften für die Inzidenz der Frühgeburtlichkeit konnte ebenfalls kein Unterschied in den beiden Populationen aufgezeigt werden. Entscheidend ist also nicht die angewandte Methode, sondern die Rate der Mehrlingsschwangerschaften für das *Outcome* der erzielten Schwangerschaften (Abb. 6).

Fehlbildungsraten

Die entscheidenden Fragen in der Diskussion um die Entwicklung der Schwangerschaften nach Einsatz der Techniken zur assistierten Reproduktion sind die nach der Sicherheit dieser Behandlungsformen und die nach der Inzidenz der Fehlbildungen bei den geborenen Kindern, wobei in beiden Fällen vor allem die Intracytoplasmatische Spermieninjektion im Zentrum des Interesses steht. Die konventionelle IVF wird im Vergleich zur ICSI in weit geringerem Ausmaß in Frage gestellt. Simplifiziert ausgedrückt lautet die zentrale Frage: „Ist ICSI eine sichere Methode?" Die Tatsache, daß Spermien, zum Teil von gestörter Morphologie, die unter normalen Bedingungen niemals eine Befruchtung erzielen könnten, bei der ICSI-Methode mechanisch unter Überwindung der Zellgrenzen in die weibliche Keimzelle eingebracht werden, hat viele, auch irrationale Ängste heraufbeschworen. Bei 1.570 im Jahre 1998 nach IVF geborenen und vom Deutschen IVF-Register erfaßten Kindern betrug die Inzidenz der Fehlbildungen 1,34%, nach Anwendung der ICSI-Methode bei 2.665 Kindern 1,8%. Beide Fehlbildungsraten liegen im Bereich der Norm, wobei nicht zwischen „major" und „minor malformations" unterschieden wird. Diese Ergebnisse entsprechen den publizierten Daten des Centre for Reproductive Medicine der Freien Universität Brüssel, die weltweit über die sorgfältigst erhobenen Daten zu dieser Fragestellung verfügen. Bei 1987 geborenen Kindern betrug die Inzidenz der *major malformations* nach ICSI bei Einlingen 2,1%, bei Zwillingen 2,7% und bei Drillingen 2,0%[20]. Auf der Grundlage dieser Daten sollte davon ausgegangen werden können, daß die Fehlbildungsrate bei den nach ICSI geborenen Kindern nicht erhöht sei. Allerdings konnte eine im Jahre 1997 durch eine australische Arbeitsgruppe durchgeführte Reevaluation der Brüsseler Daten eine erheblich höhere Fehlbildungsrate nachweisen[21]. Dabei wurde der australische Fehlbildungskatalog, das *Western Australian Birth Defects Registry* auf die belgischen Daten angewendet und so eine Fehlbildungsrate von 7,3% berechnet. Diese Rate von über 7% stellten die Australier den Ergebnissen der eigenen Perinatalstatistik mit über 100.000 geborenen Kindern gegenüber und fanden hier mit 2–3% eine signifikant niedrigere Fehlbildungsrate, so daß sie zu dem Schluß kamen, daß nach ICSI die Fehlbildungsrate erhöht sei. Diese Publikation hat einen enormen Einfluß auf die Diskussion genommen. Dabei basiert die von den australischen Kollegen gezogene Schlußfolgerung auf einem schwerwiegenden Fehler. Während es sich bei der Brüsseler Dokumentation der Fehlbildungen um ein „aktives Register" handelt, in dem ein Humangenetiker damit beauftragt ist, Kinder auf Fehlbildungen hin zu untersuchen, so handelt es sich bei dem *Western Australian Birth Defects Registry* ähnlich wie bei dem Deutschen IVF-Register um eine „passive" Dokumentation. In einem passiven Register wird „passiv", d. h. auf Anforderung von Dritten gemeldet, die zumeist Fehlbildungen nicht standardisiert erheben. Daher verbietet sich ein Vergleich von Ergebnissen eines „aktiven" mit denen eines „passiven" Registers von vorneherein, umsomehr, wenn die Beurteilungskriterien unterschiedlich sind. Auch in Deutschland liegen die Fehlbildungsraten in einem Normalkollektiv, wenn sie durch ein aktives Register wie das von *Queißer-Luft* und *Spranger* erhoben werden, bei 7,3% für die Mainzer Region[22].

Um verläßliche Daten hinsichtlich der Fehlbildungsrate der nach ICSI geborenen Kinder erheben zu können, bedarf es einer prospektiven, kontrollierten Studie, die eine

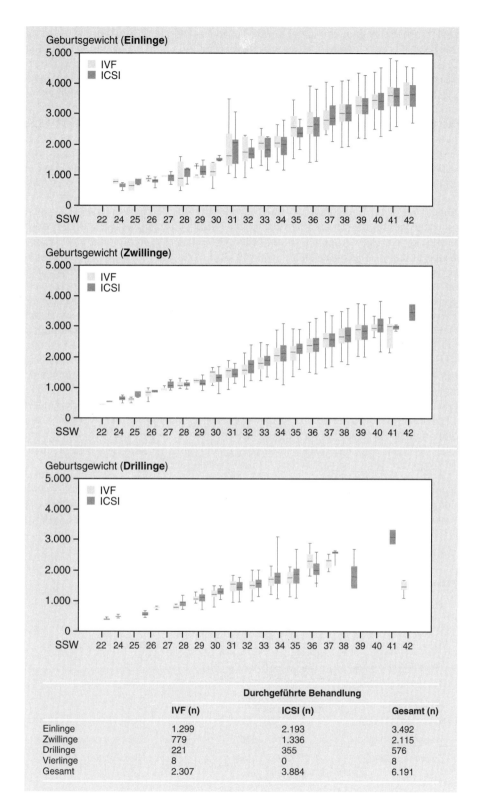

Abb. 6   Gestationsalter und Geburtsgewichte der im Zeitraum von 1997–1999 nach IVF oder ICSI geborenen Kinder (Deutsches IVF-Register, Jahrbuch 1998)

standardisierte Untersuchung der Kinder, sowie eine standardisierte Verschlüsselung der Fehlbildungen umfaßt. Die Kontrollgruppe muß aus Kindern bestehen, die nach spontaner Konzeption in demselben Zeitraum geboren werden. Eine solche Studie wurde im August 1998 als bundesweite Multicenter-Studie begonnen und wird in etwa 2,5 Jahren die Frage nach der Fehlbildungsrate verläßlich beantworten können. Fraglich ist, wie bis dahin das Fehlbildungsrisiko nach ICSI bewertet werden soll. Genau betrachtet existiert bisher nicht eine einzige Studie, die ein erhöhtes Fehlbildungsrisiko nach ICSI gezeigt hätte (Tab. 5).

Chromosomale Auffälligkeiten in Schwangerschaften nach ICSI

Ähnlich wie in der Frage nach der Fehlbildungsrate nach ICSI ist auch die Diskussion um mögliche chromosomale Aberrationen nach ICSI von schockartig wirkenden, aber tatsächlich die Ergebnisse falsch darstellenden Debattenbeiträgen überschattet. So wurde im Jahre 1995 über eine Rate von 33% chromosomaler Auffälligkeiten bei Schwangerschaften nach ICSI in einem Kollektiv von 15 Patientinnen berichtet[23]. Dabei handelte es sich jedoch um eine Gruppe von Patientinnen, die in einem humangenetischen Institut zur Pränataldiagnostik vorstellig wurden. Somit war von vornherein mit einer extremen Vorselektion dieser Paare zu rechnen. Die umfangreichsten Daten zu diesem Diskussionspunkt liegen wiederum aus der Brüsseler Arbeitsgruppe um Van Steirteghem vor. Bei über 1.082 pränataldiagnostischen Eingriffen fanden sich nur in 28 Fällen genetische Auffälligkeiten[24]. In 10 dieser Fälle handelte es sich um vererbte Auffälligkeiten, die durch die erhöhte Rate von Chromosomenanomalien von Männern zu erklären sind, die eine verminderte Spermienzahl aufweisen. In dieser Patientengruppe ist bekanntermaßen die Rate struktureller und numerischer Chromosomenaberrationen erhöht. Daher wird vor Durchführung der ICSI schon seit Jahren in Deutschland eine Chromosomenanalyse bei diesen Männern empfohlen. Dies wurde kürzlich in den Richtlinien zur Durchführung der assistierten Reproduktion festgeschrieben und wurde damit Bestandteil der ärztlichen Berufsordnung.

Insgesamt ergibt sich aus den Daten der Brüsseler Arbeitsgruppe eine Rate von neu aufgetretenen Auffälligkeiten in der Größenordnung von 1,7% (18/1.082), wobei in 9 Fällen gonosomale Auffälligkeiten, in 5 Fällen autosomale Trisomien und in 4 Fällen

Tab. 5   *Fehlbildungsraten nach ICSI: Ein Überblick*

Land	Malformations-Rate	Autor
Australien (1998)	4/89 (4,5%)	*Bowen* et al.
Belgien (1998)	57/1.987 (2,9%)	*Bonduelle* et al.
Dänemark (1998)	16/730 (2,2%)	Danish Fertility Society
Deutschland (1996)	18/662 (2,7%)	D·I·R
Deutschland (1999)	9/267 (3,4%)	*Ludwig* et al.
UK (1999)	6/123 (4,9%)	*Sutcliffe* et al.
Niederlande (1995)	3/76 (3,9%)	*Govaerts* et al.
Niederlande (1998)	4/143 (2,8%)	*Govaerts* et al.
Schweden (1996)	2/210 (1,0%)	*Wennerholm* et al.
USA (1996)	9/578 (2,3%)	*Palermo* et al.
Europa (1995)	18/763 (2,3%)	ICSI Task Force/ESHRE
Europa (1996)	127/6.692 (1,9%)	ICSI Task Force

strukturelle Aberrationen zu finden waren[24]. Wenn auch somit tatsächlich die Rate insbesondere gonosomaler Auffälligkeiten marginal erhöht zu sein scheint, so muß man dennoch bedenken, daß 9 von 1.082 Fällen noch immer eine extrem kleine Fallzahl ist, die weiterer Überprüfungen bedarf.

Psychomotorische und mentale Entwicklung nach IVF und ICSI

In einer wiederum aus Australien stammenden Publikation wurden Daten von 89 nach ICSI geborenen Kindern mit denen von 84 nach IVF geborenen Kindern und 80 nach spontaner Konzeption geborenen Kindern verglichen. Ziel der Studie war die Untersuchung der mentalen Entwicklung der Kinder, wobei der sog. *Baylor Score* zur Anwendung kam. Dabei betrachteten die Autoren neben dem *mental development index* (MDI), der die mentale Entwicklung widerspiegeln soll, auch den *physical development index*, der Aussagen zur physischen Entwicklung zulassen soll[25]. Letzterer zeigte in keinem Punkt signifikante Unterschiede zwischen den drei Gruppen, während der MDI im ICSI-Kollektiv signifikant niedriger lag als in beiden Vergleichsgruppen. Nach Auftrennung der Gruppe in Mädchen und Jungen galt diese Signifikanz nur noch für Jungen. Die Schlußfolgerung lag nahe, daß hier ein weiterer Punkt hinsichtlich der Sicherheit der ICSI-Behandlung zu beachten sei.

Im Gegensatz dazu konnte die bereits mehrfach erwähnte Arbeitsgruppe um *Van Steirteghem* Daten von 201 Kindern nach ICSI im Vergleich zu 131 Kindern nach IVF im Alter von 22 bis 26 Monaten publizieren[26]. Unter Verwendung derselben Untersuchungsmethode findet sich hier kein Unterschied des MDI zwischen ICSI- und IVF-Kollektiv. Überraschenderweise lagen hier diese Kinder im Vergleich zum Standardkollektiv eher stets ein bis drei Monate weiter, als es ihr Alter hätte erwarten lassen.

Eine nähere Betrachtung des sozialen Hintergrundes der Kinder nach ICSI in der australischen Publikation zeigt zudem, daß erhebliche Unterschiede insbesondere hinsichtlich des Ausbildungsstandes der Eltern des ICSI-Kollektives gegenüber den anderen beiden Kollektiven bestehen. Dies dürfte ein Faktor sein, der bei der Interpretation der Daten nicht unberücksichtigt bleiben darf, und sicherlich eine Variable, die die mentale Entwicklung der Kinder in diesem jungen Alter beeinflussen dürfte.

Überblicken wir den onkologischen Aspekt der Reproduktionsmedizin?

Die ursprünglich formulierten Ängste, daß Kinder nach In Vitro Fertilisation einem höheren Risiko ausgesetzt wären, im Laufe ihres Lebens eine höhere Inzidenz von Malignomen aufzuweisen, können entsprechend dem jetzigen Kenntnisstand mit großer Sicherheit ausgeräumt werden[27]. Auch eine bei der ICSI diskutierte und für möglich gehaltene Störung des *Genomic Imprinting* dürfte keine Rolle spielen, da sonst die Inzidenz entsprechender Krankheitsbilder wie dem *Prader-Willi*-Syndrom in diesem Kollektiv sich als erhöht erwiesen hätte, was nicht der Fall ist. Zur Langzeitinzidenz von Malignomen kann zum jetzigen Zeitpunkt keine letztendlich gültige Aussage gemacht werden. Diese Frage verdeutlicht jedoch, das das *follow up* der Menschen, die ihre Existenz der Anwendung reproduktionsmedizinischer Techniken verdanken, niemals enden wird.

Literatur

[1]*Steptoe, P. C., R. G. Edwards:* Birth after reimplantation of a human embryo. Lancet *II:* 366 (1978).
[2]Diedrich, K., R. Felberbaum, W. Küpker, S. Al-Hasani: New approaches to male infertility: IVF and microinjection. Int. J. Androl. *18:* 78 (1995).

[3]*Deech, R.:* A patient's guide to donor insemination and in-vitro fertilization clinics. Hum. Reprod. *11:* 1363 (1996).

[4]*Vilmar, K., K. D. Bachmann:* Richtlinien zur Durchführung der assistierten Reproduktion. Dtsch. Ärzteblatt *95:* 3166 (1998).

[5]Deutsches IVF-Register – Jahrbuch; Bundesgeschäftsstelle Bad Segeberg, Bismarckallee 116, 22535 Bad Segeberg 1996.

[6]Deutsches IVF-Register – Jahrbuch; Bundesgeschäftsstelle Bad Segeberg, Bismarckallee 116, 22535 Bad Segeberg 1997.

[7]Deutsches IVF-Register – Jahrbuch; Bundesgeschäftsstelle Bad Segeberg, Bismarckallee 116, 22535 Bad Segeberg 1998.

[8]*Marshall, J. R.:* Induction of ovulation. Clin. Obstet. Gynecol. *21:* 147 (1978).

[9]ART World Report. Report prepared on behalf of the International Working Group for Registers on assisted Reproduction by *de Mouzon, J.* and *Lancaster, P.:* XVth World Congress on Fertility and Sterility. Montpellier, September 17–22, 1995.

[10]*Kainer, F.:* Geburtshilfliche Erkrankungen in der Schwangerschaft. In: *Dudenhausen, J. W., H. P. G. Schneider* (eds.): Frauenheilkunde und Geburtshilfe, Berlin; p.140, 1994.

[11]*Baumann, P., V. Jovanovic, G. Gellert, R. Rauskolb:* Risk of miscarriage after transcervical and transabdominal CVS in relation to bacterial colonization of the cervix. Prenat. Diagnosis. *11:* 637 (1991).

[12]*Gilmore, D. H., M. B. McNay:* Spontanous fetal loss rate in early pregnancy. Lancet *I:* 107 (1985).

[13]*Goldberg, J. D., A. E. Porter, M. S. Goldbus:* Current assessment of fetallosses as a direct consequence of chorionic villus sampling. Am. J. Med. Genet. *35:* 174 (1990).

[14]*Miller, J. F., E. Williamson, J. Glue:* Fetal loss after implantation. Lancet *2:* 554 (1980).

[15]*Gilmore, D. H., M. B. McNay:* Spontanous fetal loss rate in early pregnancy. Lancet *I:* 107 (1985).

[16]ART World Report. Report prepared by *Cohen, J., J. de Mouzon, P. Lancaster.* VIIth World Congress on in Vitro Fertilization and Alternate Assisted Reproduction. Kyoto, September 12–15, 1993.

[17]*Ludwig, M., B. Schöpper, A. Katalinic, R. Sturm, S. Al-Hasani, K. Diedrich:* Experience with the elective transfer of two embryos under the conditions of the German embryo protection law: results of a retrospective data analysis of 2573 transfer cycles. Hum. Reprod. *15:* 319 (2000).

[18]*Ludwig, M., B. Schöpper, S. Al-Hasani, K. Diedrich:* Clinical use of a pronuclear stage score following intracytoplasmic sperm injection: impact on pregnancy rates under the conditions of the German embryo protection law. Hum. Reprod. *15:* 325 (2000).

[19]*Staessen, C., C. Janssenswillen, Van den Abbel, P. Devroey, A. C. van Steirteghem:* Avoidance of triplet pregnancy by elective transfer of two good quality embryos. Hum. Reprod. *8:* 1650 (1993).

[20]*Bonduelle, M., A. Aytoz, A. Wilikens, A. Buysse, E. van Assche, P. Devroey, A. van Steirteghem, I. Liebaers:* Prospective follow up study of 1987 children born after intracytoplasmic sperm injection (ICSI). In: *Filicori, M., C. Flamigni* (eds.): Treatment of infertility: the new frontiers. Communications Media for Education Inc., New Yersey; p. 445 (1998).

[21]*Kurinczuk, J. J., C. Bower:* Birth defects in infants conceived by intracytoplasmic sperm injection: an alternative interpretation. Brit. Med. J.; *315:* 1260 (1997).

[22]Queißer-Luft, A., J. Spranger: Fehlbildungen bei Neugeborenen: Mainzer Modell. Der Kinderarzt *28:* 1 (1997).

[23]*In't Veld, P., H. Brandenburg, A. Verhoff* et al.: Sex chromosomal abnormalities and intracytoplasmic sperm injection (letter). Lancet *346:* 773 (1995).

[24]*Bonduelle, M., M. Camus, A. de Vos, C. Staessen, H. Tornaye, E. van Asche, G. Verheyen, P. Devroey, I. Liebaers, A. van Steirteghem:* Seven years of intracytoplasmic sperm injection and follow up of 1987 subsequent children (1999).

[25]*Bowen, J. R., F. L. Gibson, G. I. Leslie, D. M. Saunders:* Medical and developmental outcome at 1 year for children conceived by intracytoplasmic sperm injection. Lancet *351:* 1529 (1998).

[26]*Bonduelle, M., H. Joris, K. Hofmans, I. Liebaers, A. van Steirteghem:* Mental development of 201 ICSI children at 2 years of age. Lancet *351:* 1553 (1998).

[27]*Meschede, D., C. de Geyter, E. Nieschlag, J. Horst:* Genetic risk in micromanipulative assisted reproduction. Hum. Reprod. *10:* 2880 (1995).

Anschrift der Verfasser:
Prof. Dr. med. Ricardo Felberbaum, Dr. med. Michael Ludwig, Prof. Dr. med. Klaus Diedrich
Klinik für Frauenheilkunde und Geburtshilfe
Medizinische Universität zu Lübeck
Ratzeburger Allee 160
23538 Lübeck

Langzeitbeobachtung von Zwillingen und höhergradigen Mehrlingen

A. van Baalen, H. Versmold

Langzeitbeobachtungen von Mehrlingen sind unter ganz verschiedenen Gesichtspunkten durchgeführt worden. Untersucht wurden das körperliche Wachstum, die Entwicklung des Nervensystems, darunter Intelligenz, Sprache, Sehvermögen, Psychomotorik, infantile Zerebralparesen und gravierende allgemeine Behinderungen. Je größer die Zahl der Mehrlinge, desto größer ist das Risiko der intrauterinen Wachstumsverlangsamung und desto unreifer und kleiner sind die Kinder. Alle jene Faktoren beeinflussen bekanntermaßen ebenso den Lebenslauf eines Einlings. In dieser Übersicht soll ihre Bedeutung für das Langzeitergebnis der Zwillings- und Mehrlingsschwangerschaften dargestellt werden, ferner ihre Bedeutung für die Familie. Der umfassende Überblick der Literatur und das sorgfältige Studium unserer eigenen Untersuchungsergebnisse über Schwangerschaften mit höheren Mehrlingen („München-Studie") schaffen für diese seltenen Fälle einige Grundlagen und erleichtern die bisweilen schwierigen, perinatalen Entscheidungen.

Wachstum

Schwangerschaftsdauer und Geburtsgewicht

Zwillinge werden etwa drei Wochen früher geboren als Einlinge. Etwa 30–45% der Zwillinge werden vor der 37. Schwangerschaftswoche geboren, verglichen mit 6% der Einlinge[1, 2]. Entsprechend ihrem geringeren Gestationsalter haben Zwillinge ein niedrigeres Geburtsgewicht als Einlinge; 50% wiegen weniger als 2.500 g[3, 4].

Der hohe Anteil der Kinder mit niedrigem Geburtsgewicht deutet auf Unreife und intrauterine Wachstumsverlangsamung der Zwillinge, insbesondere da die Reifung nach der 30. Woche einsetzt[1, 5]. Das durchschnittlich niedrigere Geburtsgewicht bezogen auf das Gestationsalter der Zwillinge resultiert aus der Gewichtsdifferenz innerhalb der Zwillingspaare. Der größere Zwilling entwickelt sich wie ein Einling, das Wachstum des leichteren Zwillings ist stärker verlangsamt als im Durchschnitt aller Zwillinge[6].

Über die Verteilung der Geburtsgewichte von Mehrlingen ist mehrfach berichtet worden[7–11]. Das durchschnittliche Geburtsgewicht von Drillingen betrug 1,8 kg, von Vierlingen 1,4 kg. Für Drillinge existieren graphische Darstellungen des Geburtsgewichts in Abhängigkeit von der Schwangerschaftsdauer[1, 11]. Drillinge werden unreifer geboren als Zwillinge, durchschnittlich in der 32. bis 33. Woche[10, 11], sie sind leichter, als dem Gestationsalter entspräche, und sie zeigen innerhalb der betreffenden Schwangerschaft größere Gewichtsdifferenzen (20,0%) als Zwillinge (10,3%)[11].

Wachstum von Zwillingen

Erwachsene Zwillinge sind nur wenig kürzer als Einlinge. Bei der Einberufung zum Militär waren Zwillinge 1,0–1,3 cm kürzer als Einlinge[12–14]. Im Alter von 9 und 11 Jah-

Mit freundlicher Genehmigung des Verfassers aus *Kurjak, A.* (ed.): Perinatal Medicine, London 1998 ins Deutsche übertragen.

ren waren Zwillinge kürzer, leichter und sie hatten einen kleineren Kopfumfang[15].

Aufholwachstum der Zwillinge

In der großen „St. Louis-Studie" über Zwillinge wurde ein beachtliches Aufholwachstum während der ersten 8 Lebensjahre beobachtet. Knaben wuchsen rascher während der ersten 6 Monate, Mädchen während der ersten 3 Jahre, so dass Zwillinge im Alter von 8 Jahren Länge und Gewicht von Einlingen erreicht hatten[16]. Auf der Grundlage dieser Daten wurden Wachstumstafeln für Zwillinge erstellt. Deutlicher noch als Länge und Gewicht holt der Kopfumfang auf, dokumentiert für das Alter von 12 bis 45 Monaten[17] und 3 Jahren[18]. Später im Alter von 10 bis 18 Jahren (Knaben) und 10 bis 16 Jahren (Mädchen) unterscheidet sich die Wachstumsgeschwindigkeit kaum noch zwischen Zwillingen und Einlingen.

Aufholwachstum nach gravierender Retardierung

Untersucht wurden Zwillinge mit einem Geburtsgewicht unter der 10. Perzentile des Gewichts in Abhängigkeit von dem Gestationsalter. Im Alter von 3–18 Jahren waren sie kürzer als Zwillinge nach normalem intrauterinen Wachstum, und ihr Körpergewicht war zu niedrig, verglichen mit der Länge und mit ihren Geschwistern aus Einlingsgeburten[19].

Die intrauterine Wachstumsverlangsamung eineiiger Zwillinge mit Geburtsgewichten >10% unter demjenigen des anderen Zwillings war im Alter von 3–9 Jahren fast vollständig aufgeholt, aber nur wenn das Geburtsgewicht über der 10. Perzentile für das Gestationsalter lag, sonst blieb die Auswirkung der Retardierung bestehen[20]. Eine besonders ausgeprägte intrauterine Wachstumsverlangsamung mit einem Geburtsgewicht von >25% unter demjenigen des normal entwickelten Zwillings führte im Alter von 9 Jahren zu kürzerer Körperlänge (−4,34 cm) und geringerem Körpergewicht (−3,95), während der Kopfumfang weniger betroffen war (−1,34)[21]. Auch nach der weiteren Verlaufsbeobachtung dieser Gruppe von 9 eineiigen Zwillingspaaren hatte im Alter von 14 und 19,5 Jahren keiner der untergewichtigen Zwillinge die Werte des anderen Zwillings erreicht[22]. Analog war bei 14 zweieiigen Paaren der anfangs >25% leichtere Zwilling im Alter von 13 Jahren kürzer und hatte einen kleineren Kopfumfang (p > 0,05)[23].

Entwicklung des Nervensystems

Zwillinge

Das Risiko einer gravierenden Beeinträchtigung von Zwillingen und Drillingen wurde abgeleitet aus den Ergebnissen des *National Infant Mortality Surveillance Project* und dem Bericht des *Office of Technology Assessment on Healthy Children* im Vergleich zu der 1988 von Luke und Keith dokumentierten Gruppe Neugeborener[24]. Der Anteil gravierender Beeinträchtigungen betrug 34 pro 1.000 lebende Zwillinge (relatives Risiko 1,7) und 57,5 pro 1.000 Drillinge (relatives Risiko 2,9), verglichen mit 19,7 pro 1.000 Einlinge. Der Anteil untergewichtiger Lebendgeborener betrug in diesen Gruppen 98,7 pro 1.000 Zwillinge; 336,3 pro 1.000 Drillinge und 10,3 pro 1.000 Einlinge.

Nach einer Schwangerschaftsdauer von < 33 Wochen litten Zwillinge im Alter von 8 Jahren signifikant häufiger unter Behinderungen (48 von 65 = 73%) als Einlinge (124 von 264 = 46%)[25]. Andererseits wiesen Zwillinge trotz sehr niedriger Geburtsgewichte < 1.250 g im Alter von 1 Jahr (n = 364) und im Schulalter keine erhöhte

Morbidität auf (n = 249). Abgesehen von Atemwegserkrankungen war die Morbidität der Zwillinge nicht erhöht, trotz eines Gestationsalters < 37 Wochen in 42% der Fälle, verglichen mit 8% im Falle der Einlinge[26].

Höhere Mehrlingsgeburten

Drillinge erleiden bei sehr niedrigem Geburtsgewicht in 10,5% der Fälle stärkere Behinderungen[27], bei einem mittleren Gestationsalter von 34 Wochen 1 von 92 lebenden Drillingen[28] und bei einem mittleren Gestationsalter von 30 Wochen 9 von 113 (8%) überlebenden Drillingen[29]. Gravierende Störungen der Entwicklung wurden außerdem beobachtet bei 12% der Drillinge in der Schweiz, durchschnittliches Alter 5,5 Jahre[30], und bei 2% der Drillinge (Alter 6 bis 9 Jahre[31–33]), (München-Studie, *Versmold* et al., unveröffentlicht).

Drei Studien berichten über Ergebnisse von höheren Mehrlingsschwangerschaften, ohne auf Drillinge einzugehen. Keine Behinderungen wurden registriert bei 40 Vierlingen[34] und bei 21 Vierlingen im Alter von 1 bis 16 Jahren[35]. Gravierende Behinderungen wurden festgestellt bei 7 von 26 Vierlingen in der Schweiz, durchschnittliches Alter 5,5 Jahre[30]. In London hatten 70% der 32 Vier-, Fünf- und Sechslinge keine Behinderungen[36]. In der München-Studie wurden gravierende allgemeine Behinderungen bei 16 von 55 Vier- und Fünflingen beobachtet (Abb. 1, Tab. 7)[37]. Zwei Studien verbinden die Beobachtungsergebnisse über Drillinge, Vier- und Fünflinge[38] und über Vier- und Fünflinge sowie eine Sechslingsgeburt[39]: in der ersten Gruppe hatten 75% der Kinder keine Behinderung, in der zweiten 70%.

Geistige Entwicklung und Intelligenz der Zwillinge

Die geistige Entwicklung der Zwillinge und ihre Intelligenz sind fraglos sehr wichtige Kriterien für die Langzeitbeobachtung und den Vergleich mit Einlingen. Die Mehrzahl

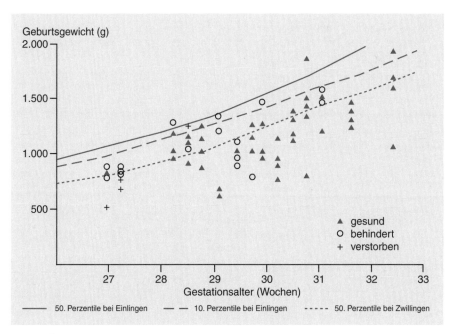

Abb. 1 Überleben und Behinderungen bei höhergradigen Mehrlingen im Alter von 1–4 Jahren in Abhängigkeit vom Geburtsgewicht

der Zwillinge besitzt eine normale Intelligenz. Brillant begabte Zwillinge wurden beschrieben, ebenso einzelne Zwillinge[40, 41]. Allerdings haben fast alle vergleichenden Studien der Intelligenz von Zwillingen und Einlingen einen um 5 Punkte niedrigeren IQ der Zwillinge festgestellt (Bandbreite 0–11)[42–51]; die Verteilung der Testergebnisse tendiert insgesamt zu niedrigeren IQ-Werten.

Studien, aus denen IQ-Werte für Zwillinge und Einlinge hervorgehen, sind in Tab. 1 zusammengefaßt[15, 17, 25, 47, 50, 52–56]. Was entscheidet über die Intelligenz der Zwillinge? Gestationsalter, intrauterines Wachstum, abhängig oder unabhängig von der Mehrlingsschwangerschaft, sozioökonomischer Status, Rasse, die überlastete Familie der Zwillinge – alle diese Faktoren können die geistige Entwicklung beeinflussen.

Schwangerschaftsdauer und Intelligenz

Zwillinge mit einem Gestationsalter < 37 Wochen erreichten durchgehend im Alter von 9 Monaten, 18 Monaten und vier Jahren nur einen um 10 Punkte niedrigeren IQ

Tab. 1   Intelligenz bei Zwillingen und Einlingen

Autor	Alter (Jahre)	Test	Gruppe	Zwillinge n	IQ	Einlinge n	IQ	p
Record et al. (1970)[47]	11	Verbal reasoning		2.164	95,7	48.913	100,1	NV
Myrianthopou- los et al. (1972, 1976)[52, 50]	7	Wechsler Intelli- gence for Children (WISC)	weiß schwarz	164 232	96,9 84,6	1940 1461	101,9 91,3	NV NV
Wilson (1977)[53]	8	WISC		236	104,3	NV	107,2	NV
Silva, Crosado (1985)[15]	9 11	WISC WISC		22 22	97,4 101,8	929 893	104,6 108,4	<0,05 <0,05
Akerman, Tho- massen (1991)[54]	4	*Griffiths:* – gesamt – Sprache – lokomo- torisch		68	102 107 99	408	107 111 102	NV NV NV
Lytton et al. (1987)[55]	9	*Crichton* Vokabular *Peabody:* – Rechnen – Lesen		70	63,5 59 67,9	35	74,9 69,8 75,7	0,05 0,04 0,06
Brandes et al. (1992)[17]	1–3,75	*Bayley* *Stanford- Binet*	IVF Kontrolle IVF Kontrolle	34 34 16 16	98,6 106,6 106,3 104,2	51 51 15 15	110,9 113,4 106,3 104,8	0,02 NS
Morley et al. (1989)[56]	1,5	*Bayley:* – mental – psycho- motor.	<32 SSW	82	100,8 91,6	354	101,2 93,4	0,88 0,43
Stewart (1995)[25]	8	WISC	<33 SSW	65	91	264	100	NS

NV = nicht verfügbar, NS = nicht signifikant

als diejenigen Zwillinge, die zum Termin geboren waren[57]. Wenn man eine gewisse Unreife in Rechnung stellt, besaßen allerdings Zwillinge und Einlinge die gleiche Intelligenz[58].

Unreife Zwillinge nach einer Schwangerschaftsdauer von < 32 Wochen wurden im Alter von 1,5 Jahren untersucht; sie unterschieden sich signifikant von Einlingen in dem mentalen und ebenfalls in dem psychomotorischen Teil des *Bailey*-Tests[56]. Ein weiterer Vergleich von Zwillingen und Einlingen – beide Gruppen mit einem Gestationsalter von < 33 Wochen – zeigte im Alter von 8 Jahren bei den Zwillingen signifikant niedrigere IQ-Werte[25]. Diese frühgeborenen Zwillinge benötigten in 31% der Fälle ergänzenden Unterricht verglichen mit dem ebenfalls hohen Bedarf der Einlinge (19% der Fälle, p = < 0,05). Die Beobachtungen zeigen, daß sich die Risiken einer Mehrlingsschwangerschaft und der Frühgeburt addieren.

In einer Gruppe von 729 Kindern mit ungenügender Intelligenz kamen niedrige Geburtsgewichte < 2.500 g häufiger vor als in einer Gruppe von 651 Kindern mit Zerebralparesen. Aus dieser Beobachtung wurde geschlossen, daß „Frühreife" für den IQ bestimmend ist und nicht so sehr die Eigenschaft als Zwilling, während das Gegenteil für Zerebralparesen zutrifft[59].

Intrauterines Wachstum und Intelligenz

Fast alle Studien haben gezeigt, daß die intrauterine Wachstumsretardierung eines Zwillings mit einem im Durchschnitt niedrigeren IQ einherging, auch wenn die einzelnen Werte im Allgemeinen noch dem Normalbereich zugehörten[21, 22, 46, 60–65]. Tab. 2 enthält eine Zusammenfassung der Studien bei Zwillingen über intrauterine Wachstumsretardierung und Intelligenz.

Zwei Studien bei eineiigen Zwillingen mit einer Differenz des Geburtsgewichts von > 25% beobachteten im Alter von 8 und 13 Jahren signifikant niedrigere IQ-Durchschnittswerte[22, 65]. *Churchill*[60] fand einen niedrigeren IQ-Durchschnittswert bei den leichteren Zwillingen (p < 0,05); der Unterschied war stärker ausgeprägt in der eieiigen Untergruppe (p < 0,005), nicht jedoch bei geschlechtsdifferenten Zwillingspaaren. *Kaelber* und *Pugh*[62, 63] fanden diese Tendenz zu niedrigeren IQ-Werten unter Zwillingen mit Wachstumsretardierung ebenfalls nur in der Untergruppe eineiiger Zwillinge und gleichgeschlechtlicher Zwillinge, aber nicht in der Gesamtpopulation.

Für den engeren Zusammenhang zwischen Wachstumsretardierung und IQ bei eineiigen Zwillingen verglichen mit zweieiigen Zwillingen gibt es zwei Erklärungsmöglichkeiten. Erstens könnte die Auswirkung der frühen Wachstumsretardierung unter Individuen mit demselben genetischen Potenzial deutlicher zu erkennen sein. Zweitens weist die fast durchgehende Erhebung niedriger IQ-Werte bei den im Wachstum retardierten eineiigen Zwillingen vermutlich auf die Verknüpfung mehrerer Risiken, der intrauterinen Wachstumsretardierung und anderer, noch gefährlicherer intrauteriner Belastungen.

Feto-fetale Transfusion

Die intrauterine Wachstumsretardierung und die Frühgeburt eines der eineiigen Zwillinge könnten die Folge sein einer feto-fetalen Transfusion, die stets mit hoher Letalität und Morbidität einhergeht. Berichtet wurde über das akute Transfusionssyndrom, das zu einem hämorrhagischen Schock des Donorzwillings führte. Das chronische Transfusionssyndrom führte zu Anämie, Wachstumsretardierung, Herzinsuffizienz und Hy-

Tab. 2   Intrauterine Wachstumsretardierung und Intelligenz von Zwillingen

Autor	Kinder (n)	Alter (Jahre)	Test	IQ (Durchschnitt) Schwere Zwillinge	Leichtere Zwillinge	p	Geburtsgewichtdifferenz
Babson et al. (1964)[21]	32	4–11	Stanford-Binet	103,00	96,25	<0,025	>25% und leichter
			„Peabody picture vocabulary"	94,13	91,63	~0,05	Zwilling: <2,0 kg
Churchill (1965)[60]	100	2,5–15	„Wechsler Intelligence for Children" (WISC)	81,9	78,6	<0,05 (alle) NS*	schwerer Zwilling: 2,54 kg leichter Zwilling: 2,23 kg
Willerman, Churchill (1967)[61]	54	5–15	WISC: – verbal	88,8	84,4	<0,01	schwerer Zwilling: 2,49 kg
			– performance	94,4	89,1	<0,01	leichter Zwilling: 2,22 kg
Kaelber, Pugh (1969)[62, 63]	748	6–16	variable	106,40	105,13	NS (alle) <0,10 (30 MZ)	≥300 g
Hohenauer (1971)[64]	40	8,5 (4–17)	Kramer	109,9	102,1	<0,001	≥300 g**
Babson, Phillips (1973)[22]	18	8 (7–11)	Stanford-Binet	101,9	95,3	<0,025	>125% und leichter
			„Peabody picture vocabulary"	92,1	89,4	<0,025	Zwilling: <2,0 kg
		13 (12–16)	WISC – verbal	102,8	94,1	<0,005	(MZ)
			„Peabody picture vocabulary"	101,1	93,7	<0,01	
Henrichsen et al. (1986)[65]	28	13 (9–17)	WISC	104,5	100,9	<0,05	>25%; MZ

NS = nicht signifikant, MZ = monozygot, * ungleichgeschlechtlich, ** gleichgeschlechtlich

drops fetalis des Spenders sowie Polyzythämie und Herzinsuffizienz des Empfängers[5]. Eine systematische Langzeitbeobachtung dieser seltenen Fälle liegt jedoch nicht vor.

Gefäßanastomosen finden sich bei 90% aller monochorischen Zwillinge. In 30% der Fälle wurden Nekrosen der weißen Substanz beschrieben[66]. Die Befunde deuten auf eine hypoxische, ischämische Enzephalopathie mit schlechter Langzeitprognose für die mentale und neuromotorische Entwicklung.

Vererbung der Intelligenz

Der Vergleich der Intelligenz eineiiger (monozygoter, MZ) und zweieiiger (heterozygoter, HZ) Zwillinge bietet die einzigartige Gelegenheit, die Vererbung der Intelligenz und die Einflüsse der Umgebung zu studieren. Burt[67] beobachtete das mentale Verhalten und die wesentlichen Stationen der Schulbildung bei MZ Zwillingen, HZ Zwillingen, deren Geschwistern und bei nicht verwandten Kindern, indem sie jede Gruppe unterteilte, je nachdem die Kinder gemeinsam oder getrennt voneinander aufwuchsen. In der Intelligenz korrelierten am engsten untereinander die MZ Zwillingspaare, die zusammen (r = 0,93) oder getrennt (r = 0,87) aufwuchsen, gefolgt von den HZ Zwillingspaaren (r = 0,55) und Geschwistern (r = 0,53), die zusammen aufwuchsen. Hinsichtlich des Ausbildungserfolgs lag dagegen die paarweise Korrelation am höchsten bei den MZ Zwillingen, die zusammen aufwuchsen (r = 0,98), nahe gefolgt von den HZ Zwillingen (r = 0,83) und Geschwistern (r = 0,80), die zusammen aufwuchsen, und mit größerem Abstand gefolgt von MZ Zwillingen (r = 0,62), die getrennt erzogen wurden. Aufschlussreich war, daß Zwillinge, die als Einzelkinder aufwuchsen, in der Intelligenz den Zwillingen und nicht den Einlingen gleichkamen[50]. Ähnliche Befunde über die Vererbung gehen aus weiteren Berichten hervor: Die allgemeine Intelligenz korrelierte enger zwischen den MZ Zwillingspaaren (r = 0,78–0,86) als zwischen HZ Zwillingspaaren (r = 0,38–0,69)[68–74], ebenso das Durchsetzungsvermögen und die Kreativität[43, 75].

Als signifikant erwies sich ferner eine erbliche Komponente der Lesefähigkeit und der mathematischen Begabung, herausgearbeitet durch die Beobachtung von 264 legasthenischen Zwillingen mit kontrolliertem Paarvergleich[76].

Sozioökonomischer Status

Zwillinge hatten in den Erhebungen im Durchschnitt einen niedrigeren IQ als Einlinge, ferner hatte der leichtere der beiden Zwillinge einen niedrigeren IQ. Dieser Befund änderte sich nicht, wenn die Kinder den Gruppen entsprechend dem sozioökonomischen Status zugeordnet wurden[51, 61]. Die Belastung der Familie durch die Mehrlingsgeburt wird zu einem wichtigen sozialen Faktor, von dem man annahm, er könne unabhängig von den anderen, biologischen Faktoren die Verzögerung und die Unterschiede der mentalen Entwicklung bei Zwillingen erklären[77]. In diesem Zusammenhang ist die frühere Studie von Zazzo[51] bemerkenswert, in der er für Einlinge den sozialen Nachteil der raschen Geburtenfolge der Geschwister und den Einfluß auf die mentale Entwicklung beschrieb. Er sah in Zwillingen das Extrem der zeitlich engen Aufeinanderfolge und verglich Zwillinge mit Einlingsgeschwistern, die kurz nacheinander geboren worden waren. Diese Betrachtung reduzierte die Differenz des IQ-Durchschnitts zwischen Zwillingen und Einlingen von 7 auf nur noch 2,25 Punkte.

Unabhängig von dem sozioökonomischen Status holte die mentale Entwicklung der Zwillinge in der extrauterinen Umgebung auf[78]. Das IQ-Defizit der Zwillinge im Alter vom 18 Monaten und 4 Jahren war im Alter von 6 Jahren vollständig ausgeglichen. Andere Autoren allerdings beobachteten den typischen Unterschied der IQ-Durchschnittswerte zwischen Zwillingen und Einlingen noch in dem höheren Alter von 9 und 11 Jahren[15] und 9 Jahren[55].

Rasse

Weiße Kinder erreichten im Alter von 7 Jahren etwa 10 IQ-Punkte mehr als schwarze. Beide, weiße und schwarze Zwillinge, erreichten 5 Punkte weniger gegenüber

Einlingen[50, 52]. Zusätzlich zu der Mehrlingsgeburt scheinen Faktoren der Rasse und des sozioökonomischen Status für den Unterschied verantwortlich zu sein.

Intelligenz der höheren Mehrlinge

Im Gegensatz zu der großen Zahl von Studien über die Intelligenz der Zwillinge ist wenig bekannt über die Intelligenz von Drillingen, Vier-, Fünf- und Sechslingen. Von 33 Drillingen im durchschnittlichen Alter von 11 Jahren wurde ein IQ-Mittelwert von 91,6 Punkten berichtet[47], von 104 Punkten bei 8 Drillingen im durchschnittlichen Alter von 8 Jahren[25]. In der München-Studie hatten alle 54 Drillinge einen IQ von > 85 Punkten, dagegen im Alter von 6 bis 9 Jahren 7% der 55 Vier- und Fünflinge einen IQ von < 60 sowie 91% einen IQ von > 85 Punkten (Tab. 3)[25, 47, 79].

Sprachentwicklung

Über eine Retardierung der Sprachentwicklung bei 80 Zwillingspaaren im Alter von 2 bis 5 Jahren wurde zuerst 1932 von *Day* berichtet[80].

Eine Langzeitbeobachtung der schulischen Leistung von 1.200 Zwillingen und etwa 700 Einlingen im Alter von 11 bis 15 Jahren in Schweden zeigte signifikant niedrigere Prüfungsergebnisse der Zwillinge für Lesen, Schreiben und Rechnen und eine signifikante, darüber hinausgehende Ähnlichkeit der Leistungen eineiiger Zwillingspaare[43].

Ein Vergleich von 200 Zwillingen mit 100 Einlingen im Alter von 48 Monaten ergab eine um 6 Monate verzögerte Sprachentwicklung gleichermaßen bei ein- und zweieiigen Zwillingen[81].

Unter 338 gleichgeschlechtlichen Zwillingspaaren im Alter von 8 bis 18 Jahren betrug die Häufigkeit der Legasthenie 14,5%, dagegen in der allgemeinen Bevölkerung 10%. Zwillinge waren konkordant in der Legasthenie, und zwar eineiige Paare zu 84% und zweieiige zu 29%. Der Unterschied war signifikant und weist auf eine erbliche Grundlage[82].

In einer Nachuntersuchung von 35 Zwillingspaaren im Alter von 9 Jahren hatten nur die eineiigen Zwillinge eine Störung der Sprachentwicklung, verglichen mit dazu passenden Einlingen[55]. In der *La Trobe Twin* -Studie lagen 9 männliche Zwillingspaare im Alter von 30 Monaten um 8 Monate mit der Ausdrucksfähigkeit und um 6 Monate mit

Tab. 3 *Intelligenz in höhergradigen Mehrlingen*

Autor	Zahl der Mehrlings-schwanger-schaften	Kinder (n)	Alter (Jahre)	Test	IQ (Durchschnitt)		
Record et al. (1970)[47]	3	33	11	„Verbal Reasoning"	91,6		
Stewart (1995)[25]	3	8	8	WISC-R	104		
					>85	85–60	<60
Versmold (1996)[79]	3	54	8	variabel	100%	–	–
	4,5	55	7	variabel	91%	2%	7%

dem Sprachverständnis zurück, gegenüber 6 weiblichen Zwillingspaaren und auch gegenüber dazu passenden Einlingen. Männliche Zwillinge im Alter von 38 bis 53 Monaten hatten außerdem mehr Schwierigkeiten sich auszudrücken[83]. Völlig unbekannt ist, ob diese Unterschiede der Sprachentwicklung noch nach der Schulzeit bestehen.

Psychomotorische Entwicklung der höheren Mehrlinge

Drillinge

Seit 1990 sind mehrere Berichte über diese seltene Gruppe von Kindern erschienen. Sie wurden teilweise zusammengefasst mit weiteren, noch selteneren Mehrlingsschwangerschaften (Tab. 4)[25, 28–30, 34, 35, 38, 39, 79, 84–86]. Im Alter von 8 Jahren waren Drillinge gar nicht[25, 79] oder in 8% der Fälle von einer gravierenden Verzögerung oder Störung der psychomotorischen Entwicklung betroffen; die Entwicklung verlief bei 85%[79] oder 88%[25] der Drillinge normal.

Tab. 4 Psychomotorische Entwicklung höhergradiger Mehrlinge

Autor	Zahl der Mehrlings-schwanger-schaften	Kinder (n)	Psychomotorische Entwicklung (%)			
			Alter (Jahre)	Verzögert/behindert normal	leicht	schwer
Boulot et al. (1992)[28]	3	92	0,5	99	–	1
Cooke (1995)[29]	3	113	geb. seit 1980	85	7	8
Düchting-Mühler et al. (1993)[84]	3, 4, 5, 6	48	2 3–10	63 83	17 0	20 17
Elliott, Radin (1992)[34]	4	40	5	100	–	–
Gonen et al. (1990)[38]	3, 4, 5	84	1–10	76	22	2
Lipitz et al. (1990)[39]	4, 5, 6	37	78% > 2	70	23	7
Monset-Couchard et al. (1995)[85]	3	56	> 2	96	n.v.	n.v.
Pons, Frydman (1992)[35]	4	21	1–16	100	–	–
Bode et al. (1995)[30]	3 4	132 26	5,5 5,5	52 23	35 50	12 27
Stewart (1995)[25]	3, 4, 5 3	37 8	1 8	79 88	12 12	9 –
Versmold (1989, 1996)[86, 79]	3 4, 5	93 93 59 55	2 (0,5–4) 8 (7–9) 3 (0–6) 7 (6–9)	97 85 73 71	n.v. 13 8 25	n.v. 2 2 4

n.v. = nicht verfügbar

Vier-, Fünf- und Sechslinge

Zwei Studien ausschließlich über Vierlinge berichteten von allen Kinder erstaunlicherweise eine normale psychomotorische Entwicklung: 40 Vierlinge im Durchschnittsalter von 5 Jahren[34] und 21 Vierlinge im Alter von 1 bis 16 Jahren[35]. In einer Beobachtungsreihe von 59 Vierlingen und Fünflingen in dem Zentrum für Perinatale Medizin in München[33, 86] und zwei weiteren Gruppen mit 32 und 37 Vier-, Fünf- und Sechslingen[36, 39] betrug der Anteil der Kinder mit normaler psychomotorischer Entwicklung 73–70%, jedoch litten 19%, 10% beziehungsweise 7% im durchschnittlichen Alter von 3 und 2 Jahren an einer gravierenden Retardierung oder Beeinträchtigung. Mit zunehmendem Alter schien sich der Befund dieser seltenen Mehrlingskinder zu bessern (Tab. 4)[23, 33, 79, 84, 86].

Zerebralparesen

Zwillinge

Man hat auf zwei verschiedenen Wegen die Wahrscheinlichkeit zu ermitteln versucht, mit der eine Zerebralparese entsteht. Eine Methode der Erhebung ging von einer großen Gruppe von Kindern mit Zerebralparesen aus und ermittelte in diesen Gruppen die Häufigkeit der Zwillinge (Tab. 5)[59, 87–95]. Die andere Methode wählte als Grundlage

Tab. 5   Zwillinge unter Kindern mit zerebraler Spastik (CP)

Autor	Zerebrale Spastik gesamt (n)	Zwillinge mit zerebraler Spastik		Relatives Risiko für CP*
		Alle Zwillinge (n (% aller Fälle))	Im Todesfall eines Zwillings (n (% der CP bei Zwillingen))	
Asher, Schonell (1950)[87]	349	19 (5,4)	10 (52,6)	4,5
Illingworth, Woods (1960)[59]	651	55 (8,4)	n.v.	7,0
Russell (1961)[88]	488	44 (9,0)	20 (45,5)	7,5
Eastman et al. (1962)[89]	686	51 (7,4)	13 (25,5)	5,7
Steer, Bonney (1962)[90]	276	21 (7,6)	8/15 (53,3)	6,3
Alberman (1964)[93] (1962)[90]	434	47 (10,8)	25 (53,2)	9,0
Durkin et al. (1976)[91]	281	19 (6,8)	8 (42,1)	5,7
Stanley (1979)[94]	859	55 (6,4)	n.v.	5,3
Evans et al. (1985)[95]	393	29 (7,4)	n.v.	5,7
Grether et al. (1993)[92]	192	20 (10,4)	4 (20,0)	8,7

n.v. = nicht verfügbar; * bei allen Zwillingen: Zwillinge/Einlinge (unter Annahme einer Zwillingsinzidenz von 1,2%)

Tab. 6   Inzidenz zerebraler Spastik bei Mehrlingen

Autor	Einlinge		Zwillinge		Drillinge		Vier- und Fünflinge	
	n	%	n	%	n	%	n	%
Versmold (1989)[86]	–	–	–	–	1/66	1,5	5/59	8,5
Stanley, Watson (1992)[97]	n.v.	0,24	n.v.	0,63	n.v.	3,2	–	–
Petterson et al. (1993)[96]	358/224/687	0,16	36/4915	0,74	6/215	2,7	–	–
Bode et al. (1995)[30]	–	–	–	–	0/132	0	2/26	7,7
Cooke (1995)[29]	–	–	–	–	9/123	7,3*	–	–

* Zerebralspastik oder Blindheit

die Gruppen der Zwillinge und der anderen Mehrlinge, von denen die Häufigkeit der Zerebralparesen bekannt war (Tab. 6)[29, 30, 86, 96, 97]. In mehr als 10 Berichten in den Jahren 1950 bis 1993 blieb das Risiko für Zwillinge und Einlinge, eine Zerebralparese zu erleiden, weitgehend konstant[59, 87–96, 98]. *Persson* und *Grennert* beobachteten allerdings in den Jahren 1973 bis 1978 einen Rückgang der Zerebralparesen bei Zwillingen von 3,1% (5 von 161 Kindern) auf 0,5% (1 von 204 Kindern)[99]. Zwillinge mit Zerebralparesen haben oft einen niedrigen IQ[88].

Risikofaktoren, die spastische Diplegien bedingten, waren für den ersten Zwilling Frühreife und Spontangeburt in Scheitellage. Für den zweiten Zwilling waren die Risikofaktoren Geburt zum Termin und Geburt nicht in Scheitellage verbunden mit spastischen Tetraplegien und Athetosen. Wenn der andere Zwilling als Fetus oder Neugeborenes starb, erhöhte sich das Risiko, eine Zerebralparese zu erleiden, für den überlebenden Zwilling deutlich[87–92, 100]. Diese kleine Gruppe von Kindern machte bereits 20,0% und 53,3% aller Zwillinge mit Zerebralparesen aus (Tab. 5). Neben den anderen Risikofaktoren sind Frühreife und niedriges Geburtsgewicht die wesentlichen bestimmenden Faktoren für die Zerebralparese der Zwillinge[24, 92]. Andererseits war bei Zwillingen ein niedriger IQ anscheinend eher verbunden mit einem niedrigen Geburtsgewicht < 2.500 g, während Zerebralparesen stärker verknüpft zu sein schienen mit der Eigenschaft als Zwilling als mit einem niedrigen Geburtsgewicht[59].

Zerebralparesen der anderen Mehrlinge

Das Risiko, eine Zerebralparese zu erleiden, ist bei Zwillingen 8mal höher – die Häufigkeit der Zerebralparesen betrug 6,3 oder 7,4 Fälle pro 1.000 lebender Kinder – als bei Einlingen (2,4 oder 1,6 pro 1.000)[97]. Das Risiko ist nochmals 3- bis 5mal höher bei Drillingen (15, 32 oder 27 pro 1.000)[86, 96, 97] und wiederum 3- bis 5mal höher bei Vierlingen und Fünflingen (85 oder 77 pro 1.000) (Tab. 6)[30, 86]. Die zunehmende Häufigkeit der Zerebralparesen bei den höheren Mehrlingen spiegelt zweifellos den starken Einfluß des niedrigen Gestationsalters wider. Bei frühgeborenen Zwillingen nach einer Schwangerschaftsdauer von < 32 Wochen wurden Zerebralparesen in 12% der Kinder beobachtet, ähnlich dem Anteil von 9% der Einlinge mit gleicher Frühreife[56]. Diese Häufigkeiten entsprechen dem Wert von 8,5% bei 59 Vier- und Fünflingen mit einem mittleren Gestationsalter von 30 Wochen[33, 86, 100].

Visuelle Behinderungen

Verschiedene Merkmale – Größe der Augen, Refraktion, motorische und sensorische Funktionen – wurden im Alter von etwa 10 Jahren erhoben, und zwar bei 75 frühgeborenen Zwillingen und 6 frühgeborenen Drillingen aus höheren Mehrlingsschwangerschaften, um den Einfluss eines niedrigen Geburtsgewichts und der Mehrlingseigenschaft auf den visuellen Status zu ermitteln. Den beiden zu untersuchenden Gruppen wurden nur Fälle mit einem Geburtsgewicht < 2.000 g zugeordnet, so dass sich ein Gestationsalter von 34,5 beziehungsweise 33 Wochen ergab. Unterschiede des Geburtsgewichts innerhalb der Paare wirkten sich nicht auf den Augenbefund aus. Der Befund unterschied sich auch nicht zwischen Mehrlingen und Einlingen (Kontrollen). Eine Hyperopie von > +4,0 Dioptrien wurde bei 1,3% der frühreifen Mehrlinge und bei 2,3% der frühreifen Einlinge festgestellt, eine Myopie > −4,0 Dioptrien bei 0,6% beziehungsweise 2,0%[101]. Ein pathologischer Augenbefund, der typisch wäre für Kinder aus Mehrlingsschwangerschaften, wurde nicht gefunden. Über visuelle Störungen einschließlich der Refraktionsanomalien und der Retinopathia praematurorum (ROP) bei Drillingen, Vier-und Fünflingen wird in Tab. 9 berichtet (*Versmold* et al., unveröffentlicht).

Retinopathia praematurorum

Seit dem Bericht der *Cooperative Study of Retrolental Fibroplasia* 1956 ist stets die Sorge präsent, dass Mehrlingskinder eine Retinopathia praematurorum erleiden[102]. Dagegen liefert die neuere Literatur widersprüchliche Ergebnisse. Die Mehrlingseigenschaft geht aus multi- und univariater Regressionsanalyse als gewichtiger Risikofaktor hervor, und zwar sowohl bei einem Gestationsalter von < 32 Wochen als auch darüber[103, 104]. Die große kooperative US-Studie (4.099 Kinder mit einem Geburtsgewicht < 1.251 g)[105] hatte zunächst keine größere Häufigkeit der ROP nachgewiesen. In einer zweiten Analyse derselben Daten mit multipler logistischer Regression[106] konnte die Mehrlingseigenschaft als Risikofaktor einer gravierenden ROP identifiziert werden, die einer Kryotherapie bedarf (Grenzlinien-ROP). Derselbe Befund wurde in Australien bei Kindern mit sehr niedrigem Geburtsgewicht mit einem Gestationsalter < 33 Wochen beobachtet[107]. In anderen Studien war die Häufigkeit der ROP bei Zwillingen nicht größer als bei Einlingen[108–110].

Retinopathia praematurorum der höheren Mehrlinge

Eine ähnlich große Häufigkeit gravierender ROP wurde in der London-Studie über 32 Vier-, Fünf- und Sechslinge publiziert[36]. Ein Bericht über vier lebende Fünflinge schilderte einen Fall, bei dem sich eine ROP Stadium 2 entwickelte, einen Fall mit Stadium 3 und zwei weitere, die Kryotherapie benötigten (Grenzlinien-ROP), darunter ein Fall mit ungenügendem visuellen Langzeitergebnis[111].

Über visuelle Behinderungen der höheren Mehrlinge ist wenig bekannt; drei Studien berichten über erhöhte Häufigkeiten. In der München-Studie hatten 10% der 5% Vier-und Fünflinge eine ROP Schweregrad III und IV.

Anfälle

Die vorliegenden Studien über Anfälle bei Zwillingen wenden sich zwei verschiedenen Fragen zu. Erstens, unterliegen Zwillinge einem größeren Risiko, epileptische Anfälle oder Fieberkrämpfe zu bekommen? Zweitens, welche Rolle spielen genetische Faktoren für die Manifestation von Epilepsie und Fieberkrämpfen?

Anfälle des Neugeborenen wurden von 2% der fast 2.000 Zwillinge berichtet, das ist die 5fache Häufigkeit verglichen mit 80.906 Einlingen (0,4%; p < 0,001)[112]. Krämpfe unter Fieber (2,2%) und ohne Fieber (1,6%) kamen bei 1.100 Zwillingen oder Drillingen etwa gleich häufig vor wie bei ihren 751 Einlingsgeschwistern[113]. Aus dem Anteil der Zwillinge unter Epileptikern lässt sich das relative Epilepsierisiko eines Zwillings auf 1,4[114, 115] bis 3,5[116] schätzen. Andererseits ist das Risiko für spezifische Epilepsien wie Absencen[117] oder generalisierte tonisch-klonische Krämpfe[118] oder komplexe fokale Anfälle[119] bei Zwillingen nicht erhöht, wie aus Fallkontroll-Studien im Vergleich zu der Gesamtbevölkerung hervorgeht.

Die Konkordanz für Krämpfe mit und ohne Fieber war innerhalb der eineiigen Zwillingspaare verglichen mit zweieiigen Zwillingspaaren signifikant höher; dieser Befund aus einer Studie über 14.352 Zwillingspaare unterstreicht die Rolle der genetischen Faktoren für die Expression der Anfälle[120]. Ähnliche Konkordanzwerte gingen aus einer kleineren Studie über Fieberkrämpfe hervor[121].

Folgen für die Familie

Beeinträchtigung der Familie mit höheren Mehrlingen

Alle Gesichtspunkte der Einwirkung von Zwillingen auf ihre Familien sind exzellent von Elizabeth Bryan in London in verschiedenen Publikationen erfasst worden[40, 122]. Sie sollen hier nicht wiederholt werden.

Ein behindertes Kind belastet bereits die Familie mit Einlingen ganz außerordentlich, für die Familie mit Zwillingen oder gar höheren Mehrlingen bedeutet ein behindertes Kind geradezu eine Katastrophe. Das Risiko der Familie, ein behindertes Kind zu bekommen, steigt steil an mit der Zahl der Mehrlinge. Was bedeutet eine Häufigkeit gravierender Behinderungen von 26% der Kinder im Alter von 1 bis 3 Jahren oder 16% im Alter von 6 bis 9 Jahren für eine Familie mit Vierlingen? In 58% beziehungsweise 43% dieser Familien lebte mindestens ein Kind mit gravierender Behinderung. Die Verteilung gravierender Behinderungen in den Familien mit Drillingen, Vier- und Fünflingen ist in den Tab. 7 und 9 und in Abb. 1 dokumentiert.

Kindesmißhandlungen

Die Geburt von Zwillingen auferlegt der gesamten Familie eine enorme Belastung und schafft offenbar eine kritische Situation, die zu Kindesmisshandlungen führt. Ein

Tab. 7 Überleben und schwere Erkrankungen im Alter von 1–4 Jahren

	Drillinge n	Vierlinge n	Fünflinge n
Überleben	93/93 (100%)	47/48 (98%)	12/15 (80%)
Überleben, keine Behinderungen	89/93 (96%)	35/47 (74%)	8/12 (67%)
Überleben mit Behinderungen	4/93 (4%)	12/47 (26%)	4/12 (33%)
Tod und Behinderungen*	4/93 (4%)	13/48 (27%)	7/15 (47%)
Behinderungen in den Familien	3/31 (10%)	7/12 (58%)	2/ 3 (67%)

* Bronchopulmonare Dysplasie > 6 Monate, Retinopathie III–IV, Hydrocephalus, Neuronale Entwicklungsstörung

Zehntel der Opfer von Kindesmisshandlungen waren Zwillinge, und Zwillinge unterlagen einem 10fach höheren Risiko von Kindesmißhandlungen als alle anderen Kinder in der Bevölkerung.

In 81% der Familien war nur einer der Zwillinge das Opfer, und zwar im Allgemeinen der benachteiligte, derjenige mit einer Behinderung, der schwierige oder der, dessen langer Krankenhausaufenthalt die Mutterbindung gestört hat[123]. In einer anderen Untersuchung kamen Kindesmisshandlungen 9mal häufiger bei Familien mit Zwillingen vor (18,7%) als bei Familien mit Einlingen (2,4%), und in der Hälfte der Fälle waren Geschwister der Zwillinge, nicht die Zwillinge selbst, Opfer der Misshandlungen[124].

München-Studie über höhere Mehrlingsgeburten

In dem Zentrum für Perinatale Medizin des Klinikums Großhadern der Universität München wurden 46 Geburten höhergradige Mehrlinge beobachtet unter insgesamt 11.509 Entbindungen. Geboren wurden 93 Drillinge mit einem mittleren (Bandbreite) Gestationsalter von 32 (27–36) Wochen und einem Geburtsgewicht von 1.570 (740–2.290) g, 48 Vierlinge mit 29 (27–32) Wochen und 1.130 (505–1.995) g und 15 Fünflinge mit 28 (27–30) Wochen und 1.050 (620–1.875) g. Die Verteilung der Geburtsgewichte in Abhängigkeit von dem Gestationsalter, Letalität und Morbidität sind in Abb. 1 dargestellt.

Alle Drillinge haben überlebt. Von den Vier- und Fünflingen haben im Krankenhaus 59 von 63 Kindern (93,7%) überlebt (Tab. 7, Fig. 1). Perinatal ist keines der Kinder gestorben. Das Überleben im Krankenhaus war günstiger als bei Einlingen (87%) mit einem Gestationsalter < 32 Wochen in den Jahren von 1984 bis 1988.

Tab. 8   Höhergradige Mehrlinge: Somatische Erkrankungen der Überlebenden

	Drillinge	Vierlinge	Fünflinge	Vier- und Fünflinge
Respiratorisches Distress-Syndrom	27/93	33/47	11/12	44/59
Pneumothorax	–	2/47	2/12	4/59
Bronchopulmonale Dysplasie	1/93	11/47	3/12	14/59
Bronchopulmonale Dysplasie > 6 Monate	1/93	1/47	1/12	2/59
Nekrotisierende Enterocolitis	–	–	2/12	2/59
Retinopathie Grad III	1/93	4/47	1/12	5/59
Retinopathie Grad IV	–	1/47	–	1/59
Intrakranielle Hemorrhagie III, IV	4/93	8/47	1/12	9/59
Periventrikuläre Leukomalacie	1/93	1/47		1/59
Hydrocephalus	–	5/47		5/59
Künstliche Beatmung (Tage)	7 (0–40)*	7 (0–74)	17 (0–79)	7 (0–79)
Hospitalisierung (Tage)	37 (3–117)	83 (45–198)	99 (43–158)	85 (43–198)

* Median

Tab. 9   Entwicklung von Drillingen, Vierlingen und Fünflingen im Alter von 6–9 Jahren

	Drillinge (n = 93)	Vier- und Fünflinge (n = 55)
Kognitive Entwicklung		
– IQ > 85	89 (96%)	50 (91%)
– IQ 85–60	1 (1%)	1 (2%)
– IQ < 60	3 (3%)	4 (7%)
Neuromotorische Entwicklung		
– Normal	79 (85%)	39 (71%)
– Leichtere Behinderungen	12 (13%)	11 (20%)
– Schwere Behinderungen	2 (2%)	5 (9%)
Entwicklung des Sehens		
– Normal	90 (97%)	44 (80%)
– Leichtere Behinderungen	2 (2%)	8 (15%)
– Schwere Behinderungen	1 (1%)	3 (5%)
Allgemeine Entwicklung		
– Normal	78 (84%)	36 (66%)
– Leichtere Behinderungen	11 (12%)	10 (18%)
– Schwere Behinderungen	4 (4%)	9 (16%)
Behinderungen in den Familien	3/31 (10%)	6/14 (43%)

Somatische Morbidität

Die neonatal und postneonatal auftretenden Erkrankungen der überlebenden Drillinge, Vier- und Fünflinge sind in Tab. 8 zusammengefaßt. Abgesehen von der Retinopathia praematurorum (ROP) sind die Zahlen typisch auch für vergleichbare Einlinge. Versmold beobachtete ROP Schweregrad III und Schweregrad IV bei 1 (1,7%) und bei 5 (8,5%) von 59 Vier- und Fünflingen[86]. Dieser Anteil von 10,2% ROP lag höher als der Wert für Einlinge vergleichbaren Gestationsalters im selben Perinatalzentrum. Drei Kinder wurden mit Kryokoagulation behandelt. In einem mittleren Alter von 2 Jahren waren bei einem Kind immer noch gravierende visuelle Behinderungen auf beiden Augen nachweisbar, bei einem anderen Kind nur auf einem Auge, aber kein Kind war blind. Eine Nachuntersuchung des Sehvermögens von 54 Drillingen und 55 Vier- und Fünflingen wurde im mittleren Alter von 6–9 Jahren durchgeführt (Tab. 9). Ein Drilling und ein Vierling waren auf einem Auge blind infolge der ROP. Allerdings war die Häufigkeit einer gravierenden ROP (Tab. 8) und überhaupt der späteren visuellen Behinderung (Tab. 9) bemerkenswert hoch.

Entwicklung des Nervensystems

Die 1- bis 4jährigen Kinder wurden im Hause der Familien neurologisch und mit dem Griffiths-Test nachuntersucht. Dabei ergaben sich gravierende psychomotorische und/ oder körperliche Behinderungen, darunter bronchopulmonale Dysplasie > 6 Monate, ROP Schweregrad III und IV, Hydrozephalus und neurologische Abweichungen. Störungen wurden festgestellt bei 4% der Drillinge, 26% der Vierlinge und 33% der Fünflinge (Tab. 7), ohne deutlichen Unterschied zwischen dem kleinsten Kind der jeweiligen Schwangerschaft und seinen größeren Geschwistern[31]. Die Verteilung in den Familien wurde oben schon besprochen: In den Familien mit 3 von 31 Drillingen, 7 von 12 Vierlingen und 2 von 3 Fünflingen litt mindestens ein Kind an gravierenden Behinderungen.

Tab. 10 Psychosoziale Folgen für Familien mit höhergradigen Mehrlingen (% der Familien)

	Drillinge		Vier- und Fünflinge	
	1–4 Jahre	6–9 Jahre	1–4 Jahre	6–9 Jahre
Arbeitsüberlastung (%)	42	12	69	36
Gefühl des Unvermögens (%)	53	12	77	50
Keine Zeit für persönliche Bedürfnisse (%)	53	12	46	50
Soziale Isolation (%)	37	24	46	43
Beeinträchtigung der Partnerschaft (%)	16	6	46	21
Ökonomische Not (%)	11	18	15	14
Mangel an Unterstützung von außen (%)	42	64	54	43

Im Alter von 6 bis 9 Jahren wurden die Eltern nochmals befragt, und zwar telefonisch in einem strukturierten Interview, das die Kinder den IQ-Gruppen > 85, 85–60 und < 60 zuordnete und den Grad der Zerebralparesen erfaßte (Tab. 9). Unter den Vier- und Fünflingen waren 16% gravierend in der allgemeinen Entwicklung behindert. Unter den Drillingen waren es 2%, aber deren Nachuntersuchungen blieben unvollständig. Ähnliche Werte über Letalität, Behinderungen und ROP (13%) wurden aus London von 20 Vierlingen, 5 Fünflingen und 6 Sechslingen berichtet[36].

Psychosoziale Folgen für die Familien

Die psychosozialen Folgen höherer Mehrlingsgeburten für die Familien sind in Tab. 10 aufgeführt. Außer einer einzigen Familie sind alle anderen weiterhin intakt. Die Arbeitsbelastung, der Mangel an Zeit für persönliche Belange und – ganz wichtig – das Gefühl, den Erfordernissen jedes einzelnen Kindes nicht gerecht zu werden, zehren vernichtend an den Kräften. Eine gewisse Entlastung entsteht, wenn die Kinder älter werden und sich zeitweise außer Haus aufhalten. Immerhin war psychiatrische Hilfe erforderlich bei 37% der Kinder und sogar bei allen älteren Geschwistern, also insgesamt in 6 von 7 Familien der London-Studie über höhere Mehrlingsschwangerschaften[36].

Mithin bereitet die Letalität der Mehrlingskinder geringere Sorgen als die psychosoziale Bürde der Familien und die schwere Belastung durch häufige, gravierende Erkrankungen. Beide Gesichtspunkte müssen in den medizinischen und ethischen Diskussionen über die perinatale Betreuung der höheren Mehrlingsschwangerschaften berücksichtigt werden[32].

Literatur

[1] *MacGillivray, I.:* Management of multiple pregnancies. In: MacGillivray, I., P. P. S. Nylander, G. Corney (eds.): Human Multiple Reproduction, p. 124. London 1975.

[2] *Schirmer, S.:* Zwillinge. Perinatale Mortalität und Morbidität (Bayerische Perinatal-Erhebung 1980–1984). Diss., München 1986.

[3]Medearis, A. L., H. S. Jonas, J. W. Stockbauer et al.: Perinatal deaths in twin pregnancy. A five-year analysis of statewide statistics in Missouri. Am. J. Obstet. Gynecol. *134:* 413 (1979).

[4]Botting, B. J., I. Macdonald-Davis, A. Macfarlane: Recent trends in the incidence of multiple births and their mortality. Arch. Dis. Child *62:* 94 (1987).

[5]Luck, G., C. I. Meeker: A review of the management of twin gestation. J. Main Med. Assoc. *69:* 317 (1978).

[6]Reisner, S. H., A. E. Forbes, M. Cornblath: The smaller of twins and hypoglycaemie. Lancet *1:* 524 (1965).

[7]Record, R. G., T. McKeown: Observation on foetal growth in multiple pregnancy in man. J. Endocrinol. *8:* 386 (1952).

[8]Holeberg, G., Y. Biale, H. Lewenthak et al.: Outcome of pregnancy in 31 triplet gestations. Obstet. Gynecol. *59:* 472 (1982).

[9]Newman, R. B., C. Hamer, M. C. Miller: Outpatient triplet management: a contemporary review. Am. J. Obstet. Gynecol. *161:* 547 (1989).

[10]Macfarlane, A. J., F. V. Price, E. G. Daw: Early days. In: Botting, B. J., A. J. Macfarlane, F. V. Price (eds.): Three, Four and More. HMSO, p. 99. London 1990.

[11]Jones, J. S., R. B. Newman, M. C. Miller: Cross-sectional analysis of triplet birth weight. Am. J. Obstet. Gynecol. *164:* 135 (1991).

[12]Husen, T.: Psychological Twin Research. Stockholm 1959.

[13]Akerman, B. A., S. Fischbein: Twins: are they at risk? A longitudinal study of twins and nontwins from birth to 18 years of age. Acta Genet. Med. Gemellol., p. 40. Rom 1991.

[14]Akerman, B. A., S. Fischbein: Within-pair similarity in MZ and DZ twins from birth to eighteen years of age. Acta Genet. Med. Gemellol., p. 41. Rom 1992.

[15]Silva, P. A., B. Crosado: The growth and development of twins compared with singletons at ages 9 and 11. Aust. Paediatr. J. *21:* 265 (1985).

[16]Wilson, R. S.: Twin growth: initial deficit recovery and trends in concordance from birth to nine years. Ann. Hum. Biol. *6:* 205 (1979).

[17]Brandes, J. M., A. Scher, J. Itzkovits et al.: Growth and development of children conceived by in vitro fertilization. Pediatrics *90:* 424 (1992).

[18]Chamberlain, R. N., R. N. Simpson: Cross-sectional studies of physical growth in twins, postmature and small-for-dates children. Acta Paediatr. *66:* 457 (1977).

[19]Buckler, J. M. H., J. B. Buckley: Growth characteristics in twins and higher order births. Acta Genet. Gemellol. *36:* 197, Rom 1987.

[20]Keet, M. P., A. M. Jaroszewicz, C. J. Lombard: Follow-up study of physical growth of monozygous twins with discordant within-pair birth weights. Pediatrics *77:* 336 (1986).

[21]Babson, S. G., J. Kangas, N. Young et al.: Growth and development of twins of dissimilar size at birth. Pediatrics *33:* 327(1964).

[22]Babson, S. G., D. S. Phillips: Growth and development of twins dissimilar in size and birth. N. Engl. J. Med. *298:* 937 (1973).

[23]Henrichsen, L., K. Skinhoj, G. E. Andersen: Delayed growth and reduced intelligence in 9–17 year old intrauterine growth retarded children compared with their monozygous co-twins. Acta Paediatr. Scand. *75:* 3 (1986).

[24]Luke, B., L. G. Keith: The contributions of singletons, twins and triplets to LBW, infant mortality and handicap in the United States. J. Reprod. Med. *37:* 661 (1992).

[25]Stewart, A.: Does the infant neurodevelopment of multiple birth differ from singletons? In: Ward, H. R., M. Whittle (eds.): Multiple Pregnancy, p. 297. London 1995.

[26]Leonard, C. H., R. E. Piecuch, R. A. Ballard et al.: Outcome of very low birth weight infants: multiple gestation versus singletons. Pediatrics *93:* 611 (1994).

[27]Lipitz, S., B. Reichman, G. Paret et al.: The improving outcome of triple pregnancies. Am. J. Obstet. Gynecol. *161:* 1279 (1989).

[28]Boulot, P., B. Hedon, G. Pelliccia et al.: Favourable outcome in 33 triplet pregnancies managed between 1985–1990. Eur. J. Obstet. Reprod. Biol. *43:* 123 (1992).

[29]Cooke, R.: Outcome of triplet pregnancies. Arch. Dis. Child *73:* 197 (1995).

[30]Bode, H., K. Ruf, L. Ruf-Bächtiger: Drillinge und Vierlinge im Alter von 4–9 Jahren. Entwicklung und sozioökonomische Aspekte. Monatsschr. Kinderheilkd. *143:* 134 (1995).

[31]Rhein, R., R. Knitza, T. Fendel et al.: Outcome of 47 quadruplets and quintuplets. In: Duc, G. (ed.): Obstetrics and Neonatology Up-to-date: The Very Low Birthweight Infant, p. 242. Stuttgart 1990.

[32]Hepp, H.: Höhergradige Mehrlinge – ein klinisches und ethisches Problem der Reproduktionsmedizin. Geburtsh. Frauenheilkd. *49:* 225 (1989).

[33]Strauss, A., R. Knitza, M. Ott et al.: Fluch oder mehrfacher Segen: Geburtshilfliche Besonderheiten höhergradiger Mehrlinge. Geburtsh. Frauenheilkd. 57: 500 (1997).

[34]Elliott, J. P., T. G. Radin: Quadruplet pregnancy: contemporary management and outcome. Obstet. Gynecol. 80: 421 (1992).

[35]Pons, J. C., R. Frydman: Les grossesses quadruples: prise en charge et évolution obstétrico-pédiatrique. J. Gynecol. Obstet. Biol. Reprod. 21: 557 (1992).

[36]Stewart, A.: The long term outcome. In: Harvey, D., E. Bryan (eds.): The Stress of Multiple Births. Multiple Births Foundation, Queen Charlotte's and Chelsea Hospital. London, p. 127 (1991).

[37]Riegel, K., H. K. Selbmann, K. Österbund: Perinatalrisiken und kindliche Mortalität und Morbidität. Gesellschaft für Strahlen und Umweltforschung. BPT Report, p. 5, München 1986.

[38]Gonen, R., E. Heyman, E. V. Asztalos et al.: The outcome of triplet, quadruplet, and quintuplet pregnancies managed in a perinatal unit: obstetric, neonatal, and follow-up data. Am. J. Obstet. Gynecol. 162: 454 (1990).

[39]Lipitz, S., Y. Frenkel, C. Watts et al.: High-order multifetal gestation. Obstet. Gynecol. 76: 215 (1990).

[40]Scheinfeld, A.: Twins and Supertwins. Middlesex 1973.

[41]Bryan, E. M.: Twins and Higher Multiple Birth: A Guide of Their Nature and Nurture. London 1992.

[42]Husen, T.: Abilities of twins. Acta Psychol. 19: 736 (1961).

[43]Husen, T.: Intra-pair similarities in the school achievements of twins. Scand. J. Psychol. 4: 108 (1963).

[44]Mehrotra, S. N., J. Maxwell: The intelligence of twins: a comparative study of eleven-year-old twins. Pop. Stud. 3: 295 (1949).

[45]Scottish Council for Research in Education: Social Implication of the 1947 Scottish Mental Survey. London 1953.

[46]Drillien, C. M.: The Growth and Development of the Prematurely Born Infant. Edinburgh 1964.

[47]Record, R. G., T. McKeown, J. H. Edwards: An investigation of the difference in measured intelligence between twins and single births. Ann. Hum. Genet. 34: 11 (1970).

[48]Kranitz, M. A., D. W. Welcher: Behavioural characteristics of twins. J. Hopkins Med. J. p. 129 (1971).

[49]Churchill, J. A., W. Henderson: Perinatal factors affecting fetal development – twin pregnancy. In: Moghissi, K. S. (ed.): Birth Defects and Fetal Development. Springfield 1974.

[50]Myrianthopoulos, N. C., P. L. Nichols, S. H. Broman: Intellectual development of twins – comparison with singleton. Acta Genet. Med. Gemellol. 25: 376. Rom 1976.

[51]Zazzo, R.: The twin condition and the couple effects on personality development. Acta Genet. Med. Gemellol. 25: 343. Rom 1976.

[52]Myrianthopoulos, N. C., P. L. Nichols, S. H. Broman et al.: Intellectual development of a prospectively studied population of twins and comparisons with singletons. In: de Grouchy, J., F. J. G. Ebling, I. W. Henderson (eds.): Human Genetics International Congress Series 250. Excerpta Medica, Amsterdam 1972.

[53]Wilson, R. S.: Twins and siblings: concordance for school-age mental development. Child Dev. 48: 211 (1977).

[54]Akerman, B. A., P. A. Thomassen: Four-year follow-up of locomotor and language development in 34 twin pairs. Acta Genet. Med. Gemellol. 40: 2. Rom 1991.

[55]Lytton, H., D. Watts, B. E. Dunn: Twin-singleton differences in verbal ability: where do they stem from? Intelligence 11: 359 (1987).

[56]Morley, R., T. J. Cole, R. Powell et al.: Growth and development in premature twins. Arch. Dis. Child 64: 1042 (1989).

[57]Akerman, B. A., P. A. Thomassen: The fate of 'small twins': a four-year follow-up study of low birthweight and prematurely born twins. Acta Genet. Med. Gemellol. 41: 97 (1992).

[58]Wilson, R. S., E. B. Harping: Mental and motor development in infant twins. Dev. Psychol. 7: 277 (1972).

[59]Illingworth, R. S., G. E. Woods: The incidence of twins in cerebral palsy and mental retardation. Arch. Dis. Child 35: 333 (1960).

[60]Churchill, J. A.: The relationship between intelligence and birth weight in twins. Neurology 15: 341 (1965).

[61]Willerman, L., J. A. Churchill: Intelligence and birth weight in identical twins. Child Dev. 38: 623 (1967).

[62]Kaelber, C. T., T. F. Pugh: Influence of intrauterine relations on the intelligence of twins. N. Engl. J. Med. 280: 1030 (1969).

[63]Kaelber, C. T., T. F. Pugh: Erratum. N. Engl. J. Med. 281: 332 (1969).

[64]Hohenauer, L.: Studien zur intrauterinen Dystrophie. II. Folgen intrauteriner Mangelernährung beim Menschen. Eine vergleichende Studie von Zwillingspaaren mit unterschiedlichem Geburtsgewicht. Paediatr. Paedol. 6: 17 (1971).

[65]Henrichsen, L., K. Skinhoj, G. E. Andersen: Delayed growth and reduced intelligence in 9–17 year old intrauterine growth retarded children compared with their monozygous co-twin. Acta Paediatr. Scand. 75: 31 (1986).

[66]Bejar, R., G. Vigliocco, H. Gramajo et al.: Antenatal origin of neurologic damage in newborn infants. II. Multiple gestations. Am. J. Obstet. Gynecol. 162: 1230 (1990).

[67]Burt, C.: The genetic determination of the differences in intelligence: a study of monozygotic twins reared together and apart. Brit. J. Psychol. 57: 137 (1966).

[68]Bouchard, T. J., M. McGue: Familial studies of intelligence: a review. Science 212: 1055 (1981).

[69]Halperin, S. L., D. C. Rao, N. E. Morton: A twin study of intelligence in Russia. Behav. Genet. 5: 83 (1975).

[70]Nathan, M., R. Guttmann: Similarities in test scores and profiles of Kibbutz twins and singletons. Acta Genet. Med. Gemellol. 33: 213. Rom 1984.

[71]Sundet, J. M., K. Tambs, P. Magnus et al.: On the question of secular trends in the heritability of intelligence scores: a study of Norwegian twins. Intelligence 12: 47 (1988).

[72]Lynn, R., K. Hattori: The heritability of intelligence in Japan. Behav. Genet. 20: 545 (1990).

[73]Tambs, K., J. M. Sundet, K. Berg: Cotwin closeness in monozygotic and dizygotic twins: a biasing factor in IQ heritability analysis?. Acta Genet. Med. Gemellol. 34: 33. Rom 1985.

[74]Fischbein, S.: Intra-pair similarity in IQ of monozygotic and dizygotic male twins at 12 and 18 years of age. Ann. Hum. Biol. 6: 495 (1979).

[75]Nichols, R. C.: Twin studies of ability, personality, and interests. Homo 29: 158 (1978).

[76]Gillis, J. J., J. C. Defries, D. W. Fulker: Confirmatory factor analysis of reading and mathematics performance: a twin study. Acta Genet. Med. Gemellol. 41: 287. Rom 1992.

[77]Groothuis, J. R., W. A. Altemeier, J. P. Robarge et al.: Pediatrics 70: 769 (1982).

[78]Wilson, R. S.: Twins: mental development in the preschool years. Dev. Psychol. 10: 580 (1974).

[79]Versmold, H. T.: Outcome of grand multiples: 63 quadruplets and quintuplets. Presented at the International Perinatal Collegium, Hongkong 1996.

[80]Day, E.: The development of language in twins, a comparison of twins and single children. Child Dev. 3: 179 (1932).

[81]Mittler, P.: Language development in young twins: biological, genetic and social aspects. Acta Genet. Med. Gemellol. 25: 359. Rom 1976.

[82]Bakwin, H.: Reading disability in twins. Develop. Med. Child Neurol. 15: 184 (1973).

[83]Hay, D. A., M. Prior, S. Collett et al.: Speech and language development in pre-school twins. Acta Genet. Med. Gemellol. 36: 213 (1987).

[84]Düchting-Mühler, A., A. Geilen, F. Kotlarek et al.: Outcome höhergradiger Mehrlinge: geburtshilfliche und neonatologische Daten; Nachuntersuchungen über 3–10 Jahre. Perinatal Med. 5: 120 (1993).

[85]Monset-Couchard, M., O. Bethmann, J.-P. Relier: Nouveau-nés de FIV transférés en médecine néonatale: devenir de 99 familles à moyen et long terme. J. Gynecol. Obstet. Biol. Reprod. 24: 85 (1995).

[86]Versmold, H. T.: Outcome von 93 Drillingen, 55 Vierlingen und 15 Fünflingen. In: Dudenhausen, J. G. (ed.): Perinatale Medizin, p. 27. Stuttgart, New York 1989.

[87]Asher, P., Schonell, F. E.: A survey of 400 cases of cerebral palsy in childhood. Arch. Dis. Child 25: 360 (1950).

[88]Russell, E.: Cerebral palsied twins. Arch. Dis. Child 36: 328 (1961).

[89]Eastman, N. J., S. G. Kohl, J. Maisel et al.: The obstetrical background of 753 cases of cerebral palsy. Obstet. Gynecol. Surv. 17: 459 (1962).

[90]Steer, C. M., W. Bonney: Obstetric factors in cerebral palsy. Am. J. Obstet. Gynecol. 83: 526 (1962).

[91]Durkin, M. V., E. G. Kaveggia, E. Pendleton et al.: Analysis of etiologic factors in cerebral palsy with severe mental retardation. I. Analysis of gestational, parturitional and neonatal data. Eur. J. Pediatr. 123: 67 (1976).

[92]Grether, J. K., K. B. Nelson, S. K. Cummins: Twinning and cerebral palsy: experience in four northern California counties, births 1983 through 1985. Pediatrics 92: 854 (1993).

[93]Alberman, E.: Cerebral palsy in twins. Guy's Hosp. Rep. 113: 285 (1964).

[94]*Stanley, F. J.:* An epidemiological study of cerebral palsy in Western Australia, 1956–1975. I: Changes in total incidence of cerebral palsy and associated factors. Dev. Med. Child Neurol. *21:* 701 (1979).

[95]*Evans, P., M. Elliott, E. Albermann* et al.: Prevalence and disabilities in 4 to 8 year olds with cerebral palsy. Arch. Dis. Child *60:* 940 (1985).

[96]*Petterson, B., K. B. Nelson, L. Watson* et al.: Twins, triplets, and cerebral palsy in births in Western Australia in the 1980s. Brit. Med. J. *307:* 1239 (1980).

[97]*Stanley, F. J., L. Watson:* Trends in perinatal mortality and cerebral palsy in Western Australia 1967 to 1985. Brit. Med. J. *304:* 1658 (1992).

[98]*Laplaza, F. J., L. Root, A. Tassanawipas* et al.: Cerebral palsy in twins. Dev. Med. Child Neurol. *34:* 1053 (1992).

[99]*Persson, P. H., L. Grennert:* Towards a normalization of the outcome of twin pregnancy. Acta Genet. Med. Gemellol. *28:* 341. Rom 1979.

[100]*Griffiths, M.:* Cerebral palsy in multiple pregnancy. Dev. Med. Child Neurol. *9:* 713 (1967).

[101]*Fledelius, H.:* Prematurity and the eye. Ophthalmic 10-year follow-up of children of low and normal birth weight. Acta Ophthalmol. Suppl. *128:* 185 (1976).

[102]*Kinsey, V. E.:* Retrolental fibroplasia: cooperative study of retrolental fibroplasia and the use of oxygen. Arch. Ophthalmol. *56:* 481 (1956).

[103]*Körner, F., E. Bossi, C. Wetzel* et al.: Retinopathy of prematurity: the influence of gestational age and retinal maturity on the statistical behaviour of risk factors. Graefes Arch. Clin. Exp. Ophthalmol. *224:* 40 (1986).

[104]*Bossi, E., F. Körner, B. Flury* et al.: Retinopathy of prematurity: a risk factor analysis with univariate and multivariate statistics. Helv. Paediatr. Acta *39:* 307 (1984).

[105]*Palmer, E. A., J. T. Flynn, R. J. Hardy* et al.: Incidence and early course of retinopathy of prematurity. Ophthalmol. *98:* 1628 (1991).

[106]*Schaffer, D. B., E. A. Palmer, D. F. Pletsky* et al.: Prognostic factors in the natural course of retinopathy of prematurity. The cryotherapy for retinopathy of prematurity cooperative group. Ophthalmol. *100:* 230 (1993).

[107]*Smith, J., N. Spurier, M. Gorggio:* Retinopathy of prematurity in a south Australian neonatal intensive care unit. Aust. NZ J. Opthalmol. *23:* 49 (1995).

[108]*Seiberth, V., O. Linderkamp:* Akute Retinopathia praematurorum: Verlagerung des Manifestationsrisikos zu extrem unreifen Frühgeborenen durch die neonatale Intensivmedizin. Fortschr. Ophthalmol. *86:* 626 (1989).

[109]*Becker, H., K. Lieser, K. Heller:* Einfluß und Zusammenhang verschiedener Risikofaktoren bei der Entstehung der Retinopathia praematurorum. Eine retrospektive Studie an 338 Frühgeborenen. Klin. Monatsbl. Augenheilkd. *196:* 456 (1990).

[110]*Wolf, E. J., A. M. Vinzileos, T. S. Rosenkranz* et al.: A comparison of pre-discharge survival and morbidity in singleton and twin very low birth weight infants. Obstet. Gynecol. *80:* 436 (1992).

[111]*Hall, J. G., S. F. Freedman, J. A. Kylstra:* Clinical course and systemic correlates of retinopathy of prematurity in quintuplets. Am. J. Ophthalmol. *119:* 658 (1995).

[112]*Ghai, V., D. Vidyasagar:* Morbidity and mortality factors in twins. An epidemiologic approach. Clin. Perinatol. *15:* 123 (1988).

[113]*Berkovic, S. F., R. A. Howell, D. A. Hay:* Twin birth is not a significant risk factor for epilepsy. Epilepsia *32:* 70 (1991).

[114]*Anderson, V. E., K. J. Wilcox, S. S. Rich* et al.: Twin studies in epilepsy. In: Beck-Mannagetta, G., V. E. Anderson, H. Doose et al. (eds.): Genetics of the Epilepsies, p. 145. New York 1989.

[115]*Ottmann, R.:* Genetic and developmental influences on susceptibility to epilepsy: evidence from twins. Paediatr. Perinat. Epidemiol. *6:* 265 (1992).

[116]*Ross, E. M., C. S. Peckham:* Epilepsy in childhood: findings from the national child development study. Brit. Med. J. *26:* 207 (1980).

[117]*Rocca, W. A., F. W. Sharbrough, A. Hauser* et al.: Risk factors for complex partial seizures: a population-based case-control study. Ann. Neurol. *21:* 22 (1987).

[118]*Rocca, W. A., F. W. Sharbrough, A. Hauser* et al.: Risk factors for absence seizures: a population-based case-control study in Rochester, Minnesota. Neurol. *37:* 1309 (1987).

[119]*Rocca, W. A., F. W. Sharbrough, A. Hauser* et al.: Risk factors for generalized tonic-clonic seizures: a population-based case-control study in Rochester, Minnesota. Neurol. *37:* 1315 (1987).

[120]*Corey, L. A., K. Berg, J. M. Pellock* et al.: The occurrence of epilepsy and febrile seizures in Virginian and Norwegian twins. Neurol. *41:* 1433 (1991).

[121] *Schiottz-Christensen, E.:* Genetic factors in febrile convulsions: an investigation of 64 same-sexed twin pairs. Acta Neurol. Scand. *48:* 538 (1972).

[122] *Bryan, E. M.:* Twins, Triplets and More. Middlesex 1992.

[123] *Tanimura, M., I. Matsui, N. Kobayashi:* Child abuse of one of a pair of twins in Japan. Lancet *336:* 1298 (1990).

[124] *Groothuis, J. R., W. A. Altemeier, J. P. Robarge* et al.: Increased child abuse in families with twins. Pediatrics *70:* 769 (1982).

Anschrift der Verfasser:
Dr. med. Andreas van Baalen
Prof. Dr. med. Hans Versmold
Universitätsklinikum Benjamin Franklin
Abt. für Kinderheilkunde
Hindenburgdamm 30
12200 Berlin

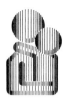

Leitfaden der Stiftung für das behinderte Kind

E. Schwinger, J. W. Dudenhausen:

**Reproduktionsmedizin:
Möglichkeiten und Grenzen**

ISBN 3-921320-53-4

E. Schwinger, J. W. Dudenhausen:

Nicht direktive humangenetische Beratung:
Molekulare Medizin und Genetische Beratung

ISBN 3-921320-52-6

J. W. Dudenhausen, L. Gortner:

Risikoerkennung beim Neugeborenen:
Hören und Entwicklung

ISBN 3-921320-51-8

F. Majewski:

Die Alkohol-Embryopathie

ISBN 3-921324-12-2

J. W. Dudenhausen:

Früherkennung und Beratung vor der Schwangerschaft:
Prägravide Risiken

ISBN 3-921324-20-3

J. W. Dudenhausen:

Down-Syndrom:
Früherkennung und therapeutische Hilfen

ISBN 3-921324-16-5 vergriffen

J. Spranger:

Früherkennung und Verhütung von Behinderungen im Kindesalter

ISBN 3-921324-14-9

H. Weitzel:

Behinderungen im Kindesalter
Praxis der Vorsorge

2. Auflage
ISBN 3-921324-17-4

Stiftung für das behinderte Kind
zur Förderung von Vorsorge und Früherkennung
Augustenburger Platz 1
13353 Berlin